现代临床检验与监护技术

主　编　王洪鹏　郭其云　王英梅　刘　婷
　　　　高晓芳　何彬彬　张　聪　郭晓敏

吉林科学技术出版社

图书在版编目（CIP）数据

现代临床检验与监护技术 / 王洪鹏等主编. -- 长春：吉林科学技术出版社, 2021.8
ISBN 978-7-5578-8512-0

Ⅰ. ①现… Ⅱ. ①王… Ⅲ. ①临床医学－医学检验②护理学 Ⅳ. ①R446.1②R47

中国版本图书馆CIP数据核字(2021)第157283号

现代临床检验与监护技术

主　　编　王洪鹏　郭其云　王英梅　刘婷　高晓芳　何彬彬　张聪　郭晓敏
出 版 人　宛　霞
责任编辑　张　楠
助理编辑　张延明
封面设计　周砚喜
制　　版　山东道克图文快印有限公司
幅面尺寸　185mm × 260mm
开　　本　16
印　　张　15
字　　数　250 千字
页　　数　240
印　　数　1-1 500册
版　　次　2021年8月第1版
印　　次　2022年5月第2次印刷

出　　版　吉林科学技术出版社
发　　行　吉林科学技术出版社
地　　址　长春市净月区福祉大路5788号
邮　　编　130118
发行部传真／电话　0431-81629529　81629530　81629531
81629532　81629533　81629534
储运部电话　0431-86059116
编辑部电话　0431-81629518
印　　刷　保定市铭泰达印刷有限公司

书　　号　ISBN 978-7-5578-8512-0
定　　价　68.00元

编委会

主　编　王洪鹏（寿光市妇幼保健院）
郭其云（潍坊市人民医院）
王英梅（潍坊市人民医院）
刘　婷（潍坊市人民医院）
高晓芳（潍坊市人民医院）
何彬彬（高青县人民医院）
张　聪（潍坊市人民医院）
郭晓敏（潍坊市人民医院）

副主编（按姓氏笔画排序）
王　琳（潍坊市人民医院）
王金光（潍坊市人民医院）
王艳霞（潍坊市人民医院）
王雪松（潍坊市人民医院）
戈晓琳（潍坊市人民医院）
方燕飞（潍坊市人民医院）
成　梅（潍坊市市直机关医院）
刘　敬（潍坊市人民医院）
李　玲（潍坊市人民医院）
杨春莉（潍坊市人民医院）
陈　光（潍坊市人民医院）
陈　敏（潍坊市市直机关医院）
徐然然（潍坊市人民医院）
郭凤艳（潍坊市人民医院）
郭秀丹（潍坊市人民医院）
梅　梅（潍坊市人民医院）
盛加玲（潍坊市人民医院）

目　录

第一章　检验学概论

一、实验诊断学的基本概念

实验诊断学是对离体的血、尿、粪、痰及其他各种体液、分泌物、排泄物、脱落物、刮取物和穿刺物的感官、试剂反应、仪器分析和动物实验等实验检查结果进行分析，为临床诊断、治疗、预后、预防以及健康状况提供客观依据的学科。诊断应包括病因、病原和病期诊断、病情监测、疗效观察及预后确定等。通过检查，及时了解疾病变化，解释疾病发生、发展的机制和规律，指导治疗。实验检查涉及基础医学和临床各科，已成为临床医学发展的基础和保障。

据记载，远在公元前400年，希腊医生Hippocrates用感官直视法（色、嗅、味等）对尿液进行观察，以辅助有关疾病的诊断。他开拓了人类历史上最早和最原始的实验诊断方法。

在我国古代就有从尿的颜色和气味来分辨疾病的做法，可谓是医学检验学的端倪和尝试。17世纪显微镜的问世揭开了微观世界的奥秘，为医学检验学提供了新的检测手段。但直到21世纪初尚无独立的临床检验室，而只是在生理或化学研究室兼做一些简单的化验，例如尿蛋白检查、尿糖测定、血糖测定等。

随着科学技术的不断发展，医学检验学的内容逐渐拓宽和深化。特别是近年来，由于电子技术、计算机、分子生物学、生物医学工程等的飞速发展，如仪器的自动化、试剂的多样化、方法学的标准化、分子生物学实验技术的崛起、实验的质量控制和系统评估、高层次实验技术人才的培养、循证实验医学的问世等，使医学检验学的面貌日新月异，已从化学定性的筛选试验发展到高精密度的定量试验；从手工操作发展到高度自动化分析；从应用常量标本，一次只能检测一个项目发展到用微量或超微量标本（数微升～十几微升）一次检测多个项目；从必须采血标本才能检测，发展到有些项目经皮肤即可检测的无创性检查方法等；使医学检验学跃进成为发展最为迅速、应用高精尖技术最为集中的学科之一。

（一）实验诊断学的主要组成

1. 临床一般检查　简称临检，是指对血、尿、粪及其他各种体液、分泌物、排泄物所进行的常规性检查。包括物理性状、主要化学成分定性、有形成分的检查（包括各种细胞计数、分类与形态检查，尿管型和结晶，粪便中寄生虫的成虫或虫卵，食物消化残渣染色和不染色显微镜检查）等。

2. 临床血液学检查　主要是对血液性疾病的血液学检查，其次是对非血液性疾病血液学变化的检查。包括红细胞、白细胞、血小板的质与量，功能，生成动力学，形态学和组织、细胞化学检查；血栓形成，止血，凝血与各个凝血因子，纤维溶解功能检查；铁、卟啉代谢检查，血红素、血红蛋白生成以及异常、变性血红蛋白检查；溶血检查；血型、组织相容性抗原检查，以及涉及血液学的遗传学与免疫学检查等。

3. 临床生物化学检查　这是对组成机体的生理成分、代谢功能、重要脏器的生化功能、毒物分析及药物浓度监测等的检查。包括糖、脂肪、蛋白质及其代谢产物和衍生物的检验，激素和内分泌腺功能的检验，药物和毒物浓度监测等。

4. 临床免疫学检查　包括免疫功能检查、临床血清学检查、肿瘤标志物检查等。

5. 临床微生物检查　包括感染性疾病的常见病原体检查、医院感染的常见病原体检查、性传播疾病的病原体检查、细菌耐药性检查等。

（二）实验诊断学的应用范围

1. 为疾病的诊断和鉴别诊断提供依据　例如，分析患者的骨髓象，发现中间阶段的中性粒细胞和嗜酸（碱）性粒细胞增多，且伴周围血白细胞数增高，结合临床资料常支持慢性粒细胞白血病（慢粒）的诊断；若中性粒细胞碱性磷酸酶积分缺乏和（或）pH染色体阳性，这是鉴别慢性粒细胞白血病与类白血病反应的重要依据；若查到*bcr*／*ab*融合基因（阳性），则是慢性粒细胞白血病可靠的确认依据。

2. 为疗效观察和预后判断提供依据　在疾病的演变过程中，动态观察相关实验指标为疗效观察和预后判断提供重要依据。例如，糖尿病患者，应用胰岛素治疗，必须根据尿糖或血糖的检测水平及时调节胰岛素的使用剂量。若胰岛素剂量过小，血糖水平显著升高，会导致糖尿病性昏迷，预后严重；反之，会导致低血糖性昏迷，预后同样严重。

3. 为公共卫生和预防疾病提供资料　通过流行病学调查，发现传染病的传染源，包括不同菌株或病毒株的血清型或基因型，为防止疾病的传播提供依据。例如，在人群中发现一例病毒性肝炎或SARS的患者，除需对患者及时进行隔离和治疗外，尚需对患者的生活用品和居住环境进行消毒；也需对与患者接触的人群进行临床观察和必要的实验室检测，此为预防和控制病毒性肝炎或SARS是必要的有效措施。

4. 为临床研究和基础研究提供手段　实验诊断不仅可为临床研究提供可靠数据，而且也可为基础研究提供可靠的依据。例如，应用实验诊断中的各种技术和方法，为感染病、呼吸病、心脏病、消化病、血液病、内分泌病、代谢病、泌尿病、生殖病、神经病、精神病、外科病、妇产科病、遗传病、恶性肿瘤、药物筛选、器官移植等的临床研究和基础研究提供可靠的数据和依据，促进研究工作的深入和发展。

5. 为健康普查和健康咨询提供服务　通过对普通人群和“高危人群”进行临床和

实验检查，可以及早发现处于亚临床阶段的某些疾病，如糖尿病、冠心病、肝脏病、肾脏病和恶性肿瘤等，可以及早采取有效的防治措施。也可了解社会群体的卫生或健康状况，提高疾病的防治意识和水平。检测一些能反映身体健康状况和器官功能特征的实验，为群体或个体提供健康咨询，以提高健康水平和生活质量。特别对计划生育和优生优育，对避免遗传病的发生和提高人口素质都有深远和现实的意义。

二、标本的采集和处理

标本是离体的组织、排泄物和体液，是检查的对象。实验诊断的分析和应用都是通过对标本检查的结果来实现。标本能否正确反映机体真实情况与采集标本时机，采集前的准备，采集时身体状态，采集标本的方法、量、用具，标本的转运、保存等有关。能否按要求采集标本将影响实验检查的全过程，不恰当的标本是最易发生假阳性或假阴性的主要原因之一。正确地采集标本是保证检查质量最基本的条件。

（一）标本采集前的准备

在采集标本前，被检者应避免机体受到额外的影响和干扰，使之保持相对稳定状态。常见的影响因素有饮食、运动、劳动、精神和情绪的过度波动、服用药物的干扰等。为了减少这些情况，一般都要求在安静时采集，最好是在晨起空腹时采集标本，此时的体力、精神、情绪和生活等因素的影响都较小。停服能干扰检查项目的药物，特别是进行脏器功能试验时更为重要。为此，有许多试验在检查前要做必要的准备，如对饮食种类、饮水量及服用特定的药物等。对盛装标本的容器也应依据项目和标本类别不同而有所区别，如细菌培养要用培养器材，尿12～24小时成分定量的容器要加入防腐剂，用全血或血浆检查时应用有抗凝剂的盛血试管等。

（二）采集时间

1. 空腹标本　一般指空腹8小时后采集的标本。清晨空腹血液标本常用于临床生化定量测定，受饮食、体力活动、生理活动等的影响较小，易于观察和发现病理情况，而且重复性较好。

2. 随时和急诊标本　是指无时间限定或无法规定时间而必须采集的血和尿标本，一般无法让被检查者进行准备。此类标本主要是门诊、急诊和抢救患者时必须做的一些检查标本，或在体内代谢相对较稳定的检查物质，或受体内外干扰较小的检查物质，如各种穿刺液、分泌物等，凡此类标本在送检时应加以注明，便于分析检查结果时参考。

3. 指定时间标本　多属功能试验采集的各类标本，因试验目的不同，采集标本的时间各有不同，必须按试验要求采集，如各种肾清除试验、葡萄糖耐量试验、内分泌腺的兴奋或抑制试验等。

（三）标本类别

1. 血液标本　分为全血、血浆和血清等。全血标本主要用于临床血液学检查，例如血细胞计数和分类、形态学检查等；血浆标本适合内分泌激素、血栓和止血检测；血清标本多适合于临床化学和免疫学的检测。

按照血标本采集部位的不同，分为静脉血、动脉血和毛细血管血三种。绝大多数检查采用静脉血，少数检查如血气分析、乳酸和丙酮酸测定等需要采集动脉血，毛细血管血主要用于各种微量法检查或大规模普查。

2. 尿标本　人体绝大多数生化变化、细胞等有形成分的变化和受感染情况都能在尿中直接或间接反映出来。尿液检验结果是否准确，与标本是否正确收集直接相关，不同的检查项目要求不同的标本采集方法。

（1）随机尿：适用门诊和急诊患者常规检验以及胆红素、酮体、尿胆原、尿淀粉酶、隐血等的测定。

（2）首次晨尿：该标本为浓缩尿，其细胞和管型等形态完整，适合做各种有形成分的检查和尿蛋白、尿糖等项目的测定。

（3）24小时尿：通常用于尿液成分定量测定，其采集方法如下：嘱患者在早晨8时排尿弃去，以后每次排尿均收集于一大容器内，至次日早晨8时最后一次尿亦收集于容器内。测量并记录24小时尿液总量，然后混匀尿液，取适量尿液送检。若24小时尿液收集不完全或不准确，可以尿肌酐作为参比基准物，即同时测定混合尿液中的肌酐和待测物浓度，以待测物浓度比肌酐浓度表示结果。此方法测得的结果较为稳定，可有效校正标本收集不全对待测物结果的影响。

（4）空腹或餐后尿标本：适用于糖尿病、尿胆原、蛋白尿等的检查。

（5）培养用的尿标本：尿道口消毒后，留取中段尿，用于细菌培养和鉴定。

3. 粪便　一般情况下采集自然排便的标本，尽量采集可疑有阳性的部分，标本应新鲜，盛于清洁容器内，立即送检以免干涸。因检查目的不同，标本采集方法和留取的量各有所不同，常规检查仅需要5～10g；用于寄生虫检查，则需要留取全部或24小时粪便；隐血检查时，为避免食物中过氧化物的干扰，应素食3天后送检；微生物培养时，需将标本放于清洁或消毒的容器中。

4. 脑脊液　它主要产生于脉络膜血管丛及一部分脑室膜。其功能是保护脑、脊髓免受外力及震荡的影响，维护脑与脊髓的营养和渗透压，并运送代谢物质。所以在脑、脊髓及其被膜受外伤、恶变、出血和感染时，脑脊液的成分和细胞学将发生变化。脑脊液标本应由医生行腰椎穿刺术时抽取。常规检查应将穿刺抽取的脑脊液装于洁净小试管内，细菌培养应将标本装于无菌容器内，要立即送检。因为脑脊液蛋白过高时易发生凝固，为防凝固可适当加入抗凝剂。

5. 关节腔液　正常时，关节腔仅有少量液体，无法抽取，故送检的标本都应视为异常改变。关节疾病或有些全身性疾病可发生关节腔积液。检查关节腔液的目的主要是区别积液性质，鉴别是炎症性还是非炎症性关节炎。除进行关节腔液的常规性检查外，还可进行细菌学检查。关节腔液标本应由医生采集。

6. 羊水　是产前实验室检查的良好材料，由羊膜穿刺取得，根据不同的检查目的，选择不同的穿刺时间。诊断胎儿性别和遗传性疾病需要在妊娠16～20周，无菌操作行羊膜腔穿刺抽取羊水20～30mL；了解胎儿成熟度则在妊娠晚期抽取羊水10～20mL。

7. 胃及十二指肠液　需吞胃管或十二指肠管抽取。胃液检查的主要内容有胃液分析和脱落细胞学检查。前者为功能性试验，一定要按试验要求抽取标本。十二指肠液是经十二指肠引流术而抽取液体的统称，包括胆总管胆汁、胆囊胆汁、肝胆管胆汁和十二指肠液。检查的目的是了解胆汁生成、理化性状、排泄情况，以及有无炎症、肿瘤、出血和结石等。十二指肠液应由医生采集。

8. 前列腺液和精液　前列腺液检查的主要目的是了解有无肿瘤和炎症。标本由临床医师进行前列腺按摩术采集，一般滴在清洁的玻片上或试管内立即送检，可直接观察性状和用显微镜进行细菌、细胞学检查或细菌培养。检查精液的主要目的是了解生育能力，以及睾丸、附睾有无肿痛、炎症。标本是被检者手淫采集，盛于洁净试管内立即保温送检。

9. 痰　它是呼吸道的分泌物，留取痰标本的方法有自然咳痰、气管穿刺吸取、支气管镜抽取等。自然咳痰留取标本时，应嘱被检者深吸气后用力咳嗽，将痰从呼吸道咳出，挑取可疑的部分，留于洁净的容器内及时送检。检查痰的目的是了解呼吸道和肺的情况，如感染（特别是结核、真菌感染）与恶性疾病。

10. 其他　包括乳汁、泪液、房水、唾液、脓液和各种分泌物等。

三、实验诊断的临床应用和评价

（一）正确选择实验室检查项目

实验诊断是临床诊断的一个重要组成部分，通过实验室对有关标本的检验结果，可以有不同的临床意义：有的疾病可直接得到确定诊断；有的可有辅助诊断价值，医生不能单凭这些检验结果就做出诊断，必须结合其他临床资料综合分析后才能明确诊断。因此，这些检验只起到诊断的辅助作用；而有的检验则具有鉴别诊断的作用。选择检验项目时必须了解各项检验的临床价值，应选择对疾病诊断灵敏度高和特异性强的检验项目来进行检查，做到有的放矢，避免滥用和杜绝浪费。

（二）参考值

实验诊断的目的是通过各种实验检查获得体内信息和数据，用以判断身体正常或异常。为此，每一项检查都应有一个标准尺度，即过去所称的正常值和正常范围，它是实验诊断学使用最久的概念之一，但较含糊，易产生误解，现改为参考值和参考范围。

参考值和参考范围都是应用统计学方法而产生。参考值是指对抽样的个体进行某项目检测所得的值；所有抽样组测得值的平均值加减其标准差即为参考范围。某项目检测时，各医疗单位因使用的方法和仪器的不同，又可有不尽一致的参考值，故各实验室对某些检验项目应建立自己的参考值，供临床参考用。

实验检查值若高于或低于参考范围，在绝大多数情况下应视为异常。而有些仅单侧高于或低于参考范围就具有临床意义，如大多数功能酶仅存在于细胞内，血浆中无或含量很低，所以升高有临床价值；维生素在人体内不能制造，且有些不能在体内存贮，食入过量也会及时排出，故多数维生素检查值降低才有临床意义。人体的固有成分都有明确的参考范围，病理性产物和一些外源性物质的参考值应该为阴性或0。但随着新理论和新概念的出现，检测技术灵敏度的提高，过去认为体内没有的物质和病理成分，现在也能在正常人群的体内检出痕量。随着科学技术的进步，参考值的使用范围正在扩大。

（三）影响检验结果的常见因素

实验室诊断的检验除可有一般的技术或人为误差的影响外，还有许多影响和干扰因素，主要是患者状况的个体差异、药物的影响、检验标本的采集和处理等。

（四）检验结果解释与临床的辩证统一

实验诊断在临床工作中虽很重要，但是检查结果仅是静态的数据和现象，用来判断动态的复杂机体有一定的局限性。同患一种疾病的患者可因健康素质、病期、病情轻重和个体差异等因素，出现不尽相同的检验结果，而有时不同的疾病进行同一项目检验却可以出现相似的结果。因此，评价检验结果时必须紧密结合临床情况进行具体分析，才能恰当地做出合理的结论，指导临床防治工作。

第二章　标本采集

近年来，我国临床试验室已普遍开展了室内质量控制和室间质评活动，这些质控多注意到了分析中和分析后的质控问题，而分析前的质控问题，尚未引起全体医务工作者的足够重视。检验结果与患者的临床状态不符的现象时有发生，遇到此情况，临床医生总是抱怨检验人员，其实许多情况并非检验人员之过。正如美国医学会科学部Jonnes（珍妮）博士指出“由于患者和标本采集因素引起的不正确检验结果要比检验科中的变化、错误更多见”；另有文献报道：“临床检验全面质量管理，不只是局限于测定过程的质量，更加重要的是分析前的控制。要解决这一问题，就必须加强临床医师、护士及检验人员的密切配合，搞好临床检验的全程质量控制”。以下就患者准备，标本采集、送检、处理等问题做一探讨说明。

第一节　患者的准备

有很多检验项目，如果患者准备不当，分析结果则无价值，甚至造成临床上的混乱。医生、护士和检验人员有责任将检验患者准备的要点，用有效的方法告知患者，嘱患者遵照执行。

一、生理因素的影响

（一）运动

强烈的肌肉运动明显影响体内代谢，暂时的变化是血清非酯化脂肪酸迅速下降，继而上升；丙酮酸、乳酸亦接着升高，后者可高达300%（3倍）。由于呼吸急促，可使PCO_2下降，而pH值升高。持续较长时间的变化，是由于肌细胞酶的释放引起血清CK、AST、LDH、ALP的升高，CK的峰值在11小时后，可达运动前的1倍，持续60小时后才恢复到原水平。运动对RBC、WBC、Hb测定明显影响，可造成假性升高。运动对检验结果的影响程度与个体平时有无体育锻炼及有无疾病有关。

为减少运动对检验结果的影响，一般主张在清晨抽血，住院患者可在起床前抽血，匆忙起床到门诊的患者应至少休息15分钟后采血。

（二）精神因素

紧张、情绪激动可影响神经内分泌功能，致使血清非酯化脂肪酸、乳酸、血糖等升高。

（三）饮食

进食后对某些检验项目有明显影响，餐后对CHE、CK、GLU、TG等影响非常显著，但对TP、Aib、ALT、AST、ALP、γ-GT、LDH、AMY、Ca^{2+}、BuN、CRE、chol、TBil、Dbil等指标无明显影响。建议最好在早晨空腹抽血，必要时在进食4~6小时后抽血，血脂检查必须空腹12小时后抽血（而且检查前三天禁食肉、蛋、奶），紧急及特殊患者可根据需要随时抽血。

（四）体位及采血部位

体位或采血部位的改变可引起某些检验项目指标的显著变化。站立（或用止血带）时水分会从血管内向组织间转移，大分子物质与大颗粒物质（如细胞）不能滤过而有一定程度的浓缩，但不影响低分子量物质（如GLU）。Staland（斯特兰德 ）比较了17项生化指标在立位与卧位的差别，其中有12项立位时高于卧位，具有显著性差异（$P<0.05$），这些项目是：K^{+}、Ca^{2+}、PO^{3+}、Fe^{2+}、TP、Aib、AST、ALP、ACP、Tchol、总脂，Na、Cl、BuN、Cr、GLU 差别不明显。国内研究也证实了体位变化对血脂成分的明显影响 。为此建议，统一用坐位、不使用止血带来采血，以减少对某些项目的影响。另外，中国血液病研究所杨天楹教授就耳血和指血采血对血液细胞成分的变化进行研究，认为手指（以无名指）血细胞成分与静脉血接近，而耳垂血与静脉血具有非常显著的差异（$P<0.01$），差别最大可达2~3倍，建议进行血细胞计数时一律用手指 血。

（五）时间

在一天之中，人的代谢总是波动的，其代谢率并非是一个水平。因此在一天中，不同时间对某些项目检测有明显影响，如在进行RBC、WBC等计数时，上午、下午波动范围很大。因此，为了反映患者的临床状态，建议下次复查时应在上次检查的同一时间进行。

二、药物的影响

药物进入人体内引起的物理和化学变化是临床检验结果错误（非病理性异常值）的主要因素之一。药物本身或它的代谢产物，可以对化学测定的任何步骤产生干扰。干扰可以由于药物本身物理性质，如药物本身有颜色或能发出荧光，或由于药物的化学性质，如有强还原性、与蛋白质结合成复合物及对酶的抑制作用等。药物也可以通过它的生理作用、药理及毒理作用改变生化参数。这类影响有的是治疗上需要的，但有的是不需要的，即通常所说的不良反应。

任何试验都有其固定的化学反应原理和条件。因药物的参与使反应和检测条件发生了改变，直接影响了结果的准确性。例如：头孢菌素类药物可使血Cr比色测定时的最大吸收峰由505nm变为535nm而干扰Cr的测定，且药物的量与Cr的正误差呈正相关（药量越大误差越大）。Vit-c对AST为正向干扰，对CK、LDH为负向干扰，且随Vit-c浓度的增高干扰越大。酚磺乙胺可使血清TG显著降低。安乃近对血清LDH、Pi、Cr呈正向干扰，对TC、TG、GLU、UA则呈负干扰。Gascon研究认为，患者给予安乃近2小时后血液中安乃近仍然干扰测定，因此建议在应用安乃近6小时后采血测定。长期口服避孕药的妇女，由于肝酶的诱导合成增加，可使转氨酶、转肽酶及TG升高。近年来，利用氧化酶催化过氧化氢，以Tinder生成反应检测体内多种代谢物质浓度的方法已有 多种，如GLU、TC、TG、HDL-c等。由于某些药物有较强的还原性，易与过氧化氢起作用，降低红色醌亚胺生成，致使测定结果偏低。

（1）葡萄糖+H_2O+O_2葡萄糖氧化酶葡萄糖酸+H_2O_2

（2）2H_2O_2+4-AAP+酚过氧化物酶红色醌+H_2O

这类药物有Vit-c、Vit-B6、V-E、卡托普利、地奥心血康、安乃近、酚酸乙胺、盐酸氯丙嗪、复方丹参、氨茶碱、左旋多巴等。

日本学者研究认为，药物投给后，在血液中的最高浓度，可由尿中浓缩100～1000倍排出体外。目前常用的尿试纸试验，一直是限于一定区域内的颜色变化来定性测定为阳性或阴性，异常着色尿对此有明显干扰。临床治疗药物所见的着色尿，常见的药物有：苯妥英钠 、左旋多巴、核黄素、阿霉素、柔红霉素、利福平、甲硝唑等。

青霉素对磺酸法、试纸法测定尿蛋白产生不同干扰，对于尿蛋白阴性可引起假阳性，而对于阳性者则可引起假阴性反应。

不同浓度的Vit-c对尿糖、潜血、尿胆原等也有不同程度的干扰作用。

长期静脉点滴的患者留取标本时可使标本稀释，造成某些项目结果偏低。又因静点时高浓度的药物进入标本中，使许多检验结果发生巨大变化。如：K^+、Na^+、Cl^-、Ca^{2+}、CO_2-cp、GLU等，可因静点得到高出正常值1～10倍的结果。药物还可影响某些酶的活性，如非那西酊可引起ALP、γ-GT活性升高。哌替啶类药物可引起唾液型淀粉酶活力上升，而致总淀粉酶活力升高。许多药物的不良反应使肝、肾、造血功能发生改变而引起检验结果异常。这种影响一旦出现，即使停药也不会很快使检验结果恢复正常。如大量使用庆大霉素及抗肿瘤化疗药物时，常给肾脏造成损害，使尿中出现蛋白、管型等异常结果。有许多种药物，如红霉素、磺胺类、对氨基水杨酸、性激素等50多种药物可引起肝功能异常等。因此，当临床医生填写检验申请单时，一定要了解患者的用药种类和时间。用量较大，时间较短对检验结果有干扰，个别药物干扰时间还会更长。当检验结果与临床症状不符时，应结合分析这种现象产生的原因及了解纠正的办法，特别应了解的是药物对哪些项目有影响。护士应避免在静点时和用药4小时以内采取检验标本，必要时停药后再查，以防药物的干扰作用。

第二节　标本的采集

要想测得的检验结果真实地反映患者的临床状态，送检标本的正确与否是一个关键因素。如果标本不符合要求，检验仪器再先进，技术再好，测得再准确，其结果也是错误的。据统计，约有半数以上的异常结果，是由于标本不符合要求造成的。其常见的原因有（对于急诊患者，采血时应该注明输液状态）以下几点。

一、标本采集不正确

1. 应当空腹抽血，但是实际上患者已经进食，这时候TG、CK、chE、GLU等检验项目有明显影响。

2. 患者输液过程中，从同侧肢体抽血，甚至从输液管中取“血”，抽出来的有一半是输进的液体，严重影响检验结果。

3. 抽血量不准确，如ESR测定，按要求抗凝剂与血液比例为1∶4，总量为20mL，但实际工作中，很多标本不合格，不是加抗凝剂就是量不准（最多见是血量不足），使结果波动很大。

4. 尿标本留取不准确，如留取24小时尿标本时，不按要求留取，甚至估计尿量，对生化指标定量及肌酐清除率影响较大。

5. 精液标本应全量收集于干燥、清洁的容器内，但经常遇到的是收集在避孕套内，致使大量精子死亡，引起误会等。

6. 血培养应在发热初期或发热高峰期采血。一般要求选择在应用抗生素治疗之前，对已用药而不能终止的患者，也应在下次用药之前采血。但实际工作中，时常遇到边输注抗生素边采血的情况，造成血培养阳性率大大减低。

7. 尿培养一般主张导尿，但多次导尿易引起逆行感染，故目前常采用中段尿。但经常遇到不按要求留取标本，致使培养出多种杂菌生长而无法报告结果。

当然，还有其他不合要求的标本，不一一列举。

二、标本溶血

溶血是临床生化检验中最常见的一种干扰和影响因素。除了常见的红细胞破坏外，血小板、白细胞等血细胞破坏，释放的某种成分亦可干扰或影响生化指标的测定。

溶血干扰的机理有三种。

1. 血细胞内高浓度物质逸出，使血清（浆）分析物浓度增加。不难理解，如果血细 胞中某一分析物浓度大大高于血清，则溶血无疑会导致血清中该成分浓度的增高。例如：RBC内与血清某一成分的比值：精氨酸1569. 2／1、LDH 139. 9／1、醛缩酶135／1、

AST38. 3／1、丙酮酸激酶205／1、K^+20／1、Cr18／1、叶酸16. 7／1 、CK15. 5／1、Zn^{2+}10. 7／1、等。

2. Hb对分光光度法测定中吸光度的干扰：溶血能引起可见光谱的短波长段（300～500nm）的吸光度明显增加，而影响测定结果。

3. 某些细胞成分对化学反应的干扰：如血清CK动力学法测定中因RBC来源的肌激酶（myokinase）参与其指示反应而使CK结果假性增高。溶血可致血清中LDH、ACP、CK、ALT等酶随溶血加重而升高；使ALP、γ-GT的活性随溶血加重而降低，但机理尚不清楚。溶血对酶以外的生化指标，除K^+、BIL最受干扰外，对TP、Aib、Ca^{2+}、Na^+、Cl^-、Fe^{2+}、Pi^{3+}、TC、TG、HDL-c、Cr、BuN、GLU、UA等无明显影响。溶血还可影响乙肝五项标志物测定，对ELISA双位点一步法易产生假阳性，对竞争抑制法易产生假阴性，但对经典的两步法影响不大。

标本溶血多是由于注射器不干燥、不清洁，抽血后未拔去针头直接注入试管内等原因造成。由于血液内某些化学物质在血清（浆）与红细胞内分布不同，有的差别很大，因此采集标本时应严防溶血。

三、标本送检

有些标本采集后应立即送检，如血NH_3、CO_2-cp、血气分析等，取血后应该在30分钟内测定。目前最大的问题是GLU，取血 后室温放置，由于糖酵解作用，每小时可降低6%～11%，CK、BIL、URO、OB均可因分解或失活而明显降低，而血清中的K^+、Cl^-、Pi^{3+}、AcP、NH_3、NiT等均可因细胞内外的转移代谢显著增高。有时对不同的测定方法干扰方向可能相反，如TG抽提法随放置时间结果偏低，而酶法则增高，前者因TG分解所致，后者是由于磷酸分解产生甘油所致。

四、标本处理

许多检验项目在正式分析前需进行预处理。及时而适当的标本处理是每一个检验者必须熟知和遵循的，如血GLU测定需要及时分离血清，防止细胞作用使糖发生酵解；电解质测定亦需要及时分离血清，尤其是K^+，防止K^+从细胞内向细胞外转移；血氨、血气分析应及时操作，即使是及时放入冰瓶中也应尽快分析。做CO_2-cp时，抽血后应尽量避免与空气接触过久，防止血液中的二氧化碳向空气中逸散，以保证结果的可靠性。血性胸腹腔积液、脑脊液等在测定蛋白质等生化项目前，必须先行离心，细菌培养需根据不同要求和目的，选择合适的培养基及时接种，防止细菌污染，提高细菌检出率（特别是厌氧菌）和准确率。

抗凝剂的选择是检验质量保证的重要环节。有资料表明，血清与血浆多个指标的测定存在差异，甚至得到与实际相反的结果。凡需全血或血浆检验的项目标本，要选择合适的抗凝剂，如草酸钾能抑制LDH、AcP和AMY的活性，亦不能用于Ca^{2+}、K^+的测定；EDTA不能用于Ca^{2+}、Na^+和含氮物质的测定；肝素除了对个别项目如K^+、LDH、 γ-GT、AMS有影响外，对其他项目影响不大。

综上所述，临床检验全程质量控制，涉及科室广泛，人员类别众多，因此，临床医护人员、检验人员应相互配合，加强临床与检验科的联系。只有搞好这项工作，才能为临床诊断、治疗、观察提供精确可靠的实验结果。

实践证明，对各种检验项目的标本，其采集前的患者准备，采集标本的种类、方法、需要量，以及抗凝剂和防腐剂的种类、用量、送检注意事项等，各实验室根据开展项目写成“检验标本采集与送检常规”并印成表格，发至各临床科室，对提高检验结果的准确性将起到重要作用。

第三章　特殊标本的采集

第一节　脑脊液标本采集、运送与接收

一、容器

收集和运送脑脊液的容器应洁净、干燥。做细菌培养的容器应用无菌密封的专用容器。

二、标本的收集

1. 脑脊液标本由临床医师进行腰椎穿刺采集，必要时可从小脑延脑池或侧脑室穿刺获得。

2. 将脑脊液分别收集于3只无菌试管内，每管1～2mL，第一管作细菌学检查，第二管作化学和免疫学检查，第三管作细胞计数和分类。

3. 标本的标记　标本容器必须有标记，包括：患者姓名、特定编码（住院患者的病区、床号）、采集序号、标本收集时间。标签应贴容器上，不可贴在其盖上。

三、标本的运送

1. 按上述要求留取的脑脊液应立即送检，在1小时内完成检验。超过1小时，细胞可破坏或有纤维蛋白凝块，导致细胞分布不均匀而使计数不准确；葡萄糖酵解造成结果减低。

2. 送检地点　由临床科室及时派人把标本送到检验部。生化检验送到急诊实验室；常规检验送到体液室；细菌学检查送到细菌室。

四、标本的接收标准与拒收

1. 检验申请单应清楚填写下列内容：患者姓名、性别、年龄、科别、床号、住院号、标本类型、临床诊断、检查项目、采集标本日期和时间，否则拒收。

2. 标本容器及标识是否符合要求，标记内容与医生所填写申请单的内容是否完全一致，否则拒收。

3. 常规和生化检查标本的最少量为0.5mL，细菌检查的标本量至少1mL，否则拒收。

4. 采集的脑脊液应立即送检，在1小时内完成检验。若超过1小时送到，检验部拒收。

第二节　痰标本的采集、运送及验收

痰标本的细菌学检验对于下呼吸道感染的诊断具有重要意义。下呼吸道的痰液正常是无细菌的，而经口腔咳出的痰带有多种上呼吸道的正常寄生菌（如草绿色链球菌）。因此，正确采集痰标本，防止污染对提高阳性率、保证细菌学的检验至关重要。

一、标本采集与运送

（一）痰标本的采集时间

最好为清晨的第一口痰；支气管扩张患者，清晨起床后进行体位引流，可采集大量痰标本。

（二）标本采集方法

1. 自然咳痰法　在留取痰标本之前，用清水、冷开水反复漱口或牙刷清洁口腔和牙齿，有假牙者应取下，以减少常居菌的污染，并尽可能在使用抗生素之前采集标本。用力从气管深部咳出痰，直接吐入无菌痰杯中，标本量应≥1mL。

2. 支气管镜采集法、防污染毛刷采集法、环甲膜穿刺经气管吸引法和支气管肺泡灌洗法，均由临床医生操作采集。

3. 小儿取痰法　由临床医生用弯压舌板或用手指叩胸骨柄诱发咳痰法采集。

（三）标本的运送

标本采集后应尽快送检，不能及时送检的标本，室温保存≤2小时。

二、标本验收

检验人员收到痰标本后，应先肉眼观察颜色、黏度、有无血丝或脓。若标本为水状且很明显是唾液，则应拒收，并及时与临床联系，报告不合格标本拒收的理由。

另外其他常见不合格标本，如厌氧菌培养、标识错误、容器不符合、运送不符合、双份标本等。

三、痰标本采集的注意事项

1. 用药之前采集。
2. 须采集新鲜、深咳后的痰而非口水，避免口腔正常菌群的污染。
3. 采集后应尽快送检（最好1小时内）。

第三节　采集血气分析的标本要求

进行血气分析不同于一般的生化检验。由于血气分析是检测血中气体和酸碱状况，所以抽血时不能接触空气，这是因为空气中的氧分压比血液中高十倍以上，二氧化碳分压又比血中低很多，仅相当于血液的十分之一以下，如不隔绝空气，血中的O_2、CO_2必然和空气中的O_2、CO_2气体交流互换，造成血气检测结果严重不准。所以要求取血技术熟练，最好一针见血，不得进气，抽完后立即在针尖处堵以胶塞送检。有的抽血后针头没堵好、扎实，送检时血中有气泡进入或途中胶塞脱落暴露针孔而进气，这些都不符合要求，进气太多时必须重新抽血检验。

血气分析一般要求动脉取血，因为做血气检测要看血氧的情况，正常人动脉血氧分压比静脉血高一倍以上，尤其对呼吸衰竭患者更应取动脉血，以随时了解低氧血症的严重程度，以便及时采取措施进行救治。

血气分析标本要求可总结为：肝素抗凝、动脉取血、隔绝空气、立即送检。为什么血气标本要立即送检呢？这是因为离体的血液放置后血细胞仍在继续代谢，消耗O_2、产生CO_2，这样可使血液pH下降，PCO_2升高，PO_2下降。抽血后如果因故不能立即检测，夏季可存放4℃冰箱内，但不应超过2小时，若送检路途较远，可把标本（注射器）放在0～4℃冰水中送检。冬季严寒应适当保暖，以确保测量准确。

第四节　免疫室标本采集的注意事项

有研究表明，从受检人准备到标本采集、送检所需的时间约占标本全部运行时间（从患者准备到实验室报告发出）的50%左右，这一阶段的操作是否正确，实验室是无法通过内部质量控制来进行监控的。要求临床操作人员对各种影响试验的因素全面系统的了解。

一、采血时间的选择

免疫试验检测的激素在24小时内分泌量是不同的，具有昼夜节律性，应注明采血时间，如血清皮质醇（Cortisol）的含量有节律性的变化，一般上午最高，下午逐渐下降，夜间及清晨最低。ACTH分泌峰值期在6～10小时，低值期为0～4小时，增加幅度为150%～200%。TSH则变化较小，峰值期在2～20小时，低值期为7～13小时，增加幅度为5%～15%。女性激素如E_2、FSH、LH、P等应注意月经周期的变化；促肾上腺皮质激素分泌高峰在清晨，但生长激素正相反；呈脉冲式分泌的垂体激素如PRL、GH、LH、ACTH等。为减少昼夜节律带来的影响，使不同患者，或同一患者不同时期之间，检验结果具有可比性，因此，采集标本时尽可能避免这些干扰，一般晨起空腹时采集标本较好，特殊抽血时间要在"原始样品采集手册"中注明。因方便患者而采取"来即抽"的做法弊端多不宜提倡。

二、采血体位的选择

对于有些检验指标来说，卧位采血与坐、立位采血结果是有区别的。特别是某些心血管系统激素对体位的改变影响非常大，如ALD，Renin，AⅠ，AⅡ的立、卧位结果完全不同，故采集标本时要注意保持正确的体位和保持体位的一致性。

三、采血温度的选择

有些试验对温度特别敏感，采血后要求冰冻送检的有：同型半胱氨酸、叶酸、维生素B_{12}、ACTH、AⅠ、AⅡ等，标本的采集与保存应在低温条件下完成。

有些血样的待测物质如TXB2、6-Keto-PGF1α、Renin、ET、ANP需加入特殊的抗凝剂。每次取专用试管时要附有"采集说明"给临床，防止采集错误。

分析前质量控制是强化全面质量保证的必要阶段和确保结果准确及时的前提。从取得标本到标本送达实验室分析前阶段的质量控制是整个控制质量中一个容易被忽视却非常重要的环节，需要临床科室与放免室共同努力和参与，按照ISO15189质量管理要求，分析前的质量管理，只有这样，才能保证高质量的标本、高质量的检验结果。

第五节　微生物实验室标本采集注意事项

一、总则

用于细菌培养的标本，在收集时应注意严格无菌操作和及时送检，检测后标本应妥善保存。

二、临床标本的采集

1. 下呼吸道分泌物（痰液）　临床实验室令患者早上起床后用清水漱口，不要刷牙，立即从下部呼吸道咳出第一口痰，吐在无菌塑料痰盒中，及时送检临床实验室。

2. 尿液（中段尿）　护理人员协助采取中段尿约3mL入无菌试管中，及时送检临床实验室 。

3. 粪便　取有黏液、脓血部分的粪便置玻璃大便专用管中，如为稀水便，可直接收集于玻璃管中，及时送检。

4. 眼、耳、鼻、喉拭子　将棉拭子沾取少许无菌生理盐水（如沾取的太多，可在无菌生理盐水瓶壁上挤去多余的水分），然后采取可疑部位的分泌物，倒悬于无菌试管内，及时送检。

5. 脓液　用沾有生理盐水的棉拭子沾取脓液，要尽量多取一些，然后将棉拭置于无菌试管中，及时送检。

6. 血液

（1）凡怀疑菌血症和败血病的患者，采血培养时，应尽量在未使用抗生素前采血，如已使用抗生素，应尽量选择抗生素在体内浓度最低时采血，应在患者第二次使用抗生素之前采集血培养标本。当然在患者发热或寒战时采集也可。

（2）成人每次采血5～10mL，小儿采血2～3mL；

（3）严格消毒患者采血部位和血培养瓶口，抽一定量血液后，无菌注入血培养瓶内，轻轻摇匀，从抽血到接种入瓶，动作要快，防止血液凝固，同时要及时送检。

7. 穿刺液、胸腹腔积液、心包液、关节腔液、鞘膜积液　严格无菌抽取后，注入含肝素抗凝的无菌试管中，轻轻颠倒试管10余次，使肝素与穿刺液混匀达到抗凝的目的，或直接无菌注入血培养瓶内，及时送检。

8. 胆汁　由专科医生以无菌方法取引流液10mL注入无菌试管。

9. 脑脊液　以无菌方法取脑脊液3～5mL，置无菌试管内，常温保存送检，如只做培养可直接无菌注入血培养瓶内，及时送检。

10. 生殖器官标本　阴道、子宫颈及前列腺等分泌物应由医师采集，收集于无菌试管内送检。如疑为淋病奈瑟菌感染，做培养检查时，采集的标本应于床旁接种并及时放入孵化箱培养。

11. 烧伤标本　以无菌棉拭子直接采取多个部位创面的脓汁分泌物放入无菌试管中。

12. 支原体（解脲、人型）培养+药敏的标本采集

（1）支原体对干、热抵抗力差，标本采集后应尽快接种支原体运送培养基送检。

（2）男性：用细的无菌棉拭子沾取无菌盐水少许深入尿道口内2.5～3cm。

三、临床标本的保存

细菌室标本原则上要求及时送检、及时处理，不得保存。

第四章　临床病原学检查

第一节　细菌感染的病原学检查

在自然界，细菌的种类和数量都非常多，与医学有关的原核生物主要有：具有坚硬细胞壁的革兰阴性菌或阳性菌、菌体柔软的螺旋体（treponema）或钩端螺旋体（leptospira）、缺少细胞壁的支原体（mycoplasma）、在细胞内生长的立克次体（rickettsia）和衣原体（chlamydia）、细胞壁成分与其他菌明显不同的原始细菌（archeobacteria）及放线菌（actinomycetes）都属于细菌范畴。

一、细菌鉴定工作的原则

1. 简单的方法不可忽视，除细心观察菌落特点、生长特性外，革兰染色、氧化酶、凝固酶应首选。

2. 必须用细菌的纯培养物做生化反应，最好用一个菌落接种全部生化反应管，如果一个细菌菌落不够，可以采用纯化方法得到细菌培养物。

3. 选用合理的生化反应项目

（1）区别两个细菌：如选择两项试验，一个阳性反应，另一个试验为阴性。阳性反应的阳性概率应>0.9，阴性反应的细菌阳性概率应<0.1，只有这样，这个试验才有价值。如在肠杆菌科鉴定中只要进苯丙氨酸脱氨酶即可将变形菌属分出。

（2）挑选简便的试验：欲鉴定一个细菌，可能有多种特异性好的方法，从中精选一两个方法即达目的，多选试验是多余的。如链球菌属中“群”的区分试验只作CAMP（+）即可分出B群链球菌。

（3）选用复合培养基：在肠杆菌科的鉴定中普遍选用双糖铁尿素培养基，因为在这种复合培养基中一举多得，底层与斜面观察葡萄糖与乳糖被分解的情况；观察细菌是否产H_2S；观察细菌对尿素的分解情况；观察动力。

（4）测定细菌的一种特性：可能有几种方法，必须注意的是方法不同其阳性率和敏感性亦不同。例如测定细菌产H_2S与否，最敏感的方法是用醋酸铅试纸法，此法阳性菌株在双糖铁尿素培养基上不一定阳性。

二、细菌检验标本培养前的预处理

（一）标本的采集时间

同一种疾病的不同病程，细菌在体内分布是不同的，实验室应与临床医护合作，抓紧有利时机在发热初期或发热高峰期采集标本。一切细菌培养的标本都应在用抗生素之前采集。为了减少抗生素类药物的负面影响，在血培养瓶中加入适当的试剂以中和抗生素在血瓶中对细菌的影响，如使用硫酸镁、青霉素酶、对氨基苯甲酸（p–aminobenzoic acid，PABA）等。

（二）标本的正确采集

正确采集标本是细菌实验诊断的第一步，留取标本的质量关系到实验诊断的结果正确与否。根据各种细菌所致感染病的病程确定标本采集的时间、部位和种类。所有采集的标本均置于无菌或清洁容器中，不能接触消毒剂和抗菌药物。标本必须注明姓名、年龄、性别、采集日期、临床诊断、检验项目等。标本采集后应按要求处理，立即送往细菌实验室，对于烈性传染病材料的运送需专人护送。

1. 血液　疑为菌血症、败血症和脓毒血症患者，尽量在抗菌药物使用前采集血标本作培养，如已用抗菌药物治疗者则在下次用药前采集。对间歇性寒战或发热者应在寒战或体温高峰到来之前0.5～1小时采集，或在寒战或发热后1小时采集。采样以无菌法由肘静脉穿刺，成人每次5～10mL，婴儿和儿童每次1～2mL，血液置于盛有抗凝剂聚茴香脑硅酸钠无菌瓶中送检。由于大多数菌血症呈周期性，故血标本也需在24小时内周期性收集，一般24小时内收集2～3次血标本分别培养。

用于检测特异性抗体采用血清标本。将采集到的血液置无菌试管中，自然凝固、血块收缩后吸取血清，56℃加热30分钟以灭活补体成分。灭活血清保存于–20℃。

2. 脑脊液与其他无菌液体　腰椎穿刺无菌采集脑脊液，脑脊液通常离心（3000rpm）10分钟，取沉淀作显微镜检查。引起脑膜炎的病原体有脑膜炎奈瑟菌、肺炎链球菌、流感嗜血杆菌等，其抵抗力弱、不耐冷、容易死亡，故采集的脑脊液应立即保温送检或床边接种。胸腔积液、腹腔积液和心包液等因标本含菌量少宜采集较大量标本送检，以保证检出率。

3. 尿液　外尿道寄居有正常菌群，故采集尿液时更应注意无菌操作，常用清洁中段尿作为送检标本。对于厌氧菌的培养，采用膀胱穿刺法收集、无菌厌氧小瓶运送。排尿困难者可导尿，但应避免多次导尿所致尿路感染。

4. 呼吸道标本　鼻咽拭子、痰，通过气管收集的标本均可作为呼吸道标本。后者可避免正常菌群污染，为下呼吸道感染病原学诊断的理想标本。鼻咽拭子和鼻咽洗液可供鼻病毒、呼吸道合胞病毒、肺炎衣原体、溶血性链球菌等病原学诊断。不合格的痰标本（白细胞≤10个／低倍镜视野、扁平上皮细胞≥25个／低倍镜视野）富含上呼吸道正常菌群，在病原学诊断时需加以注意。

5. 粪便　取含脓、血或黏液粪便置于清洁容器中尽快（不宜超过2小时）送检，排便困难者或婴幼儿可用直肠拭子采集置于运送容器中尽快送检。由于粪便中含有种类繁多的正常菌群，通常使用选择培养基分离致病菌。一次粪便培养阴性不能完全排除胃肠道病原菌的存在，对于传染性腹泻患者需3次送检粪便进行细菌培养。对疑为寄生虫感染者，应尽快运送水样便，以保持原虫滋养体活力；若不及时送检，粪便标本置于含10%甲醛和聚乙烯醇的小螺口塑料容器内保存。

6. 泌尿生殖道标本　根据不同疾病的特征及检验项目采集不同标本，如性传播性疾病常取尿道口分泌物、外阴糜烂面病灶边缘分泌物、阴道宫颈口分泌物和前列腺液等，盆腔脓肿者则于直肠子宫陷凹处穿刺脓液。怀疑支原体感染的标本不应使用木柄拭子，因为木质对该病原体有毒性作用。除淋病奈瑟菌保温送检外，所有标本收集后4℃保存直至培养。

7. 创伤、组织和脓肿标本　对损伤范围较大的创伤，应从不同部位采集多份标本。采集部位首先应清除污物，以碘酒、乙醇消毒皮肤，防止表面污染菌混入标本影响检测结果。开放性脓肿的采集，用无菌棉拭采取脓液及病灶深部分泌物。封闭性脓肿，则以无菌干燥注射器穿刺抽取；疑为厌氧菌感染者，取脓液后立即排净注射器内空气，针头插入无菌橡皮塞送检，否则标本接触空气导致厌氧菌死亡而降低临床分离率。

三、细菌的生化反应试验

（一）细菌对糖醇苷类代谢试验

1. 糖发酵试验　通过检查细菌对加在培养基中糖的发酵、产酸产气的能力来鉴定细菌，可用于细菌的科间鉴别、属间鉴别、种间鉴别。

2. 氧化-发酵试验（O-F试验）

（1）试验目的：主要用于非发酵的革兰阴性杆菌属与肠杆菌科的区别，O-F试验也可作微球菌科的属间鉴别。

（2）O-F试验培养基（Hugh-leifson二氏培养基）成分：蛋白胨2g，指示剂BTB（溴麝香草酚蓝）0.03g，葡萄糖10g，$KH_2PO_4$0.3g，NaCl 15g，蒸馏水1000mL加热溶解，调pH为7.1，加琼脂3g，加热使琼脂溶解，分装中试管（13mm×125mm），每管6mL、加塞、高压（104kP）灭菌，15分钟。

（3）方法与结果判定：取试验菌作深层穿刺，35℃培养24～48小时观察结果。各种细菌对O-F培养基的3种反应形式如下。

1）上层黄色，中层和下层绿色为氧化类型。

2）上层黄色，中层下层亦为黄色为发酵类型。

3）上、中、下层均为绿色为不分解糖类型。

3. V-P（Voges-Proskauer）试验

（1）试验目的：检查某些细菌发酵糖产生乙酰甲基甲醇的能力。此实验用于细菌的属间鉴定，有助于细菌种间鉴定。

（2）试验方法：

1）O-Meara氏法：

试剂：向10mL 40% KOH水溶液中加入肌酐0.03g，溶解后即可使用，有效期4周。

方法：将试验菌接种于葡萄糖蛋白胨水中，35℃培养24～48小时，再按培养基：试剂= 10：1之比，滴加O-Meara试剂，混匀，37℃ 4小时。红色为阳性。

2）贝利脱氏法（barritt method）：

试剂：甲液：6% α-萘酚酒精溶液；乙液：40% KOH。

方法：将被检菌接种于葡萄糖蛋白胨水中35℃培养24小时，再按每2mL培养基、甲液1mL、乙液0.4mL混合，立刻或数分钟内出现红色为阳性，若不显红色，应再置35℃ 4小时后再判断结果。本法较O-Meara氏法敏感。

注意事项：①试剂必须用已知阳性菌和阴性菌作对照。②加入O-Meara试剂后应充分混合，使乙酰甲基甲醇氧化，易于获得阳性反应。③试剂中的40% KOH易吸收CO_2，每次加入量不可过多；否则与α-萘酚反应生成古铜色，干扰红色判定。④已知V-P反应阳性菌，偶尔也可出现阴性，此情况加热更可出现红色。⑤本试验除出现红色为阳性外，其他颜色均为阴性。

3. 甲基红（methyl red，MR）试验

（1）试验目的：检查细菌发酵葡萄糖产酸的能力，用于鉴别细菌。

（2）试剂与培养：

试剂：0.1g甲基红（methyl red）指示剂溶解在300mL 95%乙醇中，补蒸馏水至500mL。

培养基：多价蛋白胨7g、葡萄糖5g、K_2HPO_4 5g，加水1000mL加热溶解，分装，每支试管（13mm×125mm）5mL，高压121℃ 10分钟，冷后保存在冰箱中备用。

（3）方法：将待测菌接种在培养基中，培养37℃24～48小时，用无菌手法倾出2.5mL培养基，滴加MR指示剂5～6滴，立刻判定结果，红色为阳性。

（4）注意事项：

1）培养基中蛋白胨影响MR试验结果，所以对培养基用蛋白胨要有选择并作质控。

2）孵育时间对试验结果影响很大，多加葡萄糖和菌量对缩短时间关系不大。

4. 七叶苷水解试验

（1）试验目的：用于D群链球菌与其他非D群链球菌的鉴别，粪肠球菌（D群）能水解七叶苷，并耐受胆汁；有助于肠杆菌科的鉴定，克雷伯菌属、肠杆菌属、沙雷菌属水解七叶苷。

（2）培养基：七叶苷培养基、七叶苷胆汁培养基。

成分：蛋白胨5g、牛肉浸膏3g、胆汁40g、七叶苷1.0g、琼脂15g、柠檬酸铁0.5g、蒸馏水1000mL，加热溶解，充分混合，调pH 7.2高压灭菌103.4kPa 15分钟，做成斜面，保存冰箱中备用。

（3）方法与注意事项：将被检菌或肉汤纯培养菌接种到斜面上，37℃培养1～24小时，变黑或深棕色为阳性。阴性者要继续培养72小时。在胆汁七叶苷培养基上生长，并水解七叶苷，是大多数D群链球菌的共性。它是鉴定粪肠球菌的重要试验。其他群的链球菌大多数不能在胆汁七叶苷培养基上生长。

5. β－半乳糖苷酶试验

（1）试验目的：鉴别乳糖延迟发酵菌和不发酵乳糖菌，有助于菌种的鉴别。

（2）试剂：缓冲液6.9g $NaH_2PO_4 \cdot H_2O$溶于45mL蒸馏水中，用0.75mol／L NaOH调pH 7.6，再加水至50mL，保存冰箱备用，使用时如有结晶可加温溶解。

0.75／L ONPG溶液：ONPG 80mg溶于15mL蒸馏水中，再加入缓冲液5mL，置4℃保存，此试剂应该无色，如出现黄色应弃之不用。

（3）方法：取1环在三糖铁培养基上18小时生长的菌苔，于0.25mL灭菌生理盐水中制成浓菌混悬液，再加入1滴甲苯，并充分振荡使菌酶释放，将试管置37℃加热5分钟，加入0.25mL的0.75mol／LONPG试剂，于37℃水浴中20分钟、3小时、18小时、24小时观察结果。

（4）结果：在20～30分钟内显黄色为阳性反应。迅速及迟缓分解乳糖的细菌ONPG（＋）。不发酵乳糖的细菌如沙门菌属，变形菌属ONPG均为（－）。

6. 葡萄糖酸盐氧化试验

（1）试验目的：主要用于肠杆菌科各属间的鉴别。本试验要配合其他试验对鉴定细菌才更有价值。该试验也用于假单胞菌的鉴定。

（2）改良Haynes培基：胰胨1.5g、酵母浸膏1.0g、K_2HPO_4 1.0g、葡萄糖酸钾40g、水1000mL，溶解后调pH 7.0，69kPa 15分钟。

（3）方法：取上述培养基的48小时培养液1mL，加班氏糖定性试剂1mL，加热至沸1分钟，冷后观察结果，出现黄或砖红色沉淀为（＋）。

（二）蛋白质和氨基酸的代谢试验

1. 靛基质（吲哚）试验

（1）试验目的：用于肠杆菌科的属间鉴别，埃希氏菌属一般为阳性；爱德华氏菌属（＋）；沙门氏菌属（－）；克雷伯菌属（－）；用于属内鉴定，在变形菌属中靛基质（＋）的是普通变形杆菌，靛基质（－）的是奇异变形杆菌。

（2）培养基：蛋白胨水试剂：Kovac氏试剂（柯凡克试剂）、对二甲氨基苯甲醛、10g戊醇或异戊醇、150mL浓HCl 50mL、欧立区氏试剂、对二甲氨基苯甲醛、1g无水乙醇、95 mL浓HCl 20mL。

先将对二甲氨基苯甲醛溶于戊醇或乙醇中，然后加HCl。

（3）方法：挑取纯培养物接种蛋白胨水中，35℃培养1～2天，然后沿管壁徐徐加入 Kovac试剂或Ehrlich试剂0.5mL，使其分为两层，两层接触处红色环为阳性。

（4）注意事项：蛋白胨中必须含有色氨酸，否则会出现假阴性。

色氨酸酶活性最适pH 7.4～7.8。如pH <7.4容易发生阴性。

有些细菌（如黄杆菌）产吲哚少，必须用二甲苯或乙醚浓缩再与试剂反应。试剂要保存在磨口棕色玻璃瓶内。

不要用含葡萄糖的蛋白胨水做本试验，因为吲哚（+）的细菌都分解葡萄糖产酸。由于产酸抑制细菌生长，或抑制酶活性，容易出现假阴性。

2. 氨基酸脱羧酶试验

（1）试验目的：检查细菌使氨基酸脱羧基形成胺，导致培养基变碱的能力，常用的氨基酸有赖氨酸、鸟氨酸和精氨酸，分述如下：

赖氨酸脱羧酶：用于属内鉴定；用于弧菌科3个菌属的鉴定；用于链球菌属的鉴定；精氨酸脱羧酶（–）的是肠球菌属。

（2）培养基（Moeller's脱羧酶基础培养基）：

成分：蛋白胨5g、牛肉浸膏5g、溴甲酚紫0.01 g、甲酚红0.005g吡哆醛0.005g、葡萄糖0.5g、蒸馏水1000mL。加热慢慢溶解培养基呈深亮紫色，调pH6。按1%浓度加入所要求的氨基酸［即1%L（+）盐酸赖氨酸；1%L（+）盐酸鸟氨酸；1%L（+）单盐酸精氨酸。若使用DL型氨基酸时则应该用2%浓度，因为细菌仅对L（+）氨基酸起作用］。做L（+）精氨酸和L（+）赖氨酸时不用调pH。做鸟氨酸培养基时，灭菌前要调pH。欲将含100mL鸟氨酸培养基，调到pH 6，大约需1mol／L的NaOH 4.6mL。分装，每支试管4mL。高压灭菌69kPa 15分钟，冷后置冰箱备用。

微量发酵管法：将脱羧酶试验用氨基酸培养基封于微量发酵管中消毒后备用。

（3）方法：以无菌手法将待测菌接种到所需培养基中，作肠杆科菌种鉴定时，在培养基上可以覆盖灭菌的液状石蜡，37℃培养18～24小时。

（4）观察结果：

阳性：初期由于细菌发酵葡萄糖产酸，若继续培养，氨基酸经脱羧产胺，使培养基变碱，指示剂改变颜色，呈紫色。

阴性：黄色或保持原培养基颜色。

指示剂的变色阈：

溴甲酚紫：酸性为黄色（pH 5.2），紫色（pH 6.8）。

甲酚红：酸性为黄色（pH 7.2），红色（pH 8.2）。

（5）注意事项：若孵育24小时，出现紫色痕迹可判定为阳性。如培养数天，可再向培养基中加入溴甲酚紫3～5滴以证实之。不含氨基酸的对照管孵育18～24小时后仍保持黄色，说明有细菌生长，发酵葡萄糖，产酸pH 5.2。如对照管仍为紫色，则所有氨基酸脱羧酶试验全部无效。

3. 精氨酸双水解酶试验

（1）试验原理：精氨酸经2次水解，第1步生成瓜氨酸和氨，第2步在瓜氨酸酶作用下加水生成鸟氨酸和CO_2；鸟氨酸又在鸟氨酸脱羧酸作用下脱羧变为腐胺。

（2）培养基与方法：本试验所用培养基为向上述Moeller's基础培养基中加入1% L（+）单盐酸精氨酸即可。方法：将被检菌接种于培养基中，肠杆菌科应覆盖灭菌液状石蜡，假单胞菌不加石蜡，培养24小时或72小时。

（3）结果判断：指示剂转变颜色为阳性。即溴甲酚紫pH6.8紫色，甲酚红pH8.2红色。如果精氨酸两步水解与脱羧同时进行，培养基pH急剧改变显甲酚红的红色，为双水解途径。如果培养基pH变化比较缓慢，可能是脱羧酶途径分解精氨酸产胺。

4. 尿素酶试验

（1）试验目的：本试验是鉴定细菌常用项目。用于肠杆菌科属间鉴定；用于属内种的鉴别；在非发酵菌鉴定上也具有重要意义。

（2）培养基：尿素培养基中有尿素肉汤、尿素琼脂斜面、尿素纸条等。一般要配制成复合培养基，如双糖铁尿素培养基。

（3）方法：将被测菌接种于相应的培养基上，35℃培养18～24小时，观察结果，阴性时继续观察72小时。

（4）结果：细菌分解尿素后使培养基变碱，酚红指示剂由黄变红为阳性，不变为阴性。

（5）注意事项：尿素培养基是依靠变碱（指示剂改变颜色），证明尿素酶的存在。铜绿假单胞菌利用培养基蛋白胨也产碱（NH_3）也使指示剂改变颜色，造成假阳性，因此，本试验缺乏特异性。尿素酶为一种结构酶。阳性反应pH变化可因接种菌量的不同或变形杆菌中酶活性不同而不同。

5. 苯丙氨酸脱氨酶试验

（1）试验目的：用于属间鉴别；用于种间鉴别。

（2）试剂与培养基

试剂：10%三氯化铁水溶液。

培养基：DL-苯丙氨酸2g、NaCl 5.0g、酵母浸膏3.0g、Na_2PO_4 1.0g、蒸馏水1000mL，微热溶解，调pH7.3，加琼脂12g，溶解琼脂，趁热分装小试管中，每管4mL，高压灭菌，103.4kPa 15分钟凝固成长斜面，置冰箱保存。

（3）方法：从三糖铁或克氏铁琼脂斜面上取18～24小时培养物，大量接种在培养基的斜面上，孵育18～24小时，滴加10% $FeCl_3$试剂3～5滴，慢慢转动试管使试剂布满斜面，5分钟内出现绿色为阳性。介绍一种快速方法：称2.0gDL苯丙氨酸，用pH7.4磷酸盐缓冲液溶解成100mL，然后用此试剂浸泡1cm^{2}大小滤纸片。用此纸片蘸菌落，37℃15分钟往菌落处滴加10% $FeCl_3$立即观察结果（1～2分钟褪色），显绿色为阳性。

6. 硫化氢试验

（1）试验目的：肠杆菌科的沙门菌属，爱德华氏菌属，枸橼酸杆菌属和变形杆菌属中绝大多数细菌硫化氢阳性，其他菌属阴性。拟杆菌属中的口腔拟杆菌（+），其他拟杆菌通常为（-）。

（2）培养基：用于H_2S检查的培养基有克氏铁琼脂（KIA）、三糖铁琼脂（TSI）和硫化物吲哚动力琼脂（SIM）或营养肉汤均可选用。

（3）方法：将待测细菌接种在上述培养基上，35℃培养1～2天，观察结果。培养基底部或沿穿刺线周围变黑为阳性。

7. 明胶液化试验

（1）实验目的：用于属间鉴别、种间鉴别。

（2）培养基：明胶液化用培养基详见培养基的制备。

（3）方法：将被检菌穿刺接种于明胶培养基，室温培养7天，每天观察一次，出现溶化为阳性，如果南方气温很高培养基自行溶化时，可将培养基置冰箱内30分钟，不再凝固为阳性。

8. 凝固血清液化试验

（1）试验目的：分离培养白喉棒状杆菌观察色素和凝固蛋白能力。

（2）培养基：吕氏血清斜面培养基。

（3）试验方法：将被检细菌接种于吕氏血清斜面上，35℃孵育数日，观察结果，斜面出现凹陷、液化为阳性。

（4）注意事项：分装试管时应避免发生气泡，间歇灭菌时升温不宜过快，不得>85℃。向培养基加入5%～10%的甘油，则白喉棒状杆菌的异染颗粒更为明显。

（三）碳源和氮源利用试验

1. 枸橼酸盐利用试验

（1）试验目的：用于肠杆菌科属间鉴别及细菌种属间鉴别。

（2）培养基：

NaCl	5g	硫酸镁（$MgSO_4 \cdot 7H_2O$）	0.2g
枸橼酸钠	5g	磷酸二氢氨	1g

加水900mL加热溶解，调pH为6.8，过滤，加入溴麝香草酚蓝指示剂（称溴麝香草酚蓝0.08g溶于20%乙醇100mL；或称溴麝香草酚蓝0.08g置100mL容量瓶中，加0.05mol／L NaOH 3.2mL补水至刻度），分装试管，每管2mL，高压灭菌103.43kPa 15分钟。如果在分装前加入琼脂15g，高压灭菌103.43kPa 15分钟，分装每管3mL，趁热摆成斜面，此培养基则为西蒙氏枸橼酸盐琼脂培养基。

（3）方法：用接种环取20小时肉汤培养物接种，35℃培养4天，逐日观察颜色反应，并记录之。

（4）结果：在西蒙氏（Simmons）枸橼酸盐斜面上有细菌生长，培养基变蓝为阳性，斜面上无细菌生长，培养基仍为绿色为阴性。如果使用柯氏枸橼酸盐培养基，斜面上有细菌生长，培养基变红为阳性；斜面无细菌生长，培养基仍为淡黄色为阴性。

（5）注意事项：当挑取同一培养物接种一组生化试验时，应先接种枸橼酸盐培养基，因葡萄糖的带入，可导致假阳性。接种的菌量要合适，菌量过少容易造成假阴性；菌量过多又易致假阳性。培养要在24小时以上才可判结果。有些枸橼酸盐阳性菌培养48小时以上才使培养基变色。

2. 丙二酸盐利用试验

（1）试验目的：主要用于菌属的鉴定。

（2）培养基：酵母浸膏1g，硫酸铵2g，磷酸氢二钾0.6g，磷酸二氢钾0.4g，氯化钠2g，丙二酸钠3g，蒸馏水1000mL。加热溶解，凉后调pH6.7，指示剂（即0.25%溴麝香草酚蓝20%乙醇液）10mL加入上述培养基中，分装试管，每管3～5mL，高压灭菌103.43kPa 15分钟。溴麝香草酚蓝变色范围：pH6.7绿色，pH7.6蓝色。

（3）方法：挑取纯培养物接种于上述培养基中，35℃孵育，每隔24～48小时观察一次结果。阳性：整个培养基由痕迹蓝到深蓝色。阴性：绿色。

（4）注意事项：培养不足48小时不得做出阴性判断。在Leifson设计的丙二酸盐培养基中，丙二酸钠是细菌可利用的唯一碳源；硫酸铵为氮源，将导致碱性增强。微量酵母浸膏0.1%，微量葡萄糖0.025%对刺激细菌生长是必要的营养物质。在配制培养基时可酌情加入。

3. 醋酸钠利用试验

（1）试验目的：本试验主要用于肠杆菌科鉴定。

（2）培养基：NaCl 5g、醋酸钠2g、硫酸镁0.2g、磷酸氢铵1g、磷酸氢二钾（无水）1g，加水1000mL，加温助溶，调pH6.7±0.2，加溴酚蓝0.08g，加琼脂20g，加热使琼脂溶化，然后分装每管（13mm×100mm）3mL。高压灭菌103.43kPa 15分钟，趁热摆成斜面。

（3）方法与判断结果：将被检菌制成盐水悬液，取一白金环接种到醋酸盐琼脂斜面上，37℃培养7天，每天观察1次。阳性：斜面上有细菌生长，培养基由绿变为蓝色。

4. 马尿酸水解试验

（1）试验目的：主要区别B群链球菌和A群、D群链球菌，在厌氧菌鉴定上，马尿酸水解试验也有一定价值。

（2）方法：

1）三氯化铁法：

①培养基：马尿酸钠1g、肉汤100mL，混合溶解后分装试管，每管（13×110mm）3mL，高压灭菌103.43kPa，15分钟。

②方法：取纯培养菌接种于培养基中，于35℃培养48小时，离心沉淀（1500rpm）

1～15分钟，取上清液0.8mL，加12% $FeCl_3$，2%盐酸溶液0.2mL混合，出现稳定的沉淀为阳性，有沉淀物但一经摇动又溶解为阴性。

③原理：苯甲酸钠与$FeCl_3$结合，形成苯甲酸铁沉淀。

2）茚三酮法：

①试剂：1%马尿酸钠水溶液茚三酮试剂：3.5g茚三酮溶于100mL的丙酮：丁酮（1：1）中，室温保存半年有效。

②方法：将0.4mL被检菌液与等量的1%马尿酸钠混合，置35℃培养2小时，加0.2mL茚三酮，混匀出现紫色为阳性。

5. 有机酸盐利用试验

（1）试验目的：用于肠杆菌科鉴定。

（2）培养基：

基础培养基：蛋白胨10g、0.1mol／L NaOH 8.5mL、蒸馏水1000mL、2g／L溴麝香草酚蓝12mL。

有关的有机酸：10g／L右旋酒石酸钾钠　（d）

10g／L枸橼酸钠　（ci）

5g／L左旋酒石酸　（l）

5g／L消旋酒石酸　（i）

1%黏液酸　（Mu）

首先配制好基础培养基，然后分别加入上述有机酸，用5mol／L NaOH调pH至7.4，各种有机酸分别分装试管15mm×130mm，每管4mL，高压灭菌103.43kPa，15分钟。如d为酒石酸；ci为枸橼酸；l为左旋酒石酸；i为消旋酒石酸；Mu为黏液酸。枸橼酸如未注明旋光性即为右旋。

（3）方法：用接种环取20h肉汤培养物分别接种到d、ci、l、i、Mu，经35℃培养14天，每天观察反应并记录。培养结束时向酒石酸盐和枸橼酸盐管中加入0.5mL醋酸铅饱和水溶液，Mu管不加，仅靠颜色变化判定结果。

（4）结果判定：

阳性：开始为蓝色，其后由黄绿变白色，加入醋酸铅仅有少量沉淀。

阴性：仍为蓝色，加入醋酸铅后有大量沉淀。

如欲准确测定反应发生日期，则应同时接种数管，并于第4日、5日、7日、8日和14日分别加入醋酸铅试剂。

6. 乙酰胺利用试验

（1）目的：非发酵菌有一种脱酰胺酶，可使乙酰胺脱酰胺作用释放氨，使培养基变碱。此试验可用于非发酵菌的鉴别。

（2）培养基：乙酰胺琼脂（见培养基的制备）。

（3）方法：将被检菌画线接种在乙酰胺琼脂斜面，35℃培养24小时观察结果。如果被检菌在接种画线部分由绿变蓝为阳性。不生长或稍有生长，培养基颜色不变为阴性。

（4）注意事项：如培养24小时为（－），应将培养基再放置24小时，必要时保留7天。

7. 唯一碳源试验

（1）目的：此用于唯一碳源试验，也用于假单胞菌鉴定。

（2）培养基：

改良Hutner氏培养基：

溶液A：pH8.6mol／L磷酸盐缓冲液。

溶液B：100g／L（NH_4）$_2SO_4$

溶液C：含有下列成分：

亚硝基三乙酸 10g

$MgSO_4·7H_2O$ 29.56g

$CaCl_2·H_2O$ 3.335g

$ZnSO_4·7H_2O$ 1.095g

$FeSO_4·7H_2O$ 0.6g

$MnSO_4·7H_2O$ 154mg

$CuSO_4·5H_2O$ 39.2mg

Co（NO_3）$_2·6H_2O$ 24.8mg

硼砂 17.7mg

钼酸铵 9.26mg

蒸馏水加至1000mL，加入硫酸数滴，使沉淀产生。

制法：溶液A 4mL，溶液B 0.2mL，溶液C 2mL，待试物0.5～1g，加蒸馏水到100mL，调整pH至6.8。如果加入琼脂（2%），可倾注平板供试验用。

（3）待试物质：各种糖类、有机酸和氨基酸。

（4）方法：用盐水菌悬液分别在含有不同待试物的培养基上接种，置室温下培养并观察结果。亦可将菌悬液涂布在不含待测物的基础培养基上，然后将待测物分别配制成溶液，分别滴在培养基不同部位、培养（室温）并进行比较。

（5）结果判定：观察3～10天，看有无细菌生长，并与对照培养基比较，有细菌生长的待试物即为该菌生长的唯一碳源。

8. 唯一氮源试验

（1）目的：即证明该待试物是可供该细菌生长所需的唯一氮源。

（2）培养基（无氮基本培养基）：

葡萄糖 5g

枸橼酸钠 1g

醋酸钠 1g

琥珀酸钠　　　　1g

乳酸钠　　　　　1g

葡萄糖酸钙　　　1g

蒸馏水1000mL，充分混合溶解后调pH至7.2，分装后置高压灭菌器内55.16kPa 20分钟。

（3）待试物：KNO_3、（NH_4）$_2SO_4$、酪蛋白水解物、酵母浸膏、牛肉膏，配成0.5%～1%无菌溶液，分别加到上述基本培养基中。

（4）方法：以盐水菌悬液分别接种到含有不同待试物的培养基中，置适宜温度中培养，观察有无细菌生长。有细菌生长的待试物培养基中的待试物即为某种细菌生长的唯一氮源。

（四）酶类试验及溶菌、抑菌试验

1. 脂酶试验　有2种方法。

染料法：培养基中加入维多利亚蓝与脂肪结合成无色化合物，如果细菌有脂肪酶可以分解脂肪，维多利亚蓝释出，显蓝色。将被试菌接种于维多利亚蓝脂肪培养基上，35℃培养24小时，培养基由粉红变蓝色为阳性。

脂酶培养基（明胶和脂酶试验用培养基）：蛋白胨10g、NaCl 5g、$CaCl_2 \cdot 2H_2O$ 0.2g、明胶4g，蒸馏水加至1000mL，调pH7.0，加琼脂12g，高压灭菌103.43kPa 15分钟冷至60℃左右加入无菌吐温-80℃×10mL，倾注平板每板10mL。将被检菌接种于上述培养基上35℃培养18～24小时，脂酶阳性者在菌落周围出现不透明晕或沉淀环。

2. 卵磷脂酶试验

（1）目的：用于厌氧菌鉴定。

（2）培养基：胰酪胨40g，$Na_2HPO_4$5g，NaCl 2g，葡萄糖2g，50mg/mL $MgSO_4$ 0.2mL，蒸馏水1000mL，加热溶解调pH7.4，加琼脂20g，高压灭菌103.43kPa 15分钟，冷至60℃，加入无菌的50%卵黄盐水100mL，轻轻混匀，倾注平皿。

（3）方法：将被检菌接种于卵黄平皿上，35℃培养3～6小时，产卵磷脂酶的细菌3小时，在菌落周围形成乳白色混浊环，6小时环扩大到5～6mm。

3. 磷酸酶试验

（1）目的：鉴别致病葡萄球菌，有助于肠杆菌属鉴别。

（2）培养基：1000mL溶化营养琼脂培养基冷到5℃时，加入过滤除菌的10g/L磷酸酚酞溶液1mL。摇匀，倾注平皿。

（3）方法（Bray and King氏法）：取被检菌的纯培养物接种于上述平皿，35℃培养18～24小时，于平皿盖内加1滴浓氨水熏片刻。如有酚酞释出，菌落变为粉红色。

4. DNA酶试验（DNase）

（1）试验目的：有助于鉴定不能产生明显血浆凝固酶阳性的金黄色葡萄球菌和

表皮葡萄球菌，前者（+）。区分克雷伯菌属和沙雷菌属，克雷伯菌（-），沙雷菌属（+）。

（2）培养基：DNA 0.2g，植物蛋白胨0.5g，胰蛋白胨1.5g，NaCl 0.5g，蒸馏水100mL，加热溶解调pH7.3，加琼脂1.5g，高压灭菌103.43kPa 15分钟，冷至50℃左名时倾注平皿，室温过夜后置塑料袋中放冰箱保存。

（3）方法：将被检菌点状接种在培养基上，每个平皿可点种4～6个菌种，35℃培养18～24小时，每次试验同时做阳性菌（黏质沙雷菌）和阴性菌（大肠埃希氏菌或产气量杆菌），对孵育结束后加1mol/L HCl 2～3mL于培养皿内，盖上盖，等待几分钟后判定结果。

（4）结果：阳性：DNA水解后产生的核苷酸可溶于HCl，在菌落周围出现清晰区带，区带的宽窄与DNA酶活性有关。阴性：DNA未被分解，菌落周围没有清晰区带，DNA不溶于HCl，整个培养基呈雾状。

（5）注意事项：DNA酶是一种胞外酶，Ca^{2+}是激动剂；DNA酶活性与底物pH有关，葡萄球菌的DNA酶最适pH为8.6～9.0；沙雷菌属的DNaSe为7.0～10.0，最适pH为7.0；有些表皮葡萄球菌也可产生少量DNaSe但耐热100℃ 15分钟。

5. 凝固酶试验

（1）目的：鉴定金黄色葡萄球菌。

（2）方法

玻片法：取新鲜人血或兔血浆及盐水各1滴，分别置于玻片两端，挑取被测菌的菌落，分别与盐水和血浆混合，立即观察结果。阳性：血浆中有明显颗粒状或絮状，盐水中无自凝现象。阴性：血浆与盐水中均无明显变化。

试管法：于无菌试管中加入0.5mL人血或兔血浆，再加0.5mL葡萄球菌的18～24小时肉汤培养物（或一接种环纯菌），轻轻转动试管，于水浴中3～4小时观察结果，凝固者为阳性。若4小时仍不凝固为阴性。

（3）注意事项：若被检菌为陈旧的肉汤培养物（超过24小时），或生长不良，凝固酶活性低的菌株，可呈假阴性。不能使用甘露醇食盐琼脂上的菌落作凝固酶试验。使用枸橼酸盐抗凝的血浆应用前应加入5U/mL肝素，以防止利用枸橼酸盐细菌产生的假阳性。试管法检测凝固酶时不要振动或摇动试管，因为凝固酶初期的凝块易破坏，如凝块被破坏即使再继续孵育也不再形成凝集，导致假阴性。若血浆灭活或加防腐剂可能对试管法有影响，而对玻片法影响不大。

6. 链激酶试验

（1）目的：鉴别链球菌属。

（2）方法：取健康人血浆0.2mL加入无菌盐水0.8mL，加被检菌18～24小时肉汤培养物0.5mL，混合，加入2.5g/L氯化钙溶液0.25 mL，置37℃水浴中。

（3）结果：观察血浆凝固时间，从血浆凝固起计时，观察血浆凝固到溶化的时间。血浆凝固溶化的时间长短与细菌含链激酶活性与含量有关。强阳性者可在15分钟内完全溶解。24小时仍不溶解者为阴性。

7. 氧化酶试验

（1）目的：用于奈瑟菌属鉴定；区别肠杆菌科细菌（-）与假单胞菌属（+）；气单胞菌属（+）；用于种间的鉴定。

（2）试剂：10g／L盐酸四甲基对苯二胺水溶液，或盐酸二甲基对苯二胺水溶液，盛于棕色瓶内，置冰箱保存可用2周，置冰盒内冻结可保存几个月。

（3）方法：滴管吸试剂直接滴在被测试菌的菌落上，阳性时菌落立即变红、深红，10～30分钟呈棕黑紫色。

（4）注意事项：试验应避免含铁物质或含铁培养基，遇铁出现假阳性；本试剂不稳定，在空气中易氧化，试剂出现沉淀时应弃之不用。

8. 触酶试验（过氧化氢酶）

（1）目的：用于鉴定链球菌属及用于厌氧菌的鉴定。

（2）试剂：3%过氧化氢水溶液（新鲜配制）。

（3）方法：挑取固体培养基上的菌落Ⅰ接种环，置于洁净试管内（或玻片上）。滴加3%过氧化氢液2～3滴，立即观察结果。阳性：30秒钟内有大量气泡产生；阴性：无任何气泡产生。

（4）注意事项：触酶试验不宜用血琼脂平板上的菌落，因为红细胞内含有触酶，会出现假阳性，最好用营养琼脂培养基上的菌落。本试验必须用18～24小时培养物，陈旧的培养菌可能使触酶失活，造成假阴性。不要用铁或白金质接种环搅拌，因为铁或白金也会催化$2H_2O_2$生成$2H_2O + O_2$的反应。

9. 胆汁溶菌试验

（1）试验目的：主要用于链球菌属菌群鉴定，化脓链球菌中肺炎链球菌被胆汁溶解。

（2）方法：取被检菌的18～24小时肉汤培养物，加入100g／L去氧胆酸钠溶液0.1mL（或纯牛胆汁0.1mL）。另取同一培养物1mL与生理盐水0.1mL置于另一试管作为对照，混匀，置35℃水浴10～15分钟观察结果。胆盐管培养物变透明，对照管仍均匀混浊，表明试验菌已被胆盐溶解。取100g／L胆盐液一接种环，滴加在血琼脂平皿被检菌的菌落上，置35℃ 30分钟，判定结果，肺炎链球菌的菌落被溶解而消失，其他链球菌的菌落不变。

（3）注意事项：制备菌悬液时最好用pH7.0的缓冲液或盐水，过酸可使去氧胆酸钠形成沉淀，影响试验结果。制备好的细菌悬液要在30分钟内用完。溶菌速度与温度有关，所以每次试验都要控温在35℃。

10. CAMP试验（Christie Atkins Munch Petersen test）

（1）目的：鉴定B群链球菌。

（2）方法：在血琼脂平板上，接种一条金黄色葡萄球菌的画线（ATCC25923），再将被测菌与金葡画线垂直角度接种一短线，两条细菌线相距5～10mm，两线不得相交，每次试验要同时用B群链球菌做阳性和用A或D群链球菌做阴性质控对照。

（3）结果：在被检菌接种线与金黄色葡萄球菌接种线之间有一个矢状加强溶血区为阳性，阳性结果的判读要参考质控株的溶血情况。

11. 硝酸盐还原试验

（1）目的：此试验应用在肠杆菌科细菌和非发酵菌、假单胞菌及厌氧菌鉴定上；用于奈瑟氏菌属鉴定上。厌氧菌鉴定上，本试验亦为主要试验之一。

（2）培养基：所用的培养基有两种类型，硝酸盐肉汤和硝酸盐琼脂（pH6.8）。

硝酸盐肉汤：牛肉浸膏3g，硝酸钾1g，蒸馏水1000mL，调pH7.0，分装11mm×110mm小试管每管3mL，倒置杜汉氏管，高压灭菌103.43kPa 15分钟。

硝酸盐琼脂斜面：牛肉膏3g，硝酸钾1g，蒸馏水1000mL，调pH6.8，琼脂15g，高压灭菌103.45kPa 15分钟趁热分装，每管5mL，摆成斜面。保存冰箱备用。

（3）试剂

甲液：对氨基苯磺酸0.8g，5mol／L醋酸100mL，混合溶解，可微热助溶。

乙液：α-萘胺（或二甲基α-萘胺0.6g）0.5g，5mol／L醋酸100mL混合溶解，置棕色瓶中保存。

（4）方法：从双糖铁或其他适合的培养基上，挑取18～24小时的纯培养物大量接种到硝酸盐肉汤中，如接种硝酸盐琼脂斜面应先划斜面后穿刺底层。同时做2个质控管，1为大肠埃希氏菌（+），另1管做乙酸钙不动杆菌（-）。同时置35℃12～24小时。首先观察气体产生情况，若有气体产生，又除外是非发酵菌则为脱硝（+）。有气体产生，细菌为发酵菌，按第一反应步骤进行。若无气体按第二反应步骤进行。第一反应步骤：直接把两种试剂各5滴加到硝酸盐培养基中，轻轻混合，在1～2分钟内变红为（+），若无颜色变化按第二反应步骤进行。第二反应步骤：向上述第一反应步骤培养基中加入少量（约20mg）锌粉，混匀5～10分钟内观察结果。

结果解释：气体产生；如果试验菌是非发酵菌，报告为脱硝化作用产生N_2或N_2O、NO。如果试验菌是发酵菌，气体是H_2，必须做第一步反应，无气体产生也做第一反应步骤。

1）第一反应步骤：阳性：在1～2分钟内产生红色；阴性：按第二反应步骤检查有无未被还原的硝酸盐（NO_3）。

2）第二反应步骤：阳性：无颜色变化，在培养基中无NO_2，但有脱硝化作用产生的N_2或NH_3（用纳氏试剂检测显黄色）；阴性：锌粉还原NO_3成NO_2，在5～10分钟内出现红色，证实培养基中有未被细菌还原的NO_3。

（5）注意事项：本试验很敏感，一定要用未接种细菌的培养基做空白试验，以确定培养基中有无亚硝酸盐。产生的颜色反应不稳定，很快就褪色，应立即观察结果。当细菌产生NO_2时，加入试剂之后出现棕褐色亦为阳性。

（五）抑菌实验及其他

1. Optochin（乙基氢化羟基奎宁）试验

（1）目的：Optochin是一种毒性很强的药物，它对肺炎链球菌的抑制作用可能是干扰叶酸的生物合成。此实验对肺炎链球菌敏感，对其他链球菌则不敏感。故用于肺炎链球菌诊断。

（2）药敏纸片的制备：准确称取10mg Optochin溶于10mL水中，溶解后吸出1mL加入200片直径6mm的灭菌滤纸片中，37℃烘干备用，每个纸片含有Optochin 5μg。

（3）方法：将被检菌的肉汤培养物用无菌棉棒均匀涂在血平板上，将药敏纸片平置接种处，35℃培养18～24小时观察结果。

结果：抑菌环>15mm为敏感，<15mm为不敏感。肺炎链球菌敏感，其他链球菌不敏感。

（4）注意事项：Optochin纸片保存冰箱中有效期9个月；一个血平板可以做4株细菌试验。

2. 杆菌肽敏感试验

（1）目的：A群链球菌对杆菌肽几乎100%敏感，而其他群链球菌对杆菌肽通常耐药，可以用本试验鉴定链球菌。

（2）药敏纸片的制备：将直径6mm的滤纸片，浸于杆菌肽溶液内，使每片最终含0.04U的杆菌肽。在干燥器内迅速干燥，储于冰箱备用。

（3）方法：在血平板上，用无菌棉拭子将被检菌的肉汤培养物涂布接种后，用无菌镊子取杆菌肽纸片平贴于接种菌上，培养18～24小时观察。

结果：抑菌环>10mm为敏感，<10mm为耐药。

（4）结果：A群链球菌敏感、非A群链球菌耐药。

3. O/129抑制试验

（1）目的：O/129即二氨基喋啶，该药对弧菌属细菌有抑制作用，而对气单胞菌属则无抑制作用。利用O/129抑制试验作属间鉴别。

（2）药敏纸片制备：准确称取二氨基二异丙基喋啶（2，4-Diamin 6，7-diso propyl pteridine）8.0mg，溶于10mL无水乙醇中。吸出此液1mL，加入80片直径6mm的滤纸片中，使其充分吸收，37℃烘干备用。每片含10μg的O/129。

（3）方法：将被检菌的胨水培养物，均匀涂布在碱性琼脂平板上，用镊子夹取一片贴于涂布区中央，35℃培养8～24小时，观察结果。

（4）结果：出现抑菌环就是阳性，无抑菌环为阴性。

4. 细菌动力试验（TTC半固体）

（1）试验目的：通过检查细菌有无动力，用于属间鉴定和用于属内鉴定。

（2）培养基：牛肉浸膏3g，蛋白胨10g，NaCl 5g，蒸馏水1000mL。煮沸溶解，冷后调pH为7.3。加琼脂4g，加入2，3，5三苯基四唑化氯（TTC） 50mg，高压灭菌103.43 kPa 15分钟，无菌分装，每管（12mm×130mm）5mL，直立冷却，冰箱保存，有效期2个月。

（3）方法与结果：用穿刺针接种后培养37℃18～24小时，观察结果：阳性（有动力）有动力的细菌生长离开穿刺线，扩散到整个培养基，使培养基成浅粉红色混浊，云雾状。阴性（无动力）细菌沿穿刺线生长，形成一条明显的红色线。

（4）注意事项：TTC对某些细菌有抑制作用，浓度不宜过大。鞭毛是细菌的运动器官，剧烈振荡会破坏鞭毛或使鞭毛脱落变假阴性。观察细菌的动力孵育温度很重要，有的细菌在22℃动力（+），而到37℃培养时却（－）。

四、细菌染色方法

（一）革兰（Gram）染色法

Gram染色法是1884年丹麦病理学家C·Gram首创的。该染色法把所有细菌分成两大类，即细菌不被脱色，保留初染颜色（紫色）称革兰阳性菌G^+。细菌被乙醇脱色后被复染成红色者为革兰阴性菌G^-。

1. 染色液

结晶紫染液：称取结晶紫4～8g，溶于95%乙醇中为饱和液，再取饱和液20mL，与10g／L草酸铵水溶液80mL混合。

媒染液：（卢戈氏碘液）称取碘化钾2g，溶于10mL水中，再加碘片1g，待碘全部溶解再补水到200mL。

脱色剂：95%乙醇或乙醇丙酮混合液（95%乙醇70mL，丙酮30mL）。脱色效果后者好，反应准确。

复染液：沙黄液（25 g／L，沙黄乙醇液10mL，加蒸馏水90mL配成）。或者用稀释苯酚复红液（取抗酸染色，用苯酚复红液用水稀释10倍即成）。

2. 操作方法　将结晶紫染液滴在已固定好的涂片上染1分钟，水洗（小水流）。滴加卢戈氏碘液媒染1分钟水洗。用脱色剂脱色，摇动玻片至紫色脱净为止，约0.5～1分钟水洗。用复染液复染0.5分钟。水洗、待干、镜检。

3. 影响革兰染色效果的各种因素　革兰染色结果受染色技术、培养基成分和细菌本身情况的影响。如pH改变时，细菌的电荷改变，染色结果也随之发生变化。脱色时间过长，G^+菌也可变为G^-。若乙醇浓度被稀释到70%左右时，脱色作用增强，也容易把G^+菌染成G^-菌。涂片太厚的部分，阴性菌未被很好的脱色，可以呈现G^+菌。幼龄菌核酸含量较多，革兰阳性程度较强，老龄菌时容易把G^+菌染成G^-。这可能由于核酸含量降低，细菌处于衰老状态及自溶的缘故。培养基成分的影响：在缺镁的培养基中生长的G^+菌可能成为G^-菌。一项试验发现，当培养基中含大量葡萄糖、硫酸镁、NaCl时，大肠埃希菌能变为G^+。培养基中增加磷酸盐浓度时，G^+菌的数目增加。在Dubos培养基中加入苯吲哚时，核糖核酸的合成被抑制，鸟型结核分枝杆菌被紫外线照射，容易使G^+菌变为G^-菌。结晶紫与草酸铵溶液混合后不能保存太久，如沉淀应弃之不用。

（二）萋–尼氏（Ziehl–Neelsen）抗酸染色法

1. 染色液

苯酚复红液：为碱性复红（Basic–fuchsin）4g，溶解于95%酒精100mL内，称碱性复红乙醇饱和液。取碱性复红饱和液10mL与50g／L苯酚水溶液90mL混合。

3%盐酸酒精液：3mL浓盐酸与97mL乙醇混合。

碱性亚甲蓝溶液：称取亚甲蓝2g溶于95%乙醇100mL中，为饱和液。取饱和液30mL加入蒸馏水100mL及100g／ L KOH水溶液0.1mL。

2. 操作方法　脓汁、痰等制成涂片，自然干燥后通过火焰固定。用片夹夹住玻片，滴加碱性复红苯酚染色液，以微火加热，时时保持染液冒热气，切勿煮沸和烧干，随时滴加染液染5分钟。冷却后，水洗去多余染料。用3%盐酸酒精脱色至几乎无红色，水洗后用碱性亚甲蓝复染1分钟。水洗、干燥、镜检，抗酸菌显红色。

3. 影响染色结果的有关因素　每张玻片只能涂1份标本，不得涂2份以上，以免染色过程中菌体脱落，造成交叉污染。用过的玻片要彻底清洗，最好一次性使用。接种环也要经火烧、水煮、火烧，免得污染。吸水纸不宜反复使用，以免污染。

抗酸染色不宜用染色缸，镜检时发现阳性结果之后，一定要用擦镜纸擦拭镜头。滴香柏油时玻璃棒不得与标本接触。

涂厚片时要延长脱色时间，脱色要彻底，渐变为G^-和非抗酸性。

（三）金胺染色法

1. 染色液

金胺“O”染液：称取金胺“O”0.1g溶于10mL 95%酒精中，另取3mL苯酚加在87mL蒸馏水中，将此二液混合，有沉淀不妨碍使用，不必过滤，置棕色瓶中保存。

2. 染色方法　涂片干燥固定，加金胺“O”染液，染色15分钟，水洗。0.5%盐酸酒精脱色3分钟，水洗，用0.5%高锰酸钾处理1分钟，水洗、待干、荧光显微镜检查。荧光菌（+），显黄荧光。

3. 注意事项　一般用高倍镜扫描，有利于对抗酸菌菌体特征的辨认。每次观察前要调好光源，并用阳性菌做质控。为减少视力疲劳可使用蓝色光源滤片。

（四）奈瑟氏（Neisser）异染颗粒染色法

1. 染色液

甲液：称取亚甲蓝1g，溶于2mL的95%乙醇后，加冰醋酸5mL及蒸馏水95mL混合过滤。

乙液：俾斯麦褐1g，溶于10mL 95%乙醇后，加蒸馏水至100mL，混合溶解后过滤。

2. 染色方法　甲液涂片经加热固定后甲液染1分钟，水洗。乙液染0.5分钟水洗，待干后镜检。

3. 结果　菌体染成黄褐色，异染颗粒染成深紫色。

（五）细菌鞭毛染色法（改良Ryu氏法）

1. 染色液

甲液：5%苯酚10mL，鞣酸2g，饱和硫酸铝钾（明矾）液10mL混匀。

乙液：结晶紫乙醇饱和液。

应用液：甲液10mL、乙液1mL混合后过滤，室温保存。

2. 染色方法　染好鞭毛首先要让有鞭毛菌的鞭毛发育好（在肉汤中移种2～3次），再移种血平板，不要用带抑制剂的培养基上的细菌。玻片要用新的并在用前以95%乙醇浸泡过夜，以干净纱布擦干。在玻片上滴蒸馏水2滴（1张涂片可做2个标本），以接种环挑血平板上菌落少许，将细菌点在蒸馏水顶部，只允许点一下，不让太多的菌进入水中，不要搅拌，以免鞭毛脱落。涂片在室温自然干燥。不要固定，直接滴加染色液，染1～15分钟后，用细水流冲洗，以免影响镜检。涂片自然干燥，镜检从边缘开始，边缘细菌较少，鞭毛易伸展，容易观察鞭毛。

3. 结果　菌体与鞭毛为红色，菌体较鞭毛颜色深。染色时间长，鞭毛粗。

（六）荚膜染色法

1. 黑斯氏荚膜染色法（Hiss）

染色液：结晶紫染色液（结晶紫饱和酒精液5mL，加95mL 200g／L硫酸铜水溶液）。

2. 染色方法　制作荚膜染色涂片，空气中自然干燥，滴加结晶紫液，在火焰上略微加热至冒热气为止，维持2分钟。用硫酸铜溶液洗去结晶紫，不用水洗，待干后镜检。菌体及周围背景呈紫色，菌体一圈淡紫色或无色荚膜。

湿墨汁负染色法：在洁净的载物玻片上，滴加1滴高级绘图墨汁，挑取少量细菌与之充分混合，加盖1清洁盖片。结果：背景灰色，菌体较暗，菌体周围有一明亮透明圈即为荚膜。荚膜是包在细菌壁外的一层（厚约200nm）疏松、黏液状或胶质状物质。其成分通常是多糖，也有多肽或其他物质。由于荚膜的含水量在90%以上，制片时不可加热固定，以免荚膜皱缩变形。

3. 结果　背景黑色，菌体较暗，在其周围呈现一明亮的透明圈即为荚膜。

（七）细菌的芽孢染色法

1. 染色液　苯酚复红液；碱性亚甲蓝液。

2. 染色方法　涂片、干燥、固定，滴加苯酚复红于涂片上，微火加热使染液冒热气，不干涸，维持5分钟，冷后水洗；用95%乙醇脱色2分钟水洗；碱性亚甲蓝复染5分钟水洗，待干镜检。

3. 结果　芽孢呈红色；菌体呈蓝色。

（八）潘本汉氏染色法

1. 染液配制　萋-尼氏苯酚复红溶液（见抗酸染色法）。

复染液：蔷薇酸1g溶于100mL无水乙醇内，加亚甲蓝至饱和（约2g），室温4小时，不时摇动，以使其充分饱和，滤纸过滤，再加入甘油20mL，混合备用。

2. 染色方法　涂片干燥固定后，加苯酚复红覆盖涂膜，徐徐加热染2分钟，倾去多余染液，切勿水洗。加复染液，边滴边倾去，重复4～5次，水洗待干，镜检。

3. 结果　结核分枝杆菌红色；耻垢分枝杆菌染成蓝色。

五、细菌的培养基

（一）营养培养基

1. 血液琼脂（血平板）

（1）成分

牛肉膏	3～5g	琼脂	20～25g
蛋白胨	10g	蒸馏水	1000mL
NaCl	5g		

（2）方法：于1000mL水中加入上述成分，加热煮沸使其溶解（防止外溢），并补足由于蒸发失去的水分，趁热调pH到7.6，定量分装于烧瓶内（每瓶100mL），高压灭菌103.43kPa 15分钟。当冷至50℃左右时，以无菌手法加入脱纤维羊血（临用前应在37℃水浴中预温）8～10mL，轻轻摇匀，勿使有气泡，倾注于无菌平皿内（直径9mm），每个平皿分装13～15mL。待凝固后，于37℃培养18～24小时，如无细菌生长，置冰箱中备用。

（3）用途：供分离培养营养要求较高的细菌。

（4）注意事项：制备血平板时，温度必须适宜，琼脂应冷至5℃左右，如温度过高，可使血液变色不易观察溶血，温度过低，琼脂凝固与血液不易混合。使用的血液以羊血，兔血为好，不宜使用人血，因人血中有抗体、补体不利于细菌生长。羊血对链球菌、葡萄球菌的溶血比较满意，但可抑制脑膜炎奈瑟菌与嗜血杆菌的生长。

2. 巧克力琼脂平板

（1）成分：与血平板相同。

（2）方法：与血平板制法相同，但在加入血液后，须再置85℃水浴中10～15分钟，使血液由鲜红色变为巧克力色。取出，当冷却至50℃时倾注平板，经无菌试验后，保存冰箱中备用。

（3）用途：供脑脊液标本分离培养脑膜炎奈瑟菌、嗜血杆菌和链球菌属细菌用。

用于淋病奈瑟菌的分离培养。

（二）增菌培养基与细菌保存液

1. 兔血肉汤增菌培养基

（1）成分

牛肉膏	10g	硫酸铝钾（明矾）	0.3g
NaCl	5g	K_2HPO_4	1.0g
蛋白胨	15g	蒸馏水	1000mL

（2）方法：将上述成分溶解于水中，加热溶解，调pH到7.8。视需要分装、高压灭菌68.95kPa 20分钟。临用前加入无菌脱纤维兔血，用量为2%浓度。无菌分装至无菌小试管中，2mL／管。置37℃培养24小时，证明无菌后方可应用。

（3）用途：供链球菌、肺炎链球菌、脑膜炎奈瑟菌及流感嗜感血杆菌的增菌培养用。

2. 血培养用增菌肉汤

（1）成分

酵母浸膏	3g	K_2HPO_4	2g
枸橼酸钠	3g	247g／L $MgSO_4$	20mL
葡萄糖	3g	牛肉汤	1000mL
5 g／L对氨基苯甲酸	5mL		

（2）方法：上述成分除葡萄糖与硫酸镁外，混合，加热溶解，调pH至7.6、再煮沸5分钟用滤纸过滤，分装每瓶50mL，包扎瓶口，高压灭菌68.95kPa 20分钟。将葡萄糖配成150g／L水溶液，$MgSO_4$配成247g／L水溶液，高压灭菌55.16kPa 15分钟。于每50mL无菌肉汤内加入灭菌葡萄糖及硫酸镁水溶液各1mL，混匀，37℃培养2天，证明无菌生长后即可应用。

（3）用途：供血液增菌培养用。

（4）注意事项：枸橼酸钠为抗凝剂，不使血液凝固，因此可减少白细胞对细菌的吞噬作用。对应用青霉素治疗的患者血培养时，应加入青霉素酶100U／50mL肉汤培养基，以破坏青霉素。

3. 副溶血弧菌的增菌液——高盐胨水

（1）成分

蛋白胨	20g	结晶紫溶液（1∶1000）	5mL
NaCl	40g	蒸馏水	1000mL

（2）方法：将蛋白胨、氯化钠置于蒸馏水中加热助溶。调pH8.3～9.0，继续加热15分钟，用滤纸过滤。加入结晶紫溶液，混合后分装试管（18mm×8mm），每管10mL，高压灭菌103.43kPa 15分钟。冷后置冰箱保存备用。

（3）用途：本增菌液含较高浓度的氯化钠，pH也较高，抑制非嗜盐性细菌生长，有利于副溶血性弧菌的生长，经6小时培养该菌即发育繁殖，结晶紫抑制G^+细菌发育生长。于高盐胨水中加入2%琼脂即为高盐琼脂培养基。

4. 碱性胨水

（1）成分

蛋白胨	10g	蒸馏水	1000mL
NaCl	5g		

（2）方法：先将蛋白胨、氯化钠溶于水中，煮沸待冷。用0.1mol／L NaOH调pH至8.4，过滤，分装试管18mm × 180mm，每管10mL，高压灭菌103.43kPa 15分钟。

（3）用途：供粪便、肛门拭子增菌，培养弧菌属霍乱弧菌用。如在此培养基1000mL中加入10g／L，亚碲酸钾1～2mL，选择性更强。本培养基pH较高，故能抑制其他细菌生长，有利于霍乱弧菌的生长。

（三）选择培养基

1. 麦康凯（Macconkey）琼脂培养基

（1）成分

蛋白胨	20g	琼脂	18g
乳糖	10g	0.5%中性红水溶液	5mL
NaCl	5g		
胆盐	5g	蒸馏水	1000mL

（2）方法：除乳糖、中性红外，其余成分均溶解于水中。加15% NaOH 2mL，调pH为7.2。加入乳糖与中性红，高压灭菌68.95 kPa 20分钟，冷至50℃时倾注平皿，贮存冰箱备用。

（3）用途：用于分离培养肠道致病菌。

（4）附注：胆盐能抑制部分非致病菌生长，也可抑制G^+细菌生长，促进某些G^-细菌病原菌的生长。在本培养基中加入乳糖与中性红指示剂，所以能分解乳糖的细菌（如大肠埃希菌），菌落为红色，不分解乳糖的细菌，菌落不呈红色，两者很容易区分。

2. 伊红-亚甲蓝（EMB）培养基

（1）成分

蛋白胨	10g	伊红	0.4g
乳糖	5g	亚甲蓝	0.065g
蔗糖	5g	K_2HPO_4	2g
琼脂	18g	蒸馏水	1000mL

（2）方法：将蛋白胨、糖、盐溶于水，加热，冷后调pH为7.4。加入琼脂、染料后混合均匀，高压灭菌68.95kPa 20分钟，冷却至50℃倾注平皿，凝固后置冰箱内保存备

用。

（3）用途：此培养基为弱选择性培养基，供分离肠道致病菌用。

（4）附注：伊红与亚甲蓝在培养基中起指示剂作用，加大肠埃希菌分解乳糖、蔗糖使培养基的pH下降，伊红与亚甲蓝结合成紫黑或紫红色化合物，故菌落紫黑或紫红色，具有金属光泽。不分解乳糖的细菌菌落为无色。伊红与美蓝两种染料还有抑制革兰阳性细菌的作用。

3. SS琼脂培养基

（1）成分

牛肉浸膏　5g

蛋白胨（Difco）　5g

乳糖　10g

3号胆盐　8.5g

硫代硫酸钠　8.5g

枸橼酸铁　1g

煌绿　0.33mg

中性红　0.025g

琼脂　13.5g

蒸馏水　1000mL。

（2）方法：将除煌绿、中性红外的所有成分溶解于蒸馏水中，加热溶解。调pH至7.2，用绒布过滤，补足失去的水分。继续煮沸10分钟后加入煌绿、中性红（因用量太小，可先配成1g／L煌绿，10g／L中性红溶液后，按实际需要量计算加入，如配1000mL培养基加入1g／L的煌绿0.33mL即可）。混合，倾注平板，凝固后将平板置37℃ 30分钟后备用。

（3）用途：用于粪便标本培养沙门菌和志贺氏菌属。

（4）附注：SS培养基为强选择培养基之一，成分较多，但大体为营养物、抑制物和促进目的菌生长物质及指示剂，这些成分都不可少，否则达不到强选择作用。

营养物：牛肉膏、蛋白胨。

抑制物：煌绿、胆盐、硫代硫酸钠、枸橼酸钠等均可抑制非致病菌生长。

鉴别用糖：乳糖。

指示剂：中性红。

大肠埃希菌能分解乳糖，而多数致病菌不分解乳糖，从而达到初步鉴定的目的。大肠埃希氏菌分解乳糖产酸，中性红显示红色菌落，产生的酸与胆盐结合，生成胆酸沉淀，所以菌落中心混浊。沙门菌与志贺菌不分解乳糖，所以为黄色菌落，因无胆酸的沉淀，菌落透明。枸橼酸铁能使细菌产生的H_2S生成FeS，使菌落中心呈黑色。硫代硫酸钠有缓和胆盐对志贺菌及沙门菌的毒害作用，并能中和煌绿与中性红染料的毒性。

4. 中国蓝培养基

（1）成分：

牛膏汤琼脂（pH7.4）　　100mL

10 g／L中国蓝水溶液　　1mL（灭菌）

10g／L玫瑰红酸乙醇液　　1mL

乳糖　　1g

（2）方法：将乳糖1.0g置于已灭菌的肉膏汤琼脂瓶内，加热溶化琼脂后混匀，煮沸（沸水浴15分钟）。当冷至50℃左右时，加入中国蓝与玫瑰红酸溶液混合，立即倾注平板。

（3）用途：为弱选择培养基，供分离培养肠道致病菌用。

（4）附注：中国蓝在酸性溶液中呈蓝色，在碱性中微蓝至无色。玫瑰红酸在酸性时黄色，碱性时呈红色。此培养基pH7.4应呈紫色。过碱呈鲜红色，过酸呈蓝色，均不适用。玫瑰红酸抑制G^+细菌生长，但对大肠埃希菌没有抑制作用，故接种粪便标本时宜少不宜多。多数肠道致病菌不分解乳糖，其菌落为透明或半透明、淡红色；大肠埃希氏菌分解乳糖产酸，形成大而浑浊的蓝色菌落。

5. Hektoen enteric（HE）琼脂培养基

（1）成分：

蛋白胨	12g	硫代硫酸钠	5g
乳糖	12g	酵母浸膏	3g
蔗糖	12g	酸性复红	0.1g
琼脂	14g	胆盐	9g
水杨苷	2g	溴麝香草酚蓝	65mg
NaCl	5g	蒸馏水	1000mL
枸橼酸铁铵	11.5g		

（2）方法：除琼脂、溴麝香草酚蓝及酸性复红外，其余成分加热溶解于水中，调pH至7.5，加入琼脂及酸性复红和溴麝香草酚蓝，浸泡10分钟，缓慢加热至沸，琼脂溶解，冷至60℃左右即可倾注平板，此培养基不能高压灭菌。

（3）用途：用于肠道致病菌的分离培养。

（4）附注：志贺菌属、普罗菲登斯菌属形成绿色、湿润、隆起的菌落。沙门菌属形成蓝色、有或无黑色中心的菌落。假单胞菌形成绿色或浅褐色、扁平不规则菌落。共生菌落为橙红色。

6. 分离培养霍乱弧菌用碱性胆盐琼脂培养基

（1）成分：

蛋白胨	20g	牛肉膏	5g
NaCl	5g	胆盐	2.5g

琼脂　　20g　蒸馏水　1000mL。

（2）方法：将上述成分于水中溶解（加热），用大号烧杯加150g／LNaOH约6mL，调pH为8.2～8.4。高压灭菌103.43 kPa　15分钟，留置灭菌器内。次日将凝固的琼脂倒出，切去底部沉淀，再加热融化，以绒布过滤。调pH至8.2～8.4，高压灭菌103.43kPa 15分钟，冷至50℃左右倾注平板。保存冰箱备用。

（3）用途：分离培养霍乱弧菌用。

7. 庆大霉素碱性胆盐琼脂培养基

（1）成分：每100mL pH8.4的碱性胆盐琼脂中含下列成分。

无水亚硫酸钠　0.3g　　庆大霉素　　　　30～50U

枸橼酸钠　　　1.0g　　多黏菌素B或多黏素E　300U

蔗糖　　　　　1.0g

（2）方法：将无水亚硫酸钠12g、枸橼酸钠40g，蔗糖40g分别溶解于100mL水中，置沸水中15～20分钟（简称SCS）。庆大霉素200U／mL，用灭菌蒸馏水配制。多黏菌素B 1200 U／mL，用灭菌蒸馏水配制，1周内用完。将100mL pH8.4的碱性胆盐琼脂加热融化，当冷至50℃左右时加入SCS 2.5mL，上述2种抗生素各0.25mL，混匀，倾注平板，置冰箱中贮存备用。

（3）用途：供粪便分离培养霍乱弧菌用。

（4）附注：培养基中胆盐能抑制G^+球菌生长，亚硫酸钠、枸橼酸钠有刺激霍乱弧菌生长作用。庆大霉素抑制粪便标本中的大肠埃希氏菌，若低于0.3U／mL抑菌作用不明显，若高于0.5 U／mL霍乱弧菌亦受一定的抑制。多黏菌素B或E，可使大肠埃希氏菌受抑，而有利于霍乱弧菌生长。

8. 分离培养致病性大肠埃希氏菌的山梨醇琼脂培养基

（1）成分：

山梨醇　10g　蒸馏水　1000mL

蛋白胨　10g　0.5／L煌绿水溶液　1mL

K_2HPO_4　2g　4g／L溴麝香草酚蓝　10mL

琼脂　25g

（2）方法：将蛋白胨、山梨醇、无水磷酸氢二钾、琼脂加入水中，加热解，调pH至7.4，然后，加入煌绿和溴麝香草酚蓝水溶液，混匀。高压灭菌55.16kPa15分钟，取出冷至50～60℃倾注平板，凝固后置冰箱备用。

（3）用途：分离培养致病性大肠埃希菌用。

（4）附注：普通大肠埃希菌大多数发酵山梨醇产酸，使菌落呈黄色。致病性大肠埃希氏菌不分解山梨醇株，菌落呈绿色或浅蓝色，但孵育24～48小时菌落变为黄绿、黄色。在判断时应引起注意。

4g／L溴麝香草酚蓝的配制方法：称取溴麝香草酚蓝0.4g，加0.1mol NaOH 6.4mL研磨其使溶解，加水至100mL。

9. 双糖铁尿素培养基

（1）成分：

底层：

蛋白胨	20g	NaCl	5g
葡萄糖	1～2g	蒸馏水	1000mL
琼脂	3～5g	4 g／L酚红水溶液	6mL

上层：

蛋白胨	20g	硫代硫酸钠	0.2g
乳糖	10g	20g／L尿素	15 mL
NaCl	5g	4 g／L酚红水溶液	6mL
琼脂	15g	蒸馏水	950mL
硫酸亚铁	0.2g		

（2）方法：

底层：除葡萄糖与指示剂外，将其他成分混合于水中，加热溶解，调pH至7.8，过滤，加入葡萄糖与酚红，混匀，分装于12mm×100mm试管内，每管约1.5mL，高压灭菌55.16kPa 15分钟，趁热直立，待凝固后备用。

上层：除尿素、指示剂及乳糖外，将其他成分混合于水中，加热溶解调pH为7.6，加入乳糖与指示剂，混匀高压灭菌68.95kPa 10分钟，趁热取出，以无菌技术加入尿素，混匀，以无菌手法分装于已凝固的底层上，立即置成斜面，应留约1cm的直立段，勿使底层露出表面。无菌试验后置冰箱中备用。

（3）用途：鉴别肠道杆菌，初步观察生化反应的复合培养基。糖分解：底层含葡萄糖，斜面含乳糖，如为大肠埃希氏菌分解葡萄糖与乳糖产酸，使pH降低，故酚红指示剂显色，斜面与底层均为黄色，底层可见气泡。如为沙门菌属、志贺菌属分解葡萄糖而不分解乳糖。因此底层呈黄色、斜面呈红色。硫化氢的产生：细菌分解蛋白质产生H_2S，与硫酸亚铁作用形成黑色硫化铁。尿素分解：若细菌分解尿素，使整个培养基呈碱性而显红色。动力观察：底层为半固体，有动力的细菌沿穿刺线向四周扩散生长，无动力的细菌沿穿刺线生长。

10. 双糖铁培养基（克氏双糖铁培养基KIA）

（1）成分：

NaCl	5g	硫酸亚铁	0.2g
葡萄糖	1g	硫代硫酸钠	0.2g
乳糖	10g	4g／L酚红水溶液	6mL
牛肉膏	3g	蒸馏水	1000mL
琼脂	16g	蛋白胨	10g

（2）方法：除糖类与指示剂外，其他成分混合于水中，加热溶解。调pH至7.4～7.6，再加糖类与指示剂混合，过滤。分装12mm×120mm小试管，每管4mL。高压灭菌68.95kPa 15分钟，趁热取出，立即制成斜面，斜面与底层需各占一半为宜。本培养基与双糖铁尿素比较，制备手续简单不易污染。

（3）用途：鉴别肠道杆菌用。

（4）附注：葡萄糖、乳糖分解情况：细菌分解葡萄糖、乳糖产酸产气，使斜面与底层均呈黄色并有气泡。若细菌不分解乳糖，只分解葡萄糖产酸使pH下降，因此斜面与底层均先呈黄色，但因葡萄糖含量少，所生成的少量酸可因接触空气而氧化，并因细菌生长繁殖利用含氮物生成碱性化合物，使斜面又变成红色。底层由于处于缺氧状态，细菌分解葡萄糖产生的酸一时不被氧化，所以培养基底层为黄色。细菌产生H_2S时与培养基中的硫酸亚铁作用，形成黑色的硫化铁。

六、血液及骨髓的细菌学检验

1. 标本采集　必须严格的无菌操作，封闭式接种于肉汤增菌瓶内，这样操作污染较少。厌氧菌占菌血症10%，要做厌氧培养。对大量使用抗生素仍有败血症迹象者要加做L型菌培养。

2. 采血时间　应在治疗前，并在发热时做培养，对已用药物而不能中止的患者，应在下次用药之前采集标本做培养。如伤寒应在发热一周内采血；化脓性脑膜炎等在发热1～2日内采血；亚急性细菌性心内膜炎也易于寒战、高热时采血，或用多次采血法，即每隔1～2小时抽血一次，连续3～4次，或24小时内抽3～4次血做培养，如此可获较高的阳性检出率。

3. 采血部位　一般均可采静脉血液做培养，为提高阳性率，亚急性细菌性心内膜炎患者可采动脉血培养。对外周血培养阴性或病程后期的伤寒或布氏菌病患者，可抽取骨髓做培养。

4. 采血量　一般约为培养基液体量的1／10，即50mL肉汤抽血量为5mL。但是，有些特殊情况，如休克患者或幼儿采血有困难时，采血量不少于2mL。

5. 培养步骤

（1）将已接种标本的增菌培养瓶，立即置于36～37℃温箱中孵育18～20小时，在血平板上盲目接种一次，然后每日早晚各观察一次。当血培养基生长细菌时可有数种不同的表现：肉汤均匀混浊，视为有菌生长。若有凝胨样混浊，可能是葡萄球菌。肉汤均匀混浊，培养液表面有气泡时，可能是需氧性革兰阴性杆菌。上述两种情况，瓶底的血液均呈暗红色。有溶血现象，血培养层上面出现颗粒状生长，可能是溶血性细菌，多为β溶血性链球菌。表面形成菌膜，培养液微混浊，可能是非发酵菌群。若培养菌液清晰，底层明显溶血，而上层的菌膜较厚时，可能是枯草杆菌。凡是培养液瓶内有混浊，产生气泡，溶血，颗粒状，表面形成菌膜，产生色素（如绿色）等现象之一者，均表示有细菌生长。应立即分离于血琼脂平板，并做药物敏感试验，必要时接种双糖铁琼脂，涂片，做革兰染色，并将结果立刻通知临床。增菌培养液清晰透明而无上述现象者，则表示培养阴性，应继续放35℃至7天。

（2）盲目移种：除肉眼观察无细菌生长外，必须在5天及7天移种于血琼脂平板上分离培养，血平板可以观察溶血，但要加巧克力平板以免漏掉嗜血杆菌。分离培养皿平板上仍无菌生长，可做血培养未生长需氧菌报告。厌氧菌和L型细菌培养应放10～14天后，方可报告血培养阴性。

6. 临床意义　正常人血液及骨髓内是无菌的，一旦从血液或骨髓标本中检出细菌，排除污染均应迅速报告，为临床诊断菌血症、败血症或脓毒血症提供可靠依据。致病菌的检出可确定临床诊断，如伤寒或副伤寒沙门菌等。同时要主动地进行药物敏感试验，提供用药依据，以利治疗。

七、脑脊液标本的细菌学检验

1. 标本采集　脑脊液的标本采集由临床医师以无菌方法穿刺腰椎、小脑延髓池或脑室收集3～5mL，盛于无菌试管内，做厌氧菌培养的标本注入无菌的厌氧小瓶内。标本采集后应立即送检，冬季最好保温（35～37℃），因为某些病原菌，如脑膜炎奈瑟菌在低温时容易死亡，离体后迅速自溶。如果单做培养时，可采取床边接种法，以提高阳性检出率。

2. 脑脊液细菌学检验

（1）直接涂片检查

1）一般细菌涂片检查：脑脊液以3000rpm离心沉淀10～15分钟，倾去上清液（上清液可做生化试验用），取沉淀物先做培养后在玻片上做薄而均匀的涂片，自然干燥后，固定，进行革兰染色，镜检。根据镜检细菌的形态和染色特性，可做出初步报告。

①如查见革兰阴性双球菌，肾形、凹面相对，大小、着色深浅，常不一致。在细胞数量甚多的脑脊液标本中，细菌数量甚少，常位于细胞内，但在早期患者的脑脊液中细胞数量较少时，也可见到较多的双球菌位于细胞外。上述两种情况均可报告为“找到革兰阴性双球菌”位于细胞内（外）“形似脑膜炎奈瑟菌”。

②如查见革兰阳性双球菌，瓜子形，在菌体的周围有明显的荚膜，可报告为“找到革兰阳性双球菌，形似肺炎链球菌”。

③如查见革兰阳性链球菌，菌体排列呈链状，甚至长链状，在菌体周围可出现微荚膜，可报告为“找到革兰阳性链球菌”。

④如查见革兰阳性葡萄状球菌，菌体排列呈典型的葡萄状，可报告为“找到革兰阳性葡萄球菌”。

⑤如查见革兰阴性，多形性，菌体大小不一，有杆状或长丝状，可报告为“找到革兰阴性杆菌，形似流感嗜血杆菌。”有条件时，以b型流感杆菌抗血清做荚膜肿胀试

验，阳性者可报告为“荚膜胀试验检出b型流感嗜血杆菌”。

⑥如查见小而规则的革兰阳性杆菌，单个或呈V形排列，应作运动性检查，出现翻滚式运动者，可报告为“找到革兰阳性杆菌，形似产单核李斯特菌”。

⑦其他，则根据细菌形态、排列及染色性，加以描述其特征，可报告“找到革兰×性××菌”。

2）结核分枝杆菌涂片检查：与其他细菌性脑膜炎不同，脑膜炎的脑脊液不混浊或微浊。脑脊液以4000rpm离心沉淀30分钟，倾去上清液，将沉淀物做小而集中的涂片：或将脑脊液静置于室温18～24小时，待形成纤维网后，取此网置于玻片上，使其展开，待干后进行抗酸染色和荧光金胺染色。如查见红色直或弯曲的杆菌或荧光显微镜下，查见亮黄色具有荧光的杆菌时，可报告“找到抗酸杆菌”。

3）新型隐球菌涂片检查，取脑脊液的沉淀物1滴，于清洁玻片上，再取优质墨汁1滴混合，覆加盖玻片，先用低倍镜镜检，有明显肥厚荚膜的酵母样菌体时，再转高倍镜仔细观察细菌形态，若在暗视野的黑色背景中发现无色发亮酵母样菌体，并有明显肥大的荚膜时，可报告“找到形似新型隐球菌”。亦可用甲苯胺蓝（0.1%）染色法，新型隐球菌菌体呈红色，圆球状，荚膜不着色，白细胞深蓝色。

（2）培养检查：

1）一般细菌培养：主要适用于脑脊液内的链球菌属、葡萄球菌属、奈瑟氏菌属、布兰汉氏菌属、嗜血杆菌属及肠杆菌科和非发酵菌群等分离培养。培养基的选择有兔血斜面、羊血平板、巧克力平板、卵黄双抗培养基，麦康凯平板和葡萄糖牛肉汤增菌液。接种量应为0.01～0.5mL的脑脊液沉淀物。分别种于两种培养基（羊血平板和巧克力平板）上各三个，分别放置35℃、37℃含5%～10% CO_2，25℃的环境，孵育24～48小时，每天观察生长情况。无菌生长者可报告“无细菌生长”。有细菌生长时，根据菌落形态，染色镜检结果，按各类属生化特性进行鉴定，并做药物敏感试验。报告：“有××细菌生长”及药敏试验结果。

2）结核分枝杆菌的培养：取脑脊液沉淀物约0.2mL，接种于改良罗氏或小川培养基上，置于35～37℃培养，每周观察一次生长情况。一个月后无菌生长时，可报告“未生长抗酸性细菌”。若生长淡黄色、较干燥的小凸起的菌落，应先行抗酸染色。若为红色的细菌（抗酸染色阳性）则按结核菌的生物特性进行鉴定分型，报告：“有××结核菌生长”。

3）厌氧菌培养：同血液的厌氧菌培养方法。

4）其他微生物的培养：例如真菌、螺旋体及病毒等引起的脑膜炎，将按各自的生物学特性进行检验。

3. 脑脊液中的某些抗原物质的检验　可利用特异抗体来测定相应的抗原物质的存在与否，一般采用凝集反应、沉淀反应、补体结合反应。有条件的实验室可采用琼脂扩散法、对流电泳法、荧光抗体法、放射免疫等方法，来测定脑脊液中的相应抗原的存在。

4. 临床意义　正常人的脑脊液是无菌的，故在脑脊液中检出细菌（排除标本污染）都应视为致病菌。由于引起脑膜炎的细菌种类不同，而传播途径、治疗、处理及预防和预后均不同，因此，必须经细菌学检验以确定病原体。故脑脊液的细菌学检查具有十分重要的意义。

八、痰液及支气管分泌物的细菌学检验

（一）涂片检查

1. 一般细菌涂片检查　挑取痰液中脓性或带血部分，以小竹签卷取，涂成均匀薄膜片，室温自然干燥，革兰染色、镜检，报告方法参阅本章脑脊液的细菌学检验。

2. 结核分枝杆菌涂片和集菌法检查

（1）直接涂片检查：采集干酪样部分和脓性部分，做厚膜和薄膜痰涂片各一张，行抗酸染色和荧光染色，镜检发现典型的抗酸阳性分枝杆菌或荧光阳性分枝杆菌，可报告"找到抗酸杆菌或荧光分枝杆菌，"同时根据查见的抗酸杆菌数目多少进行报告。

（2）集菌法检查：常用的有碱消化沉淀法、酸消化浓缩法和苯漂浮法等。现介绍沉淀法下：将痰液5mL左右加入1% NaOH 20mL，连同容器（须能耐高热者）进行高压灭菌，103.43kPa加压20分钟或煮沸30分钟，促其液化；然后以4000～10000rpm离心沉淀30分钟，倾去上清液，取沉淀物涂成薄膜或厚膜片，行抗酸或荧光染色镜检。只能确定有抗酸杆菌或无抗酸杆菌。

3. 念珠菌及真菌涂片检查　挑取脓性或带血部分痰液少许，最好挑取其中带灰色小薄片的部分，涂于玻片中央，滴加10% KOH液1～2滴，混合后加盖玻片，在火焰上微温，待溶解后用显微镜观察未染色的膜片，观察后再揭开盖玻片，待干，固定，做革兰染色检查。

白色念珠菌：在新鲜湿片中，低倍镜观察可见成群的卵圆形，生芽或不生芽，薄壁的酵母样大细胞，有时尚能见到由于生芽后所形成的假菌丝，革兰染色阳性，可报告："找到酵母样菌，形似念珠菌。"

真菌：在新鲜湿片中，可见到有隔或无隔的菌丝体，甚至有类似菌丝的碎片和许多小而圆的孢子，散在于部分或整个视野中，革兰阳性的菌丝体，或着色不均，可报告："找到真菌丝及孢子"。根据菌丝及袍子特征也可初步判定为某类真菌。

4. 厌氧菌涂片检查　涂片、染色同一般细菌。显微镜下根据形态和染色性，不能确定为厌氧菌，但是，镜下注意观察，带芽孢的革兰阳性杆菌或两端尖的革兰阴性杆菌时，有厌氧菌的可能性。如果痰液标本有特殊恶臭，涂片出现较多的同类形态的革兰阴性无芽孢杆菌时，有可能是类杆菌。

5. 放线菌及奴卡氏菌涂片检查　将痰液倒入洁净平皿内，用生理盐水洗涤数次，如含血液，则加蒸馏水溶解红细胞。然后挑取黄色颗粒或不透明的着色斑点置玻片上，

覆加盖玻片，轻轻挤压，在高倍镜下观察其结构。如发现中央为交织的菌丝，菌丝的末端排列呈放线状，末端较粗呈杆状时，揭去盖玻片，待干后，行革兰及抗酸染色，镜检。

（二）细菌培养

1. 一般细菌培养

（1）培养基的选择：痰中细菌很多，要选择合适的培养基，才会有好结果。最好选用羊血琼脂平板、麦康凯琼脂平板或SS琼脂平板。

（2）培养步骤：挑取黏液性、脓性或带血的痰液一接种环，画线接种于血平板及麦康凯或SS平板上。或用无菌生理盐水洗涤痰液，以除去表面杂菌，然后取一接种环标本，做画线接种于血平板及SS琼脂平板。置35℃或37℃的5%～10% CO_2环境中孵育18～24小时，观察菌落特点，分别将各种类型的菌落做涂片、染色及触酶和氧化酶试验。根据试验结果，做出初步鉴定，然后再按各类属细菌的生物学特征进行鉴定之。

（3）报告方式：检出致病菌时除报告致病菌外，还要报告正常菌的存在情况。通常以甲型链球菌与奈瑟菌作为正常菌存在的指标。报告的各种细菌应该注明各自所占的比例，如甲型链球菌（+）、奈瑟氏菌（+）、肺炎克雷伯氏菌（++），此报告说明肺炎克雷伯菌数量上占优势，诊断为病原菌。未检出数病菌时，应报告正常菌群。

2. 结核分枝杆菌培养　氢氧化钠法和硫酸消化法两种方法为前处理痰标本结核培养常用的方法。

培养方法：将处理的痰消化液接种于结核杆菌培养基上，置35～37℃培养，每周观察一次，至4～6周，未生长者报告“无结核分枝杆菌生长”。若在某周观察有菌生长时，应涂片，行抗酸染色，抗酸染色阳性。结合菌落和形态特点、生长速度、色泽、温度的要求做必要的鉴定试验，最好能将结核菌分出型别。

3. 厌氧菌培养

（1）培养基的选择：选用厌氧性血平板，卡那、万古霉素血平板，硫乙醇酸盐液体培养基及组织块厌氧培养基等。

（2）厌氧环境：根据实验室的条件选用物理换气法或化学法（厌氧培养袋或厌氧培养箱），总之能达到厌氧环境即可。

（3）培养步骤：经无氧条件下采集的痰液标本要立即接种于厌氧培养基上，置厌氧环境中35～37℃，24～48小时培养，根据菌落及革兰染色特征，可初步鉴定。然后再将各种菌分别做35℃需氧和厌氧环境培养，需氧不生长而厌氧环境生长者，即可确定为厌氧菌。依菌落和染色性，菌体形态等特点，可按各类属厌氧菌的生物学特性进行鉴定之。

4. 奴卡氏菌培养

（1）培养基选择：羊血琼脂平板和沙保劳氏琼脂培养基。

（2）培养步骤：取经洗涤后的痰液，大量接种于羊血琼脂平板和沙保劳氏琼脂培养基上，经35℃5%～10%CO_2中培养。奴卡氏菌生长较慢，经48～72小时，血平板上如见粗糙皱褶的白色、黄色和橘黄色菌落，并有凹陷于琼脂样生长，不易刮取和乳化，涂片为革兰染色阳性丝团状杆菌，且具有抗酸性，按奴卡氏菌种间鉴定之。若2～3周后无菌生长者可弃去。

5. 嗜肺军团菌的培养

（1）培养基的选择：可选择药用炭酵母琼脂（CYE）；弗-高二氏（F-G）培养基；猪肺浸汁军团菌选择培养基。

（2）培养步骤：

1）取气管分泌液或痰液，接种于CYE和F-G平板上，其中一区点种，另一区做画线分离。也可将标本1mL先接种于豚鼠腹腔或0.5mL接种于鸡胚卵黄囊。待豚鼠出现症状后，解剖取脾或肝组织磨碎制成悬液，接种于鸡胚卵黄囊或CYE平板上。鸡胚卵黄囊于接种后4～5天制成浆液，再接种于CYE等平板上。除上述嗜肺性军团菌选择培养基之处，再接种于羊血平板作为阴性对照。

2）将接种的各种平板放置在35～37℃含2.5% CO_2的潮湿环境中，每天观察一次，到2周。军团菌需4～5天方见菌落生长，开始菌落很小，数日后增大至1～2mm，菌落呈灰白色，有不平的乳状凸起物，具有光泽，比较黏。在F-G培养基上需10天方能生长，为白色针尖状菌落，浓密区在紫外线下（360nm）可见黄色荧光，在立体显微镜下可见菌落呈雕花玻璃样结构。血平板培养在25℃或42℃时，均无菌落生长，为阴性对照。这时取上述的菌落做常规的革兰染色，其结果是不易着色，呈阴性的多形性杆菌，最后再用直接荧光抗体染色和血清学凝集试验分型等鉴定之。

6. 常见的致病菌及临床意义　呼吸系统感染的患者，检出病原菌机会相当高。但具有明确诊断价值的致病菌，如结核杆菌、炭疽芽孢杆菌、鼠疫耶尔森菌、百日咳鲍特氏菌、嗜肺军团菌、产毒白喉棒状菌等，其他菌必须区分是病原菌，还是正常菌群，此点就应结合临床症状，或反复几次的检验分析比较，如多次分离培养均得到同一菌的优势生长，可以考虑为病原菌。或者在痰液标本中出现较多的某一种细菌群的优势地位甚至纯培养，可以认为是条件致病菌。

九、尿液标本的细菌学检验

（一）检验方法

1. 一般方法

（1）一般细菌涂片：以无菌操作吸取尿液10～15mL，放置无菌试管内，经3000rpm，离心30分钟后，倾去上清液，取其沉渣制成涂片，革兰染色镜检，如发现有革兰阳性或阴性细菌，即可做出报告。

（2）淋球菌涂片：取晨尿（第一次）10～15mL，离心沉淀，将沉渣涂于两张洁净玻片上。制成薄片，经火焰固定后，一张做革兰染色，另一张以吕氏美兰染色镜检。如查见革兰阴性双球菌，呈肾形，存在于细胞内或细胞外，即可报告："找到革兰阴性双球菌。"

（3）念珠菌涂片：将尿液离心沉淀后，取沉淀物于洁净玻片上，覆以盖玻片，略加压力使成薄片，直接用高倍镜观察。如沉淀太多，可滴加10%NaOH使之溶解后，再做镜检。也可制成薄片，干后经火焰固定，革兰染色、油镜检查。如发现有发亮的生芽孢子和假菌丝，且革兰染色为阳性，即可报告：找到酵母样菌。

（4）涂片的细菌计数：以微量加样器取尿液10μl置洁净玻片上涂成3～5mm直径的薄涂片，革兰氏染色，按表1方式进行细菌计数。

表 1　涂片中细菌与菌落的计数估计

每个油镜视野细菌的平均数	相当菌落数/ml
<1 个	10^5
1～2 个	10^6
3～7 个	10^7
>8 个	10^8

2. 培养

（1）一般细菌培养：将尿液的一部分沉渣搅拌后，用接种环接种在分离培养基上。用于分离培养的培养基多选用血琼脂平板和EMB平板，肠球菌、葡萄球菌、α溶血性链球菌均能发育，因此有助于分离培养。一般细菌培养24小时后，可观察结果。根据菌落性状及涂片镜检的结果，选择相应方法做进一步鉴定，48小时无细菌生长，可报告"48小时培养无细菌生长"。

（2）淋病奈瑟菌培养：

1）培养基的选择；可选择巧克力平板，于上述平板中加入万古霉素（3μg/mL）、黏菌素（7.5μg/mL）及制霉菌素（12.5μg/mL）；

2）培养步骤：取0.1～0.5mL尿沉渣画线接种于上述预温的分离平板上，置35～37℃含5%～10% CO_2环境中培养，次日观察结果。

3）结果：如有小而隆起、湿润、透明的菌落，涂片革兰染色，镜检为革兰阴性双球菌，氧化酶试验为阳性时，可按淋病奈瑟氏菌鉴定之。如无生长应继续培养至48小时后弃之，报告为"无淋病奈瑟氏菌生长"。

（3）结核分枝杆菌培养：尿液沉淀后，取其尿沉渣进行前处理，培养步骤及报告方式同痰液及支气管分泌物的结核分枝杆菌培养。

（4）厌氧菌的培养：取膀胱穿刺所得的尿液或其尿沉渣0.5～10mL，接种于厌氧增菌液体培养基，如硫乙醇酸钠培养基等，同时画线接种于厌氧血琼脂平板上，按厌氧菌检验程序进行培养鉴定之。

（5）尿液中的菌落计数：尿液的菌落计数常用定量培养，根据菌落数目计算细菌个数，判断感染或污染。一般认为1万以下／mL多为污染（指杂菌数而言），病原菌如沙门氏菌或结核分枝杆菌等除外，在1万～10万／mL为可疑，10万以上／mL可确定为感染。常用的菌落计数均为定量接种，其方法较多。

（二）尿液细菌学检验的临床意义

尿液的细菌学检验可以反映肾脏、膀胱、尿道、前列腺及其生殖系统的炎症变化。如果尿中检出沙门氏菌或结核杆菌时，即可确定为病原菌，而检出B群链球菌、克雷伯氏菌属、肠杆菌属、沙雷氏菌属、变形杆菌属、埃希氏菌属、金黄色葡萄球菌及非发酵菌群等，一般认为可能是尿路感染的病原菌，但也可能是污染菌，这时就应结合临床确定之。目前，一般认为采取清洁中段尿，其细菌数相当于10^5／mL以上，可以认为是尿路感染的病原菌，但是菌数在10^5／mL以下的病例，则不能完全排除尿路感染。其原因有以下几个方面。

1. 应用抗生素等药物，大多数抗生素经尿排出体外，所以尿液的抗生素浓度较高，大多数细菌停留在10^4／mL。长期应用抗生素，细菌容易变成L型，尿培养时，如做高渗培养基。

2. 尿浓度有较大变化时，如通过利尿剂的使用、饮入大量的水分及大量的输液等因素使尿液稀释，营养成分下降，以致细菌发育迟缓等，使一定量尿液中细菌数相对减少。此外，一般细菌在适宜的范围内能够很好地发育，但在尿液的pH5.0以下或 pH8.5以上则发育迟缓，甚至死亡。

3. 尿频时，膀胱内的细菌停留时间短，则细菌数少。

4. 采尿时，外阴部的消毒剂混入尿中，可杀死一定数量的细菌。若泌尿系统感染，而菌数少时，必须考虑上述因素的影响。事实上确诊为慢性肾盂肾炎的患者，尿中细菌数不到10^5／mL也并不少见。

十、粪便的细菌学检验

（一）直接涂片检查

粪便的涂片检查只适用有形态及染色特征的细菌，如弧菌属、分枝杆菌和葡萄球菌属，甚至真菌的检查，肠杆菌科和非发酵菌群等因无形态特征，一般不做涂片检查。

1. 弧菌属（霍乱弧菌）的涂片检查

（1）悬滴检查：取患者粪便制成悬滴标本，覆以盖玻片（或用压滴法），在高倍镜下观察细菌的动力。弧菌属（霍乱弧菌）均呈现极活泼的运动。常具有穿梭状，镜检如发现许多形态典型、运动活泼的弧菌，可根据运动特征，可疑弧菌，在上述悬滴标本中加1滴霍乱弧菌诊断血清后，若原运动活泼现象停止，为制动试验阳性，可初步诊断。

（2）染色检查：取米泔样粪便或絮状物，黏液部分涂片两张，干燥后用甲醇或乙醇固定，分别用革兰染色及1／10～1／5稀苯酚复红染色，油镜检查，有无革兰阴性，呈鱼群样排列，菌体弯曲的弧菌。

2. 葡萄球菌涂片检查 疑似葡萄球菌伪膜性肠炎的患者，可取水样便或肠黏膜样絮状物进行涂片，经革兰染色，镜检常可查见革兰阳性，排列呈葡萄状球菌，大量出现时，可报告为“革兰阳性球菌，形似葡萄球菌”。

3. 难辨梭菌的涂片检查 取疑似抗生素伪膜性肠炎患者粪便涂片，若发现革兰阳性粗大杆菌，有卵圆形芽孢位于菌体一端，可报告“找到似难辨梭菌样细菌”。

（二）培养检查

1. 运送培养基 卡里-布莱尔（Cary-Blair）培养基；甘油缓冲液培养基。

2. 选择性低的鉴别培养基 麦康凯琼脂；伊红美兰琼脂；中国兰琼脂；远腾氏琼脂；去氧胆酸盐琼脂。

3. 选择性高的鉴定培养基 SS琼脂；木糖赖氨酸去氧胆酸盐琼脂（XLD）；海克通（Hextoen）肠道琼脂（HE）；去氧胆酸盐-枸橼酸盐琼脂（DCA）；亚碲硫酸铋琼脂（BSA）；亮绿琼脂（BGA）等。

4. 选择性增菌培养基 亚碲酸盐肉汤；四硫黄酸肉汤；CN肉汤。对粪便标本做细菌培养时，要求包含一种选择性低的平板和一种选择性高的平板进行分离培养。必要时按培养的目的菌要求再配上相应培养基分离培养。一般常用配伍平板为：SS琼脂和麦康凯琼脂（或伊红美兰琼脂）；DCA和麦康凯；HE和麦康凯，必要时再加选择性增菌培养基。

十一、脓液及感染分泌液的细菌学检验

（一）标本采集

1. 应先用无菌生理盐水拭净病灶表面，再采取标本，以免影响检验结果。

2. 一般用无菌棉拭子采取脓汁及病灶深部的分泌物。瘘管可用无菌手法取组织块或碎片，放入无菌管内加塞后立即送检。

3. 脓汁标本以无菌注射器抽取脓液为好，也可在切开排脓时以无菌棉拭拭取，也可以将沾有脓汁的最内层敷料放入无菌容器内送检。

4. 厌氧感染的脓汁标本常有腐臭，应以无菌针管抽取深部脓液，排出多余空气，针尖插入无菌胶塞中立即送检。或将脓汁液注入封闭式的厌氧瓶内，或床边直接种于厌氧培养基中。如果来不及送检或接种时，可放在温室下短暂保存，或种于液体及半固体厌氧培养基中保存。不要冷藏，因冷藏对某些厌氧菌有害，而且在低温时氧的溶解度较高。

5. 放线菌的标本可用无菌棉拭子挤压瘘管，选取流出脓液中的“硫黄颗粒”盛于试管内送检。或将灭菌纱布条塞入瘘管内，次日取出送检。

（二）细菌学检验

1. 涂片检查

（1）取脓汁或分泌物涂成薄片，其后的检查步骤同痰标本的一般菌和结核分枝杆菌的涂片检查。

（2）放线菌检查：将脓液或纱布条经无菌蒸馏水洗涤后，寻找硫黄颗粒置玻片上压碎后镜检。

（3）淋病奈瑟菌涂片：观察有无典型细菌，在细胞内还是细胞外，根据标本来源即可初步判断。

（4）破伤风与气性坏疽梭菌均为粗大革兰阳性杆菌，注意芽孢及在菌体位置。

2. 细菌培养

（1）一般细菌培养：

培养基的选择：血琼脂平板、麦康凯琼脂平板和肉汤增菌管。

培养步骤：取脓液或分泌物直接画线接种血琼脂平板和麦康凯琼脂平板，较大量种于增菌管内，置35℃培养18～24小时，根据培养基上各种类型菌落，行涂片、染色、氧化酶和触酶试验，按其各类属细菌的特性分别进行鉴定。报告方式：有XX菌生长，或无一般需氧菌生长。

（2）炭疽杆菌培养：

培养基的选择：血琼脂平板。

培养步骤：取似炭疽的水泡或脓液画线接种于上述培养基内，置35℃培养18～24小时，如见有边缘不规则、毛茸状、灰白色、卷曲状、不溶血的较大菌落，涂片染色为革兰阳性，两端截平的大肠杆菌，可按炭疽杆菌鉴定之。报告方式，有炭疽芽孢杆菌生长，或无炭疽芽孢杆菌生长。

十二、生殖道分泌物的细菌学检验

（一）标本采集

1. 阴道、子宫颈及前列腺分泌液　应由专科医师采取，放于无菌试管内，立即送检。女性生殖道厌氧菌培养的标本采集：盆腔脓肿在消毒阴道后，由直肠子宫凹陷处抽取，针头插在无菌胶塞上送检。子宫分泌物用无菌导管抽取，导管外套一层保护膜，插入子宫后再戳穿外膜抽取分泌液。

2. 溃疡面取标本　先以无菌生理盐水擦溃疡面，然后用带有无菌橡皮手套的手指轻轻挤压，以细长毛细管采集组织液少许，或者以清洁玻片印片，涂片，革兰染色。

（二）细菌学检验

1. 直接涂片检查

（1）一般细菌及淋病奈瑟氏菌的涂片检查。

（2）杜克雷氏嗜血杆菌涂片检查：取分泌物涂片，革兰染色、镜检。如查见有十分细小的革兰阴性杆菌单独存在或成丛，可报告“找到革兰阴性杆菌，形似杜克雷氏嗜血杆菌”。

2. 细菌培养

（1）一般细菌及淋病奈瑟氏菌的培养：参阅本章尿液标本的细菌培养。

（2）结核分枝杆菌的培养：参阅本章痰标本结核杆菌的培养。

第二节　病毒感染的病原学检查

一、检测项目

（一）显微镜检查

1. 光学显微镜检查　苏木素-伊红染色，观察病灶组织细胞内包涵体的染色特性和在细胞内的位置（胞核内或胞质内），属非常规方法。

2. 电子显微镜检查　用电子显微镜观察经负染色标本或经石蜡包埋超薄切片中的病毒体形态，是病毒快速诊断的一种方法；由于技术要求高、仪器昂贵，只适用于难以用普通方法分离培养的病毒，如轮状病毒、甲型肝炎病毒、亚急性硬化性全脑炎病毒等感染的检查。

（二）病毒分离鉴定

以细胞培养应用最多，是病毒感染常规的诊断方法。根据病毒属和种的特性，选择适合其增生的细胞系。识别病毒增生的指标如下。

1. 致细胞病变作用（cytopathic effect，CPE）　观察细胞变圆、肿胀，巨核细胞形成和细胞内包涵体，确定病毒是否增生；根据细胞病变的速率和出现病变的细胞谱可初步诊断感染的病毒种类。

2. 红细胞吸附　不产生细胞病变的、具有血凝素的病毒有吸附豚鼠或鸡红细胞特征，借助该指标对正黏病毒、副黏病毒具有诊断价值。

3. 干扰现象　不产生细胞病变又不产生红细胞吸附的病毒，可干扰接种到同一细胞培养基的另一种病毒增生称干扰现象，常用干扰现象检测风疹病毒和鼻病毒。

4. 空斑形成　由病毒从感染细胞扩散到邻近细胞所产生的感染灶，经由中性红染色后，由于感染细胞的退行性变，不吸收中性红成为无色区域的空斑，根据空斑形成可初步做出病毒感染诊断，再用血清学方法做出鉴定。高效价单克隆抗体的免疫荧光染色为最佳方法，此外，尚可用血凝抑制、补体结合及中和试验。

（三）抗原检测

适用于血清型别较少、常规细胞培养不能增生的病毒。用病毒特异性抗体通过免疫荧光、免疫酶等免疫方法检测病毒的抗原。在保证一定量的抗原和高效价特异抗体前提下，诊断可在1天内完成。该技术不要求有完整的病毒体存在，是快速实用的方法。

（四）核酸检测

用核酸杂交技术可检测不能在细胞培养中生长的病毒，其特异性比检测抗原方法更高，但敏感性低于细胞培养。可用于巨细胞病毒、人乳头瘤病毒、人类免疫缺陷病毒等的检测。PCR具有高度敏感性，目前已用于检测临床标本中的人类免疫缺陷病病毒Ⅰ型、人乳头瘤病毒、丙型肝炎病毒核酸等，但必须注意交叉污染带来的假阳性结果。

（五）抗体检测

尽管抗体检查是目前临床实验室诊断病毒感染的主要方法，但它不如细胞培养、电镜和抗原检测能及时得到结果，往往用于回顾性诊断。但对于不能在常规细胞培养中快速复制的病毒，如EB病毒、风疹病毒、麻疹病毒、肝炎病毒的感染诊断，仍选择用血清学方法。另外，血清学试验可测定机体的免疫状况。

二、病毒感染检查项目的选择和应用

病毒分离和血清学检查是病毒感染诊断的常规实验室方法，光学显微镜和电子显微镜仅被选择性使用。对于那些能在细胞培养中复制病毒的感染，采集合格标本后，选择恰当细胞系进行接种，根据病毒增生指标识别，以血清学方法进行鉴定。对于不能在细胞培养中快速复制的病毒，利用细胞培养和抗原检测组合，即低速离心接种有病毒的细胞培养瓶，经16～20小时孵育后，用单克隆抗体染色，可早期、快速诊断病毒感染，如巨细胞病毒感染。那些不能在细胞培养中增生的病毒则使用核酸检测方法，快速提供检测结果，但它不能证明标本中病毒是具有感染性的。尽管过去认为血清学检查是实验室诊断病毒感染的主要手段，但更应注意是否能及时得到感染的信息，对那些可能新出现的病毒，只有用分离方法取得最好诊断结果。

第三节　性传播疾病检测

一、淋病的检测

淋球菌实验室检查包括涂片，培养检查淋球菌、抗原检测，药敏试验及PPNG测定，基因诊断。

（一）涂片检查

取患者尿道分泌物或宫颈分泌物，做革兰染色，在多形核白细胞内找到革兰阴性双球菌。涂片对有大量脓性分泌物的单纯淋菌性前尿道炎患者，此法阳性率在90%左右，可以初步诊断。女性宫颈分泌物中杂菌多，敏感性和特异性较差，阳性率仅为50%～60%，且有假阳性，因此世界卫生组织推荐用培养法检查女患者。慢性淋病由于分泌物中淋球菌较少，阳性率低，因此要取前列腺按摩液，以提高检出率。咽部涂片发现革兰阴性双球菌不能诊断淋病，因为其他奈瑟菌属在咽部是正常的菌群。另外对症状不典型的涂片阳性应做进一步检查。

（二）培养检查

淋球菌培养是诊断的重要佐证，培养法对症状很轻或无症状的男性、女性患者都是较敏感的方法，只要培养阳性就可确诊，在基因诊断问世以前，培养是世界卫生组织推荐的筛选淋病的唯一方法。目前国外推荐选择培养基有改良的Thayer-Martin （TM）培养基和NewYork City（NYC）培养基。国内采用巧克力琼脂或血琼脂培养基，均含有抗生素，可选择地抑制许多其他细菌生长。在36℃，70%湿度，含5%～10% CO_2（烛缸）环境中培养，24～48小时观察结果。培养后还需进行菌落形态，革兰染色，氧化酶试验和糖发酵试验等鉴定。培养阳性率男性80%～95%，女性80%～90%。

（三）抗原检测

1. 固相酶免疫试验（enzyme immunoassay，EIA） EIA可用来检测临床标本中的淋球菌抗原，在流行率很高的地区而又不能做培养或标本需长时间远送时使用，可以在妇女人群中用来诊断淋球菌感染。

2. 直接免疫荧光试验 通过检测淋球菌外膜蛋白I的单克隆抗体做直接免疫荧光试验。但目前在男女两性标本的敏感不高，特异性差，加之实验人员的判断水平，故该实验尚不能推荐用来诊断淋球菌感染。

（四）基因诊断

1. 淋球菌的基因探针诊断 淋球菌的基因探针诊断，所用的探针有质粒DNA探针，染色体基因探针和rRNA基因探针。

2. 淋球菌的基因扩增检测 PCR技术和连接酶链反应的出现进一步提高了检测淋球菌的灵敏性，它具有快速、灵敏、特异、简便的优点，可以直接检测临床标本中极微量的病原体。

（五）药敏试验

在培养阳性后进一步做药敏试验。用纸片扩散法做敏感试验，或用琼脂平皿稀释法测定最小抑菌浓度（minimum inhibitory concentration，MIC），用以指导选用抗生素。

二、尖锐湿疣的检测

（一）细胞学检查

细胞学检查主要是通过观察外生殖器和／或肛门等部位脱落的上皮细胞或尖锐湿疣病变组织染色后细胞形态的变化，以判断是否有尖锐湿疣亚临床表现或尖锐湿疣。

1. 检查方法　最常用于细胞学检查的方法是巴氏涂片法。女性患者取外阴和／或阴道分泌物，男性患者多采用病灶刮片或用生理盐水摩擦病灶涂片、尿道口印片，以获取脱落的上皮细胞，然后待干，经巴氏染色后进行细胞学检查。

2. 结果判断　在光学显微镜下观察凹空细胞（见组织病理检查中）。若见到凹空细胞则为阳性。除凹空细胞外，还可见到病毒包涵体和角化不良细胞。病毒包涵体特征为在脱落的上皮细胞核内或核旁胞质内可见圆形、椭圆形大小不等均质红染质块。角化不良细胞特征为细胞深伊红染色，核小而浓染。

3. 临床评价　细胞检查找到凹空细胞对诊断尖锐湿疣有重要意义。有报道巴氏涂片细胞学检查的特异性达90%，但其敏感性差，对HPV感染者只有15%～50%为阳性。尽管凹空细胞出现在有HPV生殖道感染中具有诊断意义，但有许多HPV感染的组织、特别是那些HPV潜伏感染的组织不出现凹空细胞。

（二）人乳头瘤病毒抗原检测

HPV感染人体表皮细胞后，在细胞内增生合成衣壳蛋白而成为HPV抗原成分。利用免疫酶染色可检测感染组织细胞内的HPV抗原成分，以了解有无HPV感染。

1. 检查方法　用于检查HPV抗原（HPV衣壳抗原）的方法主要是免疫组化法。取病变组织用抗生物素蛋白-生物素轭合物法（ABC法）或过氧化物酶抗过氧化物酶法（PAP法）对HPV抗原进行免疫组化染色后观察结果。

2. 结果判断　在光学显微镜下见到胞核内有棕黄色微细均匀颗粒为阳性细胞，即HPV抗原检查阳性。阳性细胞多位于表皮棘层中上部，多呈散在灶状分布。这些阳性细胞都是诊断性凹空细胞。

3. 临床评价　免疫组化法检查HPV抗原阳性对诊断HPV感染或尖锐湿疣具有重要意义。由于HPV抗原免疫组化方法只能确认细胞核的衣壳蛋白，此衣壳蛋白仅出现在HPV生活周期中的一个阶段（在后期病毒颗粒中产生），即抗原呈周期性表达，病变程度不同抗原量表达也不同，同时，这种方法需要大量病毒颗粒才出现阳性反应，此外，在制片过程中的处理也会使一些抗原丧失，故免疫组化法检出率较低，据一些资料报道HPV抗原检查的阳性率为48.9%～67.3%。因此，目前这种检测方法已很少应用。

（三）人乳头瘤病毒抗体检测

到目前为止，尚不能用血清学方法对HPV感染进行确诊和HPV分型。尽管已有检测某些HPV亚型的血清抗体来了解HPV感染与否，但通过检测血清中HPV抗体的方法来诊断尖锐湿疣或HPV感染还有大量工作要做，其中最为重要的是HPV的抗原性以及对相关HPV亚型所产生的抗体敏感性、特异性和生物学稳定性等均有待深入研究。

因此，血清中HPV抗体阳性的临床意义有待正确评价。

（四）人乳头瘤病毒DNA检测

1. 核酸分子杂交技术　在20世纪70年代末及80年代初，研究者们逐步找到一种具有较高特异性及较高敏感性诊断HPV的核酸分子技术。随后，经过不断研究，这种技术日臻完善，不仅能对HPV感染进行较为准确诊断，而且还能对HPV进行分型。

核酸分子杂交技术的关键是制备高特异性及高灵敏度的HPVDNA标记探针，这种探针可通过提取HPV DNA后纯化获得，也可通过人工重组表达和人工合成后纯化获得，然后用同位素或生物素进行标记，将已标记好的探针与待测标本在一定条件下进行杂交，根据放射性同位素及生物素的检测结果等来判定标本中是否存在互补的核酸链，以确定HPV DNA。用于检测HPVDNA核酸杂交技术中的方法有斑点杂交法、原位过滤杂交法、Southem印迹法等。

2. 聚合酶链反应技术　聚合酶链反应技术（PCR技术）是1985年由美国人Mullis和Saiki创建的，这是一种在体外由引物介导的DNA序列酶促合成反应，又称之为基因扩增技术。

PCR技术的原理主要是利用DNA聚合酶依赖于DNA模板的特性，模仿体内的复制过程，在附加的一对引物之间诱发聚合酶反应。PCR全过程是由DNA模板变性、模板与引物结合以及引物延伸3个步骤组成的不断重复的过程。每次重复的3个步骤称为一个周期，其中每一个步骤的转换则是通过温度的改变来控制的。由于每1个周期所产生的DNA均能成为下一个循环的模板，所以，PCR产物以指数方式增加，经过25～30个周期之后，理论上可增加109倍，实际上至少可扩增10^5倍，一般可达到10^7倍，结果可通过溴化已锭染色，紫外灯下观察或结合分子杂交技术来检测HPV DNA，以阳性或阴性来表示。

PCR技术具有特异性强、灵敏度高、操作简便、省时，对待检原始材料质量要求低等特点。该项技术已在医学领域以及在皮肤病检查中广泛应用。目前认为PCR技术是检测HPV DNA及分型的最好方法。用新鲜病变组织、固定包埋的病理组织、分泌物或黏液等标本，采用PCR技术对HPV DNA的检测不仅用于临床HPV所致不同疾病、调查不同人群或个体HPV的感染率，而且更多地应用于HPV致病、致癌机理的研究中。大量研究表明用PCR技术检测HPV DNA的阳性率远高于其他检测技术，是当今用于尖锐湿疣以及HPV感染诊断最常用的有力工具。

（五）组织病理学检查

1. 光学显微镜观察　在光学显微镜下，经典的尖锐湿疣组织病理常表现为凹空细胞、棘细胞层肥厚和一些不典型细胞，其特征如下：

（1）上皮呈疣状或乳头状增生，常伴有上皮脚延长、增宽呈假上皮瘤样增生；

（2）表皮角化过度、角化不全、角化不良。局部可见角化不全细胞堆积，特别是角化不全层细胞核较大，显示一定的非典型性。部分病例在表皮各层可见到胞质红染、核固缩深染的角化不良细胞；

（3）棘细胞层不同程度增生肥厚。有报道认为在上皮细胞呈乳头瘤样增生时，如棘细胞形态大小基本一致，棘细胞出现核大、核仁大、细胞间桥明显，对尖锐湿疣具有诊断意义。如在上皮细胞增生性病变中部分棘细胞具有上述特点，则提示有HPV感染存在的可能；

（4）基底细胞增生、层次增加，并有非典型性增生，核分裂增多；

（5）真皮乳头常呈尖乳头，或呈钝圆，有的乳头融合呈实性片块。乳头部毛细血管增生扩张，血管上移紧贴表皮。真皮内特别是真皮浅层有多少不等的淋巴细胞及浆细胞为主的细胞浸润，可见少数中性及嗜酸性粒细胞；

（6）在表皮内见到散在或群集的凹空细胞。凹空细胞（Koilocyte），有学者称为挖空细胞或空泡细胞。无论是细胞学检查（见前）还是组织病理学检查，凹空细胞的出现对诊断尖锐湿疣具有重要价值，有诊断性凹空细胞之称。

凹空细胞主要见于表皮浅层和／或棘细胞全层。典型的凹空细胞的形态等变化有以下特点：

（1）细胞体积大，核大，单核或双核；染色深，核变形或不规则，轻度异形性，核边缘不齐，呈所谓“毛毛虫”状；

（2）细胞核周围有空晕，为环状核周胞质空化，少量胞质围绕细胞核周围呈放射状细丝样贴附细胞核膜；

（3）细胞边缘尚存带状胞质；

（4）越向表皮浅层凹空细胞之胞质空泡化越明显，且细胞体积亦越大；

（5）凹空细胞群集存在，但无细胞间水肿。这种变化与一般细胞水肿或空泡变性不同，后者成群存在，常伴有细胞水肿，而且无核肥大变化。

2. 电镜下观察　尖锐湿疣表现为基底细胞明显增生，表皮各层细胞核增大、肿胀，可见1～4个大的核仁，有些核仁分裂成小块状，常染色质丰富。有些增生的核中可见1～3个核内小体，核内小体直径0.1～0.8μm。还可见到2种颗粒，一种是染色质间颗粒，直径为25～30nm，通常数十个聚集成簇状分布在常染色质区域；另一种是染色质周围颗粒，直径50～80nm，周围有15～20nm宽的空晕，常单个出现在异染色质周围。胞质中线粒体肿胀，内质网扩张，糖原溶解，有些肿胀破裂的线粒体，高度扩张的内质网和溶解的糖原在核周形成透明区或空泡区，即光镜下所见到的凹空细胞。凹空细胞可出现在表皮各层，以棘细胞层和颗粒层多见。淋巴细胞游走入表皮，真皮浅层毛细血管扩张，其周围有淋巴细胞、组织细胞浸润。

三、淋巴肉芽肿软下疳的检测

（一）补体结合试验

补体结合试验是本病重要的血清学诊断方法，能检测两种抗体：砂眼衣原体抗体和鹦鹉热衣原体抗体。因为人群中常见有衣原体感染，所以本试验阳性有助于诊断，但不能靠其结果决定诊断。患者血清滴度高，多为1：64或以上，而结膜炎沙眼衣原体感染时血清滴度低（1：16～1：32）。一般而言，本试验血清滴度1：8或1：6对本病诊断有提示意义，而1：64或以上则有诊断意义。恢复期患者血清滴度降低。此外，血清试验的结果不完全与抗生素治疗反应相平行。

（二）微量免疫荧光试验

微量免疫荧光试验能检测不同血清型衣原体特异性抗体，比补体结合试验更为敏感和特异，但因试验条件的限制，目前尚难以广泛应用。

（三）病原体培养

宜取肿大的淋巴结穿刺物接种在鸡胚卵黄囊，或做组织（细胞）培养或小白鼠颅内接种。阳性者有诊断价值。另需做细菌培养和涂片革兰染色，以除外葡萄球菌或其他细菌所致的淋巴结炎症。

（四）活体组织检查

取皮肤、黏膜损害或淋巴结制成切片，观察其病理变化，对诊断有提示意义。

（五）其他

可有高血球蛋白血症，白蛋白／球蛋白比例倒置，IgA、IgG增高，轻度贫血，白细胞增多，血沉加快，梅毒血清试验假阳性，冷沉球蛋白和类风湿因子阳性等。

四、梅毒的检测

梅毒相关检测方法：

（一）病原学检查

1. 暗视野显微镜检　暗视野显微镜检查是一种检查梅毒螺旋体的方法。暗视野，顾名思义即是显微镜下没有明亮的光线，它便于检查苍白的螺旋体。这是一种病原体检查，对早期梅毒的诊断有十分重要的意义。早期皮肤黏膜损害（一期、二期霉疮）可查到苍白螺旋体。一期梅毒苍白螺旋体多在硬下疳的硬结、溃疡的分泌物和渗出液中存在，肿大的淋巴结穿刺也可检出。二期梅毒苍白螺旋体可在全身血液和组织中检出，但以皮肤检出率最高。早期先天性梅毒，可以通过皮肤或黏膜损害处刮片发现梅毒苍白螺旋体。

2. 直接免疫荧光试验（direct Immunofluorescence assay，DFA）　DFA将特异的抗

梅毒螺旋体单克隆抗体用荧光素标记，如标本中存在梅毒螺旋体，则通过抗原抗体特异性结合，在荧光显微镜下可见到发苹果绿色的梅毒螺旋体。

3. 梅毒螺旋体镀银染色检查　梅毒螺旋体具有亲银性，可在银溶液染成棕黑色，所以可以从普通显微镜下观察到梅毒螺旋体。

（二）梅毒血清学检测

梅毒血清学检查对于诊断二期、三期梅毒，以及判定梅毒的发展和痊愈，判断药物的疗效都有十分重要的意义。梅毒血清学检查包括非梅毒螺旋体血清学试验和梅毒螺旋体血清学试验。前者常用于临床筛选及判定治疗的效果，抽血后1小时即可出结果，费用也低廉。后者主要是用于判定试验，但是它不能判定治疗效果，一旦患有梅毒，这一试验将终身阳性。

1. 非梅毒螺旋体血清试验　这类试验的抗原分为心磷脂、卵磷脂和胆固醇的混悬液，用来检测抗心磷脂抗体。由于这些试验具有相同的标准化抗原，所以敏感性相似。常用的有三种：①性病研究实验室玻片试验（venereal disease research laboratory slide test，VDRL）；②血清不加热的反应素玻片试验（unheated serum reagm test，USR）；③快速血浆反应素环状卡片试验（rapid plasma regain，RPR）。可用做临床筛选，并可做定量，用于疗效观察。

2. 梅毒螺旋体血清试验　包括有：①荧光螺旋体抗体吸收试验（fluorescence treponemal antibody absorption，FTA-ABS）；②梅毒螺旋体血凝试验（TPHA）；③梅毒螺旋体明胶凝集试验（treponema pallidum hemagglutination assay，TPPA）；④梅毒螺旋体制动试验（treponema pallidum，TPI）等。这类试验特异性高，主要用于诊断试验。

3. 梅毒螺旋体IgM抗体检测　梅毒螺旋体IgM抗体检测是近年来才有的新的诊断梅毒的方法。IgM抗体是一种免疫球蛋白，用它来诊断梅毒具有敏感性高，能早期诊断，能判定胎儿是否感染梅毒螺旋体等优点。特异性IgM类抗体的产生是感染梅毒和其他细菌或病毒后机体首先出现的体液免疫应答，一般在感染的早期呈阳性，随着疾病发展而增加，IgG抗体随后才慢慢上升。经有效治疗后IgM抗体消失，IgG抗体则持续存在，TP-IgM阳性的一期梅毒患者经过青霉素治疗后，2～4周TP-IgM消失。二期梅毒TP-IgM阳性患者经过青霉素治疗后，2～8个月之内IgM消失。此外，TP-IgM的检测对诊断新生儿的先天性梅毒意义很大，因为IgM抗体分子较大，其母体IgM抗体不能通过胎盘，如果TP-IgM阳性则表示婴儿已被感染。

4. 分子生物学检测　近年来分子生物学发展迅速，PCR技术广泛用于临床，所谓PCR即多聚酶链式反应，即从选择的材料扩增选择的螺旋体DNA序列，从而使经选择的螺旋体DNA拷贝数量增加，能够便于用特异性探针来进行检测，以提高诊断率。

5. 脑脊液检查　晚期梅毒患者，当出现神经症状，经过驱梅治疗无效，应做脑脊液检查。这一检查对神经梅毒的诊断、治疗及预后的判断均有帮助。检查项目应包括：

细胞计数、总蛋白测定、VDRL试验及胶体金试验。

五、沙眼衣原体感染的检测

（一）直接涂片镜检

沙眼急性期患者取结膜刮片，Ciemsa或碘液及荧光抗体染色镜检，查上皮细胞质内有无包涵体。包涵体结膜炎及性病淋巴肉芽肿，也可从病损局部取材涂片，染色镜检，观察有无衣原体或包涵体。

（二）分离培养

用感染组织的渗出液或刮取物，接种鸡胚卵黄囊或传代细胞，分离衣原体，再用免疫学方法鉴定。

（三）血清学试验

主要用于性病淋巴肉芽肿的辅助诊断。常用补体结合试验，若双份血清抗体效价升高4倍或以上者，有辅助诊断价值。也可用ELISA、凝集试验。

（四）PCR试验

设计不同的特异性引物，应用多聚酶链式反应可特异性诊断沙眼衣原体，具有敏毫性高，特异性强的特点，现被广泛应用。

六、支原体感染的检测

支原体实验室检测方法有：形态学检查、支原体培养、抗原检测、血清学方法和分子生物学方法。

测定支原体抗体的血清学试验方法中，有支原体特异性血清学检测和非特异性血清学检测：支原体特异性血清学检测方法中，最常用的是补体结合试验，另有间接免疫荧光染色检查法、生长抑制试验、代谢抑制试验、间接血凝试验、酶免疫法和酶联免疫吸附试验（ELISA）等。支原体的非特异血清学方法有肺炎支原体冷凝集试验与MG链球菌凝集试验，对支原体肺炎能起辅助诊断的作用。检测特异性抗体IgG的方法尚不能达到早期快速诊断的目的，抗原的检测为今后研究的发展方向。目前已有用酶联免疫吸附试验、荧光标记抗体、肺炎支原体膜蛋白单克隆抗体和反向间接血凝法直接检测分泌物和体液中支原体抗原的报道，具有很高的特异度和灵敏度。人体感染肺炎支原体后，能产生特异性IgM和IgC类抗体。IgM类抗体出现早，一般在感染后1周出现，3～4周达高峰，以后逐渐降低。由于肺炎支原体感染的潜伏期为2～3周，当患者出现症状而就诊时，IgM抗体已达到相当高的水平，因此IgM抗体阳性可作为急性期感染的诊断指标。如IgM抗体阴性，则不能否定肺炎支原体感染，需检测IgG抗体。IgG较IgM出现晚，需动态观察，如显著升高提示近期感染，显著降低说明处于感染后期。由此提示 IgG与IgM同时测定，可提高诊断率，达到指导用药、提高疗效之目的。

支原体分子生物学检测方法有基因探针和聚合酶链反应（PCR）等方法。基因探针的核酸杂交法，虽然敏感性和特异性都很高，但基因探针常用同位素标记，放射性危害大，设备要求高且烦琐难以推广，近年来发展的PCR技术，使得支原体检测变得简便、快速、敏感、特异，为支原体的检测和实验研究开辟了一个广阔的前景。

细胞培养（特别是传代细胞）被支原体污染是个世界性问题。国内外研究表明，95%以上是以下4种支原体：口腔支原体（M·orale）、精氨酸支原体（M·arginini）、猪鼻支原体（M·hyorhinis）和莱氏无胆甾原体（A·laidlawii），为牛源性。以上是最常见的污染细胞培养的支原体菌群，但能够污染细胞的支原体种类是很多的，国外调查证明，大约有二十多种支原体能污染细胞，有的细胞株可以同时污染两种以上的支原体。

支原体污染的来源包括工作环境的污染、操作者本身的污染（一些支原体在人体是正常菌群）、培养基的污染、污染支原体的细胞造成的交叉污染、实验器材带来的污染和用来制备细胞的原始组织或器官的污染。

七、念珠菌病的检测

诊断生殖器白色念珠菌病除典型的症状、体征外，实验室检查是必不可少的。一般做分泌物的直接镜检就可以明确诊断，有条件的也可做白色念珠菌的培养，能更明确诊断。直接镜检是非常简单的实验室方法。取少许分泌物置于玻璃片上，加一滴氢氧化钾或等渗的氯化钠溶液，覆盖上玻片，置于显微镜下，可见到白色念珠菌的孢子和菌丝。用这种方法诊断的准确率为70%。

生殖器白色念珠菌病常易与生殖器毛滴虫病相混淆。它们共有的症状为生殖器瘙痒，分泌物和白带增多，但是前者生殖器分泌物为乳酪状或豆渣状，后者生殖器分泌物为灰黄色，有腥臭味。直接镜检化验有助于二者的鉴别诊断。

生殖器念珠菌病绝大多数是一种条件致病性感染，除不洁性交引起本病的感染外，个体所患的某些疾病也是引起本病的原因。所以，在治疗本病前，应该检查有否患糖尿病、免疫缺陷病等，患者有否长期应用抗生素、激素等药物。如果患者有这样的情况，应及时予以治疗。这对治疗本病是非常关键的。

八、阴虱病的检测

阴虱虽然主要寄生于阴部和肛门周围体毛，但也偶见寄生于腋毛、眉毛或睫毛。它常贴伏于皮肤表面，也时常凭其螃蟹样的足爪紧抓阴毛，其卵则可牢固地黏附在阴毛上。皮肤被阴虱叮咬后，可出现高出皮面的红色丘疹，患者感瘙痒，经搔抓往往继发湿疹或毛囊炎。少数患者在股内侧或躯干处还可见蚕豆大至指头大的青灰色或淡青色的青斑，不痒，压之不褪色。这是由于阴虱吸血时，使人的皮肤微量出血，加上阴虱唾液中的色素使人的血红蛋白变为绿色而形成的。这种青斑可在阴虱杀灭后继续存在数月之久。将拔下的阴毛置于玻片上，如在显微镜下见到虱卵，即可确诊。

第四节　艾滋病的实验诊断

一、免疫学检查

循环淋巴细胞显著下降，TH细胞减少，TH／TS大于1.0；T细胞功能下降，迟发型皮肤试验转阴，体外试验证明以非特异性有比分裂原刺激时，T细胞反应降低，T细胞的细胞毒作用下降，产生白细胞介素-2及α-干扰素下降，乃细胞功能失调。多克隆性高球蛋白血症，对所抗原刺激不产生应有的抗体反应，自然杀伤细胞活性下降。

二、病毒及抗体检查

（一）HIV抗体检测的目的

HIV抗体检测可用于监测、诊断、血液筛查。

以监测为目的的检测：是为了解不同人群HIV感染率及其变化趋势而进行的检测，检测的人群包括各类高危人群和一般人群。

以诊断为目的的检测：是为了确定个体HIV感染状况而进行的检测，包括临床检测和自愿咨询检测、术前检测、根据特殊需要进行的体检等。

以血液筛查为目的的检测：是为了防止输血传播HIV而进行的检测，包括献血员筛查和原料血浆筛查。

（二）HIV抗体检测的要点

1. 筛查试验阳性不能出阳性报告。
2. 严格遵守实验室标准操作程序（SOP）。
3. 严格按照试剂盒说明书操作。
4. 注意防止样品间交叉污染。

（三）常规HIV抗体检测的方法

HIV抗体检测分为筛查试验（包括初筛和复检）和确认试验。

1. HIV抗体检测筛查试验

筛查试剂：必须是经国家食品药品监督管理总局注册批准、批检合格、在有效期内的试剂。推荐使用经临床质量评估敏感性和特异性高的试剂。

酶联免疫试验（enzyme linked immunospot，ELISA）：目前国内外主要使用第三代（双抗原夹心法）试剂，少致使用第二代试剂。血源筛查仍以第三代ELISA为主；国际上有些国家和地区已将线性免疫酶测定（第四代ELISA试剂）用于血源筛查。第四代ELISA试剂是最近发展起来的HIV抗原抗体联合测定试剂，可同时检测P24抗原和抗

HIV-1／2抗体。与第三代抗 HIV-1／2试剂相比，检出时间提前了4～9.1d。其优点在于能同时检测抗原、抗体，降低血源筛查的残余危险度。

快速检测（RT）：随着对HIV感染者和AIDS患者抗反转录病毒治疗的进展，及对无症状HIV感染者提供自愿咨询检测（VCT）的迫切需求，简便、快速的HIV检测方法被广泛应用常用的主要有以下几种：

明胶颗粒凝集试验（particle agglutination，PA）：PA是HIV血清抗体检测的一种简便方法，是将HIV抗原致敏明胶颗粒作为载体，与待检样品作用，混匀后保温（一般为室温）。当待检样品含有HIV抗体时，经抗原致敏的明胶颗粒与抗体发生抗原-抗体反应，根据明胶颗粒在孔中的凝集情况判读结果。

PA试剂有两种，HIV-1和HIV-2抗原共同致敏的PA试剂（AFD HIV-1／2 PA）。

HIV-1、HIV-2抗原分别致敏的PA试剂（SERODIA-HIV-1／2）可初步区分 HIV-1型和HIV-2型。

斑点EIA或称斑点ELISA（dot-EIA）以硝酸纤维膜为载体，将HIV抗原滴在膜上成点状，即为固相抗原。加血清样品作用，以后步骤同ELISA。阳性结果在膜上抗原部位显示出有色斑点。反应时间在10分钟以内，使用抗原量少。

斑点免疫胶体金（或胶体硒）快速试验与斑点EIA相似，也是以硝酸纤维膜为载体。区别在于不用酶标记抗体，而代之以红色的胶体金（或胶体硒）A蛋白，用渗滤法作为洗涤方法。试剂稳定，可室温长期保存。试验时不需任何设备，迅速、简便、特异性较好，敏感性约相当于中度敏感的ELISA，适用于应急检测、门诊急诊个体检测。目前已有在国内被SFDA批准注册的国外进口试剂和国内产品。一般可在10～30分钟内判读结果。

艾滋病唾液检测卡在硝酸纤维膜上包被人工合成的HIVgp41／gp36蛋白抗原，可同时检测含在唾液中的HIV-1／HIV-2抗体，原理为酶免疫间接法。主要检测唾液中的HIV IgA与IgG抗体，敏感性特异性与ELISA相近，可避免静脉穿刺。但样品预处理时间长且售价较高。

尿液HIV抗体检测1996年美国FDA首次批准HIV-1尿液ELISA试剂，我国也已研制出尿液HIV抗体检测试剂。主要适用于静脉注射毒品（IDU）人群和其他高危人群的大面积流行病学调查、监测。筛查阳性者仍需采血做确认试验才能确定。

筛查报告对呈阴性反应的样品，可由实施检测的实验室出具HIV抗体阴性报告；对呈阳性反应的样品，须进行复检，不能出阳性报告。

复检试验：对初筛呈阳性反应的样品用原有试剂和另外一种不同原理或不同厂家的筛查试剂重复检测。如两种试剂复测均呈阴性反应，则报告HIV抗体阴性；如均呈阳性反应，或一阴一阳，需送艾滋病确认实验室进行确认。

对HIV抗体筛查试验，呈阴性反应者可出具“HIV抗体阴性”报告；对初筛试验呈阳性反应者不能出阳性报告，可出具“HIV抗体待复查”报告。

2. HIV抗体确认试验　确认试验的试剂：必须是经国家食品药品监督管理总局注册批准、在有效期内的试剂。

确认试验方法：包括免疫印迹试验（WB）、条带免疫试验（LIATEK HIVⅢ）、放射免疫沉淀试验（RIPA）及免疫荧光试验（IFA）。国内常用的确认试验方法是WB。

确认检测流程有HIV-1／2混合型和单一的HIV-1或HIV-2型。先用HIV-1／2混合型试剂进行检测，如果呈阴性反应，则报告HIV抗体阴性；如果呈阳性反应，则报告HIV-1抗体阳性；如果不满足阳性标准，则判为HIV抗体检测结果不确定。如果出现HIV-2型的特异性指示条带，需用HIV-2型免疫印迹试剂再做HIV-2的抗体确认试验，呈阴性反应，报告HIV-2抗体阴性；呈阳性反应则报告HIV-2抗体血清学阳性，并将样品送国家参比实验室进行核酸序列分析。

确认试验结果报告确认试验由确认实验室根据检测结果出具“HIV抗体确认检测报告单”，报告HIV抗体阳性（+）、HIV抗体阴性（-）及HIV抗体不确定（±）。

第五节　寄生虫感染的病原学检查

一、概述

寄生虫学检验（parasitological laboratofi medicine）是研究寄生虫的形态、生活史、致病、实验诊断、流行和防治原则的一门科学，主要内容包括医学蠕虫、医学原虫、医学节肢动物和寄生虫病实验诊断技术等。通过学习，学会常见寄生虫病的实验室诊断方法，并能联系实际，分析有关流行因素，为制定有效防治措施提供依据，从而达到控制或消灭寄生虫病，提高人们健康水平和促进生产力发展的目的。

（一）寄生虫的种类

寄生虫种类繁多。在我国，已知寄生于人体的寄生虫多达230种。按寄生虫与宿主的关系，通常将人体寄生虫分为以下不同类别。

1. 按寄生部位　按寄生部位可分为体内寄生虫和体表寄生虫。生活在宿主体内的寄生虫称体内寄生虫，如寄生在宿主的腔道、器官、组织、细胞或体液中的原虫、蠕虫和某些节肢动物：暂时或较长阶段附着于宿主皮肤或侵害皮肤浅层的寄生虫称体表寄生虫，如虱、蚊、蜱、螨等吸血节肢动物。

2. 按寄生性质　可分为专性寄生虫、兼性寄生虫、偶然寄生虫和机会致病等寄生虫。

（1）专性寄生虫：生活史各阶段或某一阶段营寄生生活。大多数人体寄生虫为专性寄生虫，如旋毛虫、血吸虫、蛔虫、猪带绦虫、疟原虫等。

（2）兼性寄生虫：寄生虫既可在外界环境营自生生活并完成生活史，但如有机会侵入宿主体内也可营寄生生活，如粪类圆线虫。

（3）偶然寄生虫：因偶然机会侵入人体或动物体内寄生的寄生虫，如某些蝇蛆进入人体消化道寄生。

（4）机会致病寄生虫：某些寄生虫，在宿主体内通常处于隐性感染状态，不表现显著致病性。当宿主免疫力低下时（如艾滋病患者、长期使用免疫抑制剂的患者等），可出现异常增殖，致病力增强，使感染者表现明显的临床症状和体征或致死亡，这类寄生虫被称为机会致病寄生虫，例如隐孢子虫、卡氏肺孢子虫等。

（5）体内寄生虫：寄生在宿主细胞内和组织器官内的寄生虫。大多数人体寄生虫为体内寄生虫，如日本血吸虫成虫寄生在宿主门脉-肠系膜静脉系统；蛔虫成虫寄生在宿主肠道；弓形虫寄生在宿主的有核细胞内。

（6）体外寄生虫：某些寄生虫永久地寄生在宿主体表，如虱子、疥螨等；蚊、臭虫、蜱等只在吸血时在宿主体表作短暂停留，这类寄生虫被称为暂时性寄生虫。

3. 按寄生时间　可分为长期性寄生虫（如蛔虫和血吸虫等）和暂时性寄生虫（如蚊和蝇等）。

根据生物学分类系统，人体寄生虫分别归属于动物界（Kingdom Amimalia）的7个门，即线形动物门（Phylum Nemathelminthes）、扁形动物门（Phylum Platy-helminthes）、棘头动物门（Phylum Acanthocephala）、节肢动物门（Phylum Arthropoda）和原生动物亚界（Subkingdom Protozoa）中的肉足鞭毛门（Phylum Sarcomastigophora）、顶复门（Phylum Apicomplexa）和纤毛门（Phylum Ciliophora）。

（二）宿主的类别

寄生虫的不同发育阶段需要相应的宿主提供适宜其生存、繁殖的理化及营养环境，这就决定了一种寄生虫选择性地寄生于某种或某些宿主。寄生虫对宿主的这种选择性称为宿主特异性，是寄生虫在长期演化过程中形成的。在寄生虫生活史中，有的只需一个宿主，有的则需两个或两个以上宿主。根据寄生虫对宿主的选择性和寄生阶段等因素，可将宿主分为4种类型。

1. 终宿主　寄生虫成虫期或有性生殖阶段寄生的宿主称终宿主。

2. 中间宿主　寄生虫的幼虫期或无性生殖阶段发育或变态所必需的宿主称为中间宿主。如果有一个以上中间宿主，依据寄生的先后顺序分别称第一中间宿主和第二中间宿主。

3. 保虫宿主　有些寄生虫不仅在人体寄生，还可感染某些脊椎动物，并完成与人体内相同的生活阶段，作为人类寄生虫病的传染源，在流行病学上起保虫和储存的作用，这些动物称保虫宿主或储蓄（存）宿主。

4. 转续宿主（paratenic host）　滞育状态的寄生虫幼期寄生的非正常宿主。寄生虫的幼虫或童虫在这些宿主体内不能发育为成虫。

（三）寄生虫与宿主的相互作用

寄生虫与人体之间的相互作用是临床寄生虫学的核心内容。寄生虫具有运动、营养、代谢和繁殖等完整的生理功能。入侵人体、组织内移行和定居后的生理和生化代谢是个复杂的过程，相互作用的结果取决于寄生虫的数量和人体的生理状况。

1. 寄生虫对宿主的影响　寄生虫侵入宿主、移行、定居、发育、繁殖等过程，对宿主细胞、组织、器官乃至系统造成损害，概括起来主要有三方面。

（1）掠夺营养：寄生虫在宿主体内生长、发育及大量繁殖，所需营养物质绝大部分来自宿主，寄生虫数量越多，所需营养也就越多，可使宿主出现营养不良。这些营养还包括宿主不易获得而又必需的物质，如维生素B_{12}铁等微量营养物。如肠道寄生的蛔虫以宿主消化和半消化的物质为食，引起宿主营养不良；吸附于肠壁的钩虫吸食宿主血液，可导致贫血。

（2）机械性损害：在腔道内、组织内或细胞内的寄生虫和移行的幼虫可导致腔道阻塞、内脏器官的压迫、组织的损伤或细胞的破裂，引起相应疾病。例如蛔虫所致肠梗阻和胆管蛔虫症，棘球蚴在肝脏内的占位性损害，疟原虫导致红细胞的破坏等。

（3）毒性及免疫损害：寄生虫生长繁殖过程中不断向寄生环境排出分泌代谢产物，组织溶解酶以及死亡虫体的分解产物，造成寄生部位组织的增生、化生、坏死等损害，甚至导致癌变。例如溶组织内阿米巴引起的肝脓肿，埃及血吸虫引起的膀胱癌等。有些蜱的涎液具有神经毒性，叮咬后可致宿主肌肉麻痹甚至瘫痪。

寄生虫作为异物抗原还能诱导宿主产生免疫病理反应，其结果造成人体自身组织的损伤，如日本血吸虫虫卵在肝脏内引起的虫卵肉芽肿、疟疾患者的严重贫血和肾病、棘球蚴内囊液漏出使宿主发生的过敏性休克等。但是在寄生虫一宿主漫长演化过程成中，寄生虫为了自身的生存，可诱导宿主的免疫耐受，也可使宿主的免疫应答向细胞介导的免疫或体液免疫偏移，结果是某些寄生虫的感染可能使一些自身免疫性疾病病情缓解。例如有报道发现血吸虫感染可降低Ⅰ型糖尿病患者的血糖水平；肠道蠕虫感染可减轻哮喘和过敏性肠炎的发病率等。

2. 宿主对寄生虫的影响　寄生虫与宿主之间的密切关系通常使宿主受到寄生虫抗原的影响。这些抗原可能是寄生虫体抗原，或是寄生虫分泌物或排泄物的代谢抗原。在上述两种情况下，宿主均通过合成抗体对这些抗原产生特异性反应。宿主对寄生虫的免疫应答可能出现在抗原附着或沉淀处，或更广泛的部位，也许遍及宿主全身。免疫应答的最重要作用之一是限制虫体数量。

（1）非特异性免疫：这是先天就有的免疫力，是在宿主进化中逐渐形成和发展起来的，具有种属和遗传的特性。如皮肤、黏膜和胎盘的屏障作用，消化液、血清补体和吞噬细胞对病原的杀灭能力或清除作用。又如人体对某些寄生虫具有不感受性，鸡蛔虫不能寄生在人体内，鸟和鼠类的疟原虫不感染人体，西非黑人Duffy血型阴性基因型者不感染间日疟原虫等。

（2）特异性免疫：这是寄生虫感染人体后刺激机体免疫系统引起免疫应答而产生的获得性免疫力，主要表现为体液免疫和细胞免疫，两者分别通过不同的效应细胞即B淋巴细胞和T淋巴细胞介导，并有其他免疫括性细胞（如巨噬细胞、嗜酸性粒细胞和中性粒细胞等）参与。特异性免疫主要有两类。

1）消除性免疫：即人体感染某种寄生虫后产生完全的保护性免疫力，不仅能清除体内的寄生虫，而且还能完全抵御再感染。

2）非消除性免疫：即人体感染寄生虫后产生部分保护性免疫力，不足以清除体内的寄生虫，但却具有一定的抵御再感染的能力。寄生虫感染的免疫多属此类型。

通常，非消除性免疫导致大多数寄生虫感染表现为慢性过程，并可发生反复感染或复发，因而传染源持续存在，容易引起地方性流行。

（四）寄生虫生活史及感染阶段

1. 寄生虫生活史　是指寄生虫完成一代的生长、发育、繁殖和宿主转换的全部过程。寄生虫完成生活史需要有适宜的宿主和外界环境条件，包括寄生虫的感染阶段侵入宿主、在宿主体内移行、寄生、离开宿主的方式以及所需的各种宿主或传播媒介等。

2. 寄生虫生活史的类型　寄生虫的种类繁多，生活史多种多样、繁简不一，大致可分为以下两种类型。

（1）直接型：生活史中不需要中间宿主。寄生虫在宿主体内或自然环境发育至感染期后直接感染人。如小肠内的蛔虫和钩虫卵随粪便排出体外，在土壤中分别发育成感染性虫卵和感染性幼虫（丝状蚴），人是它们的唯一宿主。

（2）间接型：生活史中需要中间宿主。寄生虫在中间宿主体内发育后，再侵入终宿主（包括人类），完成其生活史。如丝虫幼虫（微丝蚴）必须首先进入蚊虫体内，经发育成感染性幼虫后，随蚊子吸血侵入人体淋巴系统，才能发育为成虫。蚊子是其中间宿主，人为终宿主。

3. 寄生虫的感染阶段　寄生虫生活史中有多个发育阶段，只有某一（某些）阶段对人体具有感染性，这一（些）特定阶段称为感染阶段或感染期。

4. 感染途径和寄生部位　寄生虫感染阶段侵入宿主的途径包括经口、皮肤、呼吸道、节肢动物叮咬、输血和胎盘等，其中随食物、饮水等经口进入人体是寄生虫最常见的感染方式。

寄生虫感染阶段进入宿主后，有的直接到达寄生部位，如蛲虫和鞭虫的感染期虫卵经口进入人的消化道后可直接在肠内发育为成虫；有些寄生虫则需要经过体内移行最后到达寄生部位，如蛔虫的感染期虫卵经口进入人的消化道后，孵出的幼虫需要穿过肠壁并循一定的途径在体内移行，然后再返回到小肠内定居和发育为成虫。体内寄生虫的寄生部位可大致分为消化系统（如肠道、肝和胆管等）、循环系统（如血管和淋巴管等）、神经系统、呼吸系统、皮肤与肌肉、泌尿和生殖系统、眼部和细胞内等。

（五）寄生虫感染与寄生虫病

寄生虫侵入人体并在体内生长一定的时间，这种现象称为寄生虫感染。如感染者出现明显的临床表现，则称寄生虫病。

1. 寄生虫感染的特征

（1）慢性感染与隐性感染：寄生虫感染以慢性感染为主。感染者在临床上出现一些症状后，不经治疗则逐渐转入慢性持续感染状态，并出现修复性病变，如血吸虫性肝纤维化的形成。

除感染利什曼原虫外，治愈后的寄生虫感染者对再感染没有抵抗力，即人体易发生再感染。反复发生的再感染，往往加重感染者的慢性病理损害，也会加重流行区人群寄生虫感染控制的难度。

隐性感染是指人体感染寄生虫后，既无明显的临床表现，也不能用常规方法检测到病原体的寄生现象。当宿主免疫功能不全时，例如长期使用抗肿瘤药物、免疫抑制剂或艾滋病患者，体内寄生虫增殖加快、致病力增强，出现严重临床症状。

（2）多寄生现象：人体同时有两种或两种以上寄生虫寄生，称为多寄生现象，这种现象在消化道的寄生虫相当普遍。如蓝氏贾第鞭毛虫与钩虫、蛔虫同时存在时，其生长、繁殖受到抑制；而与微小膜壳绦虫同时感染时，则有利于蓝氏贾第鞭毛虫的生存。

（3）异位寄生：异位寄生指寄生虫在常见寄生部位以外的器官或组织内寄生，常可引起异位损害。如卫氏并殖吸虫正常寄生于肺部，但也可寄生于腹腔、脑等处。

（4）幼虫移行症：某些蠕虫的幼虫侵入非正常宿主——人，不能发育为成虫，长期以幼虫状态存在，在皮下、组织、器官间窜扰，造成局部或全身的病变，称幼虫移行症。根据幼虫侵犯的组织、器官及症状，可分为内脏幼虫移行症和皮肤幼虫移行症。

（5）动物源性寄生虫病：动物源性寄生虫病是指在脊椎动物与人之间自然传播的寄生虫病。动物源性寄生虫包括原虫、蠕虫及舌形虫，也包括进入宿主皮肤或体内的寄生节肢动物，但不包括仅在宿主体表吸血或居留的节肢动物。目前已证实的动物源性疾病有196种，其中91种为寄生虫病。

2. 寄生虫病的临床表现　寄生虫病最常见的症状和体征主要包括发热、腹泻、贫血、过敏反应和肝脾肿大等。

（1）发热：发热是许多寄生虫病最常见的临床表现。疟疾、急性血吸虫病、丝虫病、阿米巴肝脓肿、旋毛虫病、黑热病、肝吸虫病和蠕虫幼虫移行症等常出现明显的发热症状。

（2）腹泻：许多肠道寄生虫能引起肠壁炎症、溃疡，导致血液和黏液渗入肠腔内形成的腹泻。可引起腹泻的寄生虫有溶组织内阿米巴、蓝氏贾第鞭毛虫、隐孢子虫、血吸虫、姜片虫、旋毛虫、绦虫、鞭虫和粪类圆线虫等。

（3）贫血：钩虫、疟原虫和杜氏利什曼原虫感染可引起严重的贫血，如钩虫病患者可出现低色素小细胞型贫血。

（4）营养不良和发育障碍：寄生虫直接或间接地从人体获得营养，以维持其生长、发育与繁殖。当人体自身的营养状况较差时，可引起营养不良或恶性营养不良，甚至低蛋白血症。某些寄生虫病如钩虫病、日本血吸虫病还可引起儿童不同程度的发育障碍，严重者可导致侏儒症。

（5）过敏反应：人体感染寄生虫后，常引起荨麻疹、血管神经性水肿、支气管哮喘等临床症状，严重者可因全身小血管扩张而引起过敏性休克。蠕虫感染多出现过敏反应，如血吸虫尾蚴性皮炎、蛔虫性哮喘和荨麻疹、包虫囊液引起的过敏性休克等。

（6）肝大，许多寄生虫寄生在肝脏，常引起肝脏损伤并出现相应的症状和体征，肝大是寄生虫性肝损害常见的体征。如血吸虫虫卵可沉积在肝组织，引起虫卵肉芽肿和肝纤维化；肝大还是疟疾的体征之一。

（7）脾肿大：脾肿大是脾脏因寄生虫直接或间接损害引起的显著体征，如黑热病、疟疾、血吸虫病均可出现脾肿大或巨脾症。

（8）嗜酸粒细胞增多：外周血及局部组织内嗜酸粒细胞增多是蠕虫感染常见的临床表现。外周血嗜酸粒细胞增多通常出现在侵袭组织器官的寄生虫感染，如蛔虫、并殖吸虫和管圆线虫感染。组织内嗜酸粒细胞增多通常出现在寄生虫死亡部位，如皮下犬钩口线虫感染。当某些寄生虫侵入中枢神经系统时，在脑脊液中也可查见嗜酸粒细胞，如广州管圆线虫、猪囊尾蚴在脑部寄生时。

（9）其他：寄生虫病的其他临床表现包括皮肤损害、中枢神经系统损害、眼部损害等，这些临床表现与寄生虫虫种及侵袭部位有关。

（六）寄生虫病检验的目的和方法

1. 检验目的　寄生虫病检验的目的在于了解或确定受检查者是否存在寄生虫感染，以明确诊断；或者是为了进一步鉴定虫种，以便进行鉴别诊断；或者是为了考核疗效，了解防治效果等。因此，寄生虫病检验不仅在临床上不可忽视，而且也是寄生虫病防治或监测工作的一个重要组成部分。在寄生虫病防治效果考核（验收）中，寄生虫病检验结果通常是最主要的评价指标。

2. 检验方法　寄生虫病检验主要包括病原学检验、免疫学检验及分子生物学检验等三个方面。病原学检验是确诊的依据，免疫学和分子生物学检验则通常是在难于从送检标本中找到寄生虫病原体，或者是在需要进行早期诊断以及开展寄生虫病普查工作时采用的重要手段。

熟悉或掌握寄生虫学基本知识、基本理论和基本技能是做好寄生虫病检验工作的前提。寄生虫病检验的主要步骤是：

（1）送检标本可靠：恰当的标本采集是寄生虫病实验诊断的最重要步骤。送检标本的采样，应根据患者的临床表现、流行病学信息、初步的临床诊断以及寄生虫的生活史来决定，如对来自血吸虫病疫区的发热患者，怀疑为急性血吸虫病，应收集患者的粪便做虫卵检查和毛蚴孵化检查。强调正确采集合理标本，注意标本的保存、运输、处理等环节，以保证送检标本可靠。

（2）选择正确的检查方法：人体寄生虫种类繁多，大小各异，且生活史复杂，致病阶段和可被检获阶段各不相同，因此，必须选择正确的检查方法才能保证检测结果的可靠和可信。如蛲虫、鞭虫均是肠道寄生虫，但蛲虫雌虫是在感染者熟睡时，从肛门爬出后在肛门外产卵，因此，诊断蛲虫病采用透明胶纸法或棉签拭子法，于清晨解便前或洗澡前从肛周采样，检查虫卵，而不是像诊断鞭虫感染一样做粪便检查。

（3）对检验结果进行鉴定或分析，报告力求正确。此外，对于大多数寄生虫病均可取患者血清进行免疫学或分子生物学检验，但在某些寄生虫病（如肺孢子虫病）患者血清中，不仅很难检测到循环抗体，而且也很难检测到循环抗原或DNA片段，这是值得注意的。

临床寄生虫学检验是一门经典学科，也是一门不断发展和创新的学科。随着现代免疫学和分子生物学理论和技术不断应用和渗透，临床寄生虫学检验已从主要依靠显微镜技术逐渐向以免疫学和分子生物学技术为主的方向发展。单克隆抗体技术、ELISA和胶体金快速诊断技术也成为许多寄生虫病临床诊断的主要手段，如用于疟疾快速诊断的商品化试剂盒Dipstick类的ParaSightTM-F和ICT-MalariaP.f. TM等。核酸杂交、PCR、基因芯片和蛋白质芯片等先进技术也开始在寄生虫病诊断中应用。系列化的快速诊断试剂、集成性和全自动化的诊断方法和仪器的研制将是今后的研究重点。

（七）寄生虫病的流行与防治

1. 寄生虫病的流行　寄生虫病流行是指寄生虫感染或寄生虫病在人群中发生、传播和转归或终止的过程，由传染源、传播途径和易感人群等环节构成。这个过程既是生物学现象，也是社会现象，与社会经济因素密切相关。

（1）寄生虫病流行的基本环节：寄生虫病的流行是寄生虫病在人群中发生、传播和转归的过程。寄生虫病流行必须具备三个基本环节，即传染源、传播途径和易感人群。

1）传染源：人体寄生虫病的传染源是指有寄生虫寄生的人和动物，包括患者、带虫者、保虫宿主和转续宿主（家养动物及野生动物）。作为传染源，其体内存在和（或）可排出寄生虫生活史中的某个发育阶段，污染环境，有的可在外界或另一宿主体内继续发育。例如，外周血液中含有疟原虫雌雄配子体的疟疾患者或感染者是疟疾的传染源；能排出成熟虫卵的血吸虫患者、感染者或保虫宿主是血吸虫病的传染源。

2）传播途径：寄生虫离开传染源，经过特定的发育阶段，侵入新的易感者的过程称寄生虫病的传播途径。通过传播途径，寄生虫完成更换宿主的过程，这也是寄生虫借此延续世代、维持物种生存的必然方式。常见传播途径可归纳为：

①经土壤传播：土源性蠕虫的卵需在土壤中发育为感染期虫卵或感染期幼虫，人因接触被感染期虫卵或幼虫污染的土壤而感染。如蛔虫病、钩虫病等主要经土壤传播。

②经水传播：寄生虫的感染期污染水源，人因饮水或接触疫水而感染。如饮水中含感染期蛔虫卵或溶组织内阿米巴成熟包囊，接触有血吸虫尾蚴的水体等。

③经食物传播：生食含感染期虫体（华支睾吸虫囊蚴、旋毛形线虫囊包幼虫、弓形虫包囊或假包囊等）食物，或食用被感染期虫卵或原虫包囊污染的食物均可致感染。

④经皮肤传播：寄生虫感染期直接侵入皮肤引起感染，如钩虫、血吸虫等。

⑤经媒介昆虫传播：有些寄生虫需在媒介昆虫体内发育至感染期，然后经昆虫叮刺吸血感染人体，如丝虫、疟原虫等。

⑥经接触传播：有些寄生虫可经直接或间接接触进行传播，如阴道毛滴虫、蠕形螨等。

⑦经胎盘传播：母体内寄生虫可经胎盘传播给胎儿，引起先天性感染，如疟原虫、弓形虫等。

⑧经输血传播：献血者患有寄生虫病，血内寄生虫可通过输血使受血者感染，如疟原虫。

此外，还有经其他途径传播的，如经呼吸道传播（肺孢子虫）、自体传播（猪囊尾蚴、微小膜壳绦虫）等。

3）易感人群：对寄生虫缺乏免疫力或免疫力低下的人群称为易感人群。作为个体则称为易感者。如某种寄生虫病非流行区的人到流行区生活，由于缺乏特异的保护性免疫力，故容易感染这种寄生虫。感染某种寄生虫后，产生的部分保护性免疫力可逐渐降低或消失，亦可引起再感染。通常儿童比成人更易感染。

（2）流行过程的影响因素：寄生虫病的流行受社会因素和自然因素的影响。自然因素与社会因素通过对传染源、传播途径和易感人群的作用而影响着寄生虫病的流行过程，其中社会因素的影响作用更大。

1）自然因素：气候、地理、生物物种等自然因素能影响寄生虫及其宿主的生存条件，如钩虫幼虫需要在温暖潮湿的土壤中进行发育，肺吸虫的保虫宿主需要特定的生态环境。自然因素也可以通过影响生物种群的分布及其活动，间接地影响寄生虫病的流行。自然因素对人群易感性的影响较少，但自然因素如气温等对人群的生产方式和生活习惯有一定的影响，会增加感染某种寄生虫的机会，如在血吸虫病流行区，适宜的温度增加了人群接触疫水的机会，因而有利于血吸虫病的流行。

2）社会因素：社会制度，经济发展水平、文化教育状况及医疗卫生设施、居民生活习惯及生产劳动方式等社会因素都对寄生虫病的流行产生重要影响。例如，我国新中国成立前后寄生虫病发病率高低变化悬殊。目前，肝吸虫病和肺吸虫病等食源性寄生虫病流行，这与人们食用醉虾或未熟的蟹或蝲蛄有关。

（3）寄生虫病的流行特点

1）地方性：有些寄生虫病的分布和流行有明显区域性，此与自然因素和生物因素的关系尤为密切。例如，在热带和亚热带，寄生虫病的流行更为严重，我国黑热病仅在长江以北白蛉滋生的地方流行。当然，社会因素的作用亦十分重要。例如，棘球蚴病主要分布在我国北部和西北部牧区，而钩虫病则常在用新鲜人粪施肥的旱田作物地区。

2）季节性：寄生虫病的流行有明显的季节性。以节肢动物为宿主或媒介传播的寄生虫病，其流行季节与有关节肢动物的季节消长一致。如间日疟的流行季节与中华按蚊或嗜人按蚊的活动季节一致，人源性黑热病与中华白蛉活动季节相符。人群生产或生活活动的季节性、寄生虫感染阶段所需的气候条件等，均为寄生虫病季节性流行的重要因素。

3）自然疫源性：在原始森林或荒漠地区，某些寄生虫病在野生脊椎动物之间传播，人类偶尔被卷入这一过程而感染，这种现象称自然疫源性，该类地区称为自然疫源地，具有自然疫源性的动物源性寄生虫病属于自然疫源性疾病，如肺吸虫病、血吸虫病、黑热病、肝吸虫病等。

2. 寄生虫病的防治原则

（1）控制或消除传染源：通过普查普治带虫者和患者，查治家畜或杀灭野生动物保虫宿主，控制和消除传染源。通过对流动人口的监测，控制流行区传染源的输入和扩散。

（2）切断传播途径：加强粪便和水源的管理，搞好环境卫生和个人卫生，加强动物性食品的卫生管理，控制或杀灭媒介节肢动物和中间宿主。

（3）保护易感者：进行健康卫生教育，增强预防意识，加强集体和个人防护工作，改变不良的饮食和卫生习惯，改进生产方法和生产条件，用驱避剂涂抹皮肤以防吸血节肢动物媒介叮刺，对某些寄生虫病还可采取预防服药的措施。

（4）加强寄生虫病监测：寄生虫病监测是控制寄生虫病的重要环节，可了解控制寄生虫病的对策和措施的效果和效益，以迅速获得疫情，及时防治，特别是加强流动人口的监测，以防止寄生虫病的扩散。

二、阿米巴病

阿米巴病（amebiasis）是指由溶组织内阿米巴（Entamoeba histolytica）及其他阿米巴感染所致的一类疾病。其中最重要的是由溶组织内阿米巴引起的疾病。根据其病变部位及临床表现的不同可分为肠阿米巴病（intestinal amebiasis）和肠外阿米巴病（extra-intestinal amebiasis）。肠阿米巴病又称阿米巴痢疾（amebic dysentery），其并发症以阿米巴肝脓肿（amebic liver abscess）最为多见。

可引起阿米巴病的其他阿米巴主要有耐格里属（Naegleria）和棘阿米巴属（Acan-thamoeba）。它们都属于无需寄生于动物或人类而营自由生活的阿米巴，可导致原发性阿米巴脑膜脑炎、角膜溃疡等。

（一）溶组织内阿米巴形态与生活史

溶组织内阿米巴生活史中有滋养体和包囊两个阶段。

1. 形态

（1）滋养体：在新鲜阿米巴痢疾患者黏液血便或阿米巴肝脓肿穿刺液中，可见其运动活泼，形态多变，虫体直径约20～40μm。内外质分界清楚，外质透明，向外伸出舌状或指状伪足。内质颗粒状，内有细胞核、食物泡，可见被吞噬的红细胞、白细胞和细菌。虫体经铁苏木素染色后，细胞核结构清楚，呈蓝黑色、泡状，核膜内侧缘有一层排列整齐、大小均匀的核周染色质粒，核仁小，常居中，其与核膜之间隐约可见纤细的网状核纤丝。

（2）包囊：球形，直径10～20μm，囊壁较厚。碘液染色后，囊壁光滑透明呈黄色，内含1～4个核。未成熟包囊含核1～2个，有糖原泡，呈棕红色，拟染色体呈棒状。成熟包囊有4个核，糖原泡和拟染色体多已消失。经铁苏木素染色的包囊，核结构清楚，与滋养体相似但稍小，拟染色体呈蓝黑色棒状，两端钝圆，糖原泡为空泡状。

2. 生活史　溶组织内阿米巴生活史简单，其基本过程是包囊→小滋养体→包囊。四核包囊是感染期，人若食入被四核包囊污染的水和食物后，包囊能抵抗胃酸的作用，在小肠下段碱性消化液的作用下，囊壁变薄，出现微孔，虫体脱囊而出，形成囊后滋养体，此期甚短，随即分裂成八个单核小滋养体。小滋养体寄生在回盲部的结肠黏膜和肠腺窝内，以肠内黏液、细菌及消化的食物为营养，以二分裂法增殖。当小滋养体随肠内容物移动到横结肠时，由于营养物质减少，水分被吸收，粪便成形等肠内环境的改变，停止活动，排出内容物，虫体团缩变圆，进入囊前期，随后胞质分泌囊壁，形成包囊，随成形粪便排出。早期只有一个核，经分裂形成双核和四核包囊。当宿主肠蠕动加快时，未来得及形成包囊的小滋养体也可随腹泻便排出，但很快死亡。四核包囊通过污染食物、水源再感染新宿主。

（二）致病与临床

1. 致病　溶组织内阿米巴对宿主的致病机制包括滋养体对靶细胞和组织的黏附、杀伤、吞噬以及细胞内降解的一系列过程，其具有侵入结肠壁和其他器官、适应宿主的免疫反应以及表达致病因子的能力，这些致病因子如260kDa半乳糖／乙酰氨基半乳糖凝集素（Gal／GalNAc lectin）、阿米巴穿孔素、半胱氨酸蛋白酶等具有破坏细胞外间质、接触溶解宿主组织和抵抗补体溶解的作用。

另外，当虫体侵入结肠或经血流播散，虫体接触到机体的补体系统时，可产生抗补体作用，使其免受补体的溶解和破坏。

2. 临床表现　溶组织内阿米巴感染后，潜伏期一般约2周，短者仅2天。可表现起病突然或隐匿，呈暴发性或迁延性，临床上分肠阿米巴病和肠外阿米巴病。

（1）无症状感染者：仅在粪检时可查见包囊。溶组织内阿米巴感染者中只有极少数为无症状者，已有报道认为这些无症状的包囊携带者一般在年内会出现结肠炎症状。实际上，无症状包囊携带者中有90%为迪期帕内阿米巴的感染。

（2）肠阿米巴病

1）急性肠阿米巴病：起病缓慢，临床症状有腹部不适、腹痛、腹泻，每日大便数次至10次左右，量多。若病变发生在盲肠部位，则呈单纯性腹泻，在粪便中可找到溶组织内阿米巴滋养体，此时为非痢疾性阿米巴结肠炎。如病变发生在乙状结肠和直肠，则痢疾症状较明显，大便呈脓血便，以血便为主，呈暗红色或紫红色，有时呈烂肉样，常有腐败腥臭味，此时为阿米巴痢疾。全身症状不明显，常无发热，偶有间歇性发热，持续性高热常提示合并细菌性感染。

2）暴发性肠阿米巴病：起病急剧，患者中毒症状明显，呈重病容，衰弱，高热可达40℃，可有剧烈腹痛、腹泻，次数在每天15次以上，为脓血便，镜检易找到滋养体。此型多见于儿童、孕妇、营养不良者及应用肾上腺皮质激素者。此型患者发生肠出血及肠穿孔的危险性较大，如不及时抢救，患者常死于毒血症。

3）慢性肠阿米巴病：常由急性肠阿米巴病治疗不彻底而引起，临床上常呈间歇性发作，间歇期常无任何症状，但在过度劳累、饮食不当等诱因下引起发作。发作时患者每天腹泻3～5次，呈黄色糊状便，带有少量黏液和血液，也可为脓血便，有时也可与便秘交替发生。病程可持续数月或更长。

（3）肠外阿米巴病

1）阿米巴性肝脓肿（amebic liver abscess）：是肠道阿米巴感染的并发症。阿米巴原虫是从结肠溃疡侵入门静脉所属分支而进入肝内的。阿米巴性肝脓肿绝大多数是单发的，主要应与细菌性肝脓肿鉴别。阿米巴肝脓肿可发生于溶组织内阿米巴感染数周至数年之后，多因机体免疫力下降而诱发。寄生在肠壁的溶组织内阿米巴大滋养体可经门静脉直接侵入肝脏。其中，大部分被消灭，少数存活的大滋养体继续繁殖，引起小静脉炎和静脉周围炎。在门静脉分支内，大滋养体的不断分裂繁殖可而引起栓塞，并通过其伪足运动、分泌溶组织酶的作用造成局部液化性坏死，形成小脓肿。随着时间的延长，病变范围逐渐扩大，使许多小脓肿融合成较大的肝脓肿。从大滋养体入侵肝脏至脓肿形成常需历时1个月以上。肝脓肿通常为单个大脓肿。由于大滋养体可到达肝脏的不同部位，故亦可发生多发性肝脓肿。肝脓肿大多位于肝的右叶，这与盲肠及升结肠的血液汇集于肝右叶有关。少部分病例可位于肝的左叶，亦可左右两叶同时受累；脓肿的中央为坏死灶，含红细胞、白细胞、脂肪、坏死的肝组织及夏一雷结晶。脓肿周围纤维组织增生而形成薄壁。有活力的大滋养体都附着于壁上组织中。在脓腔中央的大滋养体多已失去活力或死亡。由于在肝脓腔中缺乏形成包囊的条件，因此不可能发现包囊。肝脓肿呈局限性占位性病变，其他肝组织五常。当肝脓肿发生继发性细菌感染时，可从脓液中分离到细菌，脓液转呈土黄色或黄绿色，臭味较浓。若阿米巴肝脓肿不能及时诊治，可发生穿破而造成脓液外泄，引起腹膜炎。

多有阿米巴肠病或腹泻病史，一般发生于腹泻后1～2周或一个月。①发热：早期多有畏寒发热，一般为38℃～39℃，热型不规则，以间歇热或弛张型居多，脓肿形成后常为低热或无发热。继发感染或脓肿穿破时可出现稽留性高热及寒战。②肝区疼痛及肝大：多为肝区持续性钝痛。有时向右肩部放射，肝区叩击痛及局部压痛明显。③全身症状；患者常伴乏力、食管缺乏、恶心等。可出现轻度黄疸。④并发症：脓肿穿破至胸腔可引起脓胸、肺脓肿或支气管瘘，穿破至腹腔可产生腹膜炎，左叶肝脓肿可穿破至心包引起心包炎。

2）肺阿米巴病：较少见，常继发于右上叶肝脓肿向胸腔破溃，或由肠阿米巴经血行播散造成。肺脓肿多见右下叶，患者主要表现有胸痛、呼吸困难、咳嗽和咳巧克力样痰，死亡率较高。

3）脑阿米巴病：虽较少见，但起病急，预后差。常合并有肝脓肿，多是大脑皮质的单个脓肿，可发展成脑膜脑炎。临床症状有头痛、呕吐、眩晕、精神异常等，重症患者若不及时治疗，可在12～72小时内死亡。

（三）实验室检测

1. 病原学检测

（1）生理盈水涂片法：取急性痢疾患者的脓血便、阿米巴肠炎的稀便检查活动的滋养体。要求做到两点，即标本必须新鲜、送检愈快愈好。标本置于4℃环境中不宜超过4～5小时。典型阿米巴痢疾的粪便具有五个特点：①粪便为酱红色黏液样。②具腥臭味。③黏液中有黏集成团的红细胞和较少的白细胞。④有时可见菱形的夏科-莱登结晶。⑤有活动的滋养体。

（2）硫酸锌离心浮聚法：取粪便约1g，加10～15倍的水，充分搅拌，滤去粗渣，置离心管内，反复离心沉淀3～4次，至水清为止，倾去上液。在沉渣中加入比重为1.18（浓度为33%）的硫酸锌液少许，调匀后再加硫酸锌液，随加随调匀，加于离管口约1cm处，离心沉淀约1分钟，用金属环取表面的粪液于载玻片上或加碘液1滴镜检。本法适于检查原虫包囊和蠕虫卵。

（3）汞碘醛离心沉淀法：取粪便约1g（约黄豆大小），加适量（约10ml）汞碘醛液，充分调匀，用两层脱脂纱布过滤去粗渣，置离心管中，再加乙醚4ml，摇约2分钟，静置2分钟，2000r／min璃心1～2分钟，即分成乙醚、粪渣、汞碘醛、沉淀物四层，弃去上三层，取沉淀物镜检。本法适用于检查粪便中的原虫包囊及滋养体。

临床上不典型的迁延型阿米巴病较为多见，带虫者排出包囊呈间歇性，无症状患者的病变不限于盲肠和升结肠，常规湿涂片及固定染色涂片的检出率很低，一次检出率往往不超过30%。但间隔1天以上的3次送检，检出率可提高到60%～80%，5次送检检出率可达90%以上。

在粪便内检查阿米巴滋养体或包囊时，应与非致病性阿米巴（如结肠内阿米巴等）、其他原虫和巨噬细胞等相鉴别。

（4）包囊的碘液染色：用滴管吸取1滴碘液置于载玻片中央，再用牙签或火柴杆取少许粪便在碘液中涂匀，加上盖玻片，用高倍镜观察包囊。包囊染成淡棕色，圆球形，囊壁发亮，有1～4个细胞核，呈小亮圈状。在单核或双核包囊内，糖原泡染成棕色，边界不明显，染色体呈亮棍状。应注意溶组织内阿米巴包囊与人酵母菌、脂肪滴的鉴别。人酵母菌形状大小不等。内有较大的空泡；脂肪滴的反光性较强，不着色，内无任何结构。

（5）铁苏木素杂色法：Schaudinn液或聚乙烯醇固定后，用铁苏木素杂色法染色，可见：滋养体的核仁和核膜为深蓝黑色，核仁与核膜之间色淡清晰，核膜内染色质粒均匀分明；细胞质为蓝色，食物泡呈深蓝色，红细胞呈红色，包囊呈蓝色，核仁、核膜、染色质粒同滋养体样；拟染色体呈深蓝黑色，糖原泡呈空泡状（因在染色过程中糖原泡已被溶解之故）。本法适用于检查肠内原虫。标本适于长期保存。

（6）培养法：可采用洛克液营养琼脂培养基法。以无菌操作向每斜面培养管内加入洛克液2ml、灭活兔血清0.5ml、消毒米粉、青霉素和链霉素少许，室温中预温15分钟后可进行接种含有溶组织阿米巴滋养体或包囊的排泄物，置35～37℃温箱中，24～48小时后检查、转种。

（7）组织检查：可用乙状结肠镜或纤维结肠镜直接观察，观察黏膜溃疡，同时可做活检或刮拭物涂片或压片镜检。活体标本必须取材于溃疡边缘或者在深层刮取标本。脓腔穿刺应取材于壁部，此处易发现滋养体，同时应注意脓液性状特征。必要时，还可刮取活组织，以5%甲醛固定、切片、染色制成标本，镜检滋养体。

应注意患者用药情况、治疗措施等对检查滋养体的影响。若服用了杀虫剂、抗生素、收敛剂、泻剂、高或低渗灌肠溶液、钡餐等或有自身尿液污染标本时，均可导致抵抗力较弱的滋养体死亡，并影响检出率。

2. 免疫学诊断　国内常用间接荧光抗体试验（IFA）、间接血凝试验（IHA）和酶联免疫吸附试验（ELISA）等检测特异性抗体。间接荧光抗体试验的抗原易获得，其敏感性和特异性较强，当抗体滴度在1：64以上，一般无交叉反应，对阿米巴肝脓肿患者阳性率高达95%～100%，对肠阿米巴病可达50%～90%，但需荧光显微镜。间接血凝试验敏感性强，检测阿米巴肝脓肿阳性率可达100%，肠阿米巴病阳性率98%，其操作简便，但结果不够稳定，抗原制备较难。酶联免疫吸附试验敏感性高、特异性强、重复性好，但所用抗原要求高。目前已有应用重组抗原检测抗体的报告，其敏感性和特异性均在90%以上。近年还发展了检测抗原的方法，用单克隆抗体检测粪便、脓液中虫源性抗原即可确定现症患者。

3. 基因诊断　采用PCR技术和DNA探针技术检测粪便标本、脓肿穿刺液、粪便培养物、活检的肠组织、皮肤溃疡分泌物中溶组织内阿米巴滋养体的DNA。此方法还可用于区分致病性溶组织内阿米巴和非致病性迪斯帕阿米巴感染。编码溶组织内阿米巴29kDa／30kDa富半胱氨酸蛋白基因设计的引物，具有良好特异性和敏感性，检测该基因对阿米巴病的诊断和治疗都很有意义。

注意事项：对那些用显微镜、免疫学或基因诊断均未获阳性结果，但临床高度怀疑的病例，可用结肠镜取样活检，但不敏感，可辅以免疫组织化学或免疫荧光试验以提高敏感性，也可提纯DNA进行基因分析诊断。

4. 血常规　急性阿米巴病或伴有细菌感染者，其外周血液中白细胞总数和中性粒细胞比例增高。部分患者可出现嗜酸粒细胞增多。

此外，还可采用病理学和影像学方法，对患者进行诊断。典型的肠阿米巴病理变化是口小底大的烧瓶样溃疡，一般仅累及黏膜层，溃疡间的黏膜正常或稍有充血水肿。镜下可见组织坏死伴少量的炎症细胞，以淋巴细胞和浆细胞为主，中性粒细胞极少见。急性重症病例，溃疡可深及肌层，并可与邻近溃疡融合，引起大片肠黏膜脱落。肠外阿米巴病往往呈无菌性液化坏死，周围浸润主要以淋巴细胞为主，中性粒细胞极少见，滋养体多在脓肿边缘。对肠外阿米巴病，如肝脓肿可用超声波、计算机断层扫描、核磁共振检查，结合免疫学及基因分析作出诊断。

三、滴虫病

滴虫寄生于女性阴道、尿道口和男性尿道、前列腺内，引起滴虫性阴道炎或尿道炎。其致病型、感染型和基本生活型均为同一发育时期，即滋养体时期。其主要传染途径有：经性交直接传播；经公共浴池、浴盆、浴巾、游泳池、坐式便器、衣物等间接传播；通过污染的器械及敷料传播。

（一）滴虫形态与生活史

阴道毛滴虫的生活史简单，只有滋养体期。滋养体无色透明，似水滴样，有折光性，活动力强，借其前鞭毛的摆动和体侧波动膜的波动作螺旋式运动。固定染色后，呈梨形或卵圆形，大小为（10～30）μm×（5～15）μm，虫体前1／3处有1个椭圆形的细胞核，前端有5颗排列成环形的毛基体，由此发出4根前鞭毛和重根后鞭毛，后鞭毛向后伸展，连接波动膜外缘，与波动膜等长。波动膜位于虫体一侧，其长度不超过虫体的一半，基部有1条基染色杆。1根轴柱由前向后纵贯虫体中央并伸出体外。细胞质内有许多染色颗粒，在轴柱和基染色杆周围较多。

滋养体主要寄生于女性阴道，尤以阴道后穹隆部多见，其次是尿道、子宫等处。男性感染者多寄生于尿道或前列腺，也可侵及睾丸、附睾或包皮下组织。虫体以二分裂法繁殖。滋养体既是本虫的繁殖阶段，又是感染阶段。通过直接或间接接触的方式传播。

（二）致病与临床

滴虫性阴道炎的发病与阴道内环境关系密切。健康女性的阴道内有乳酸杆菌存在，能酵解上皮细胞内的糖原产生乳酸，使阴道内保持酸性环境（pH3.8～4.4），从而抑制其他细菌的生长繁殖，称为阴道自净作用。滴虫寄生后，可阻碍乳酸杆菌的酵解作用，使乳酸生成减少，使阴道内pH值转变为中性或碱性。

有利于滴虫的大量繁殖，并会引起继发性细菌或真菌感染，致阴道黏膜炎症，出现阴道壁黏膜充血、水肿，上皮细胞变性脱落，白细胞浸润等。

此外，阴道毛滴虫的分泌物可能与病变程度有关。研究显示，阴道毛滴虫对哺乳动物细胞有接触依赖性细胞病变效应，如虫体分泌的细胞离散因子能够促使体外培养的哺乳动物细胞离散，可能也会使阴道上皮细胞脱落。细胞离散因子可能是阴道毛滴虫毒力的标志，其生成量与病变程度有关。

滴虫性阴道炎的临床症状还受阴道内雌激素浓度的影响，雌激素浓度越低，临床症状越重，其原因可能是β－雌二醇能降低细胞离散因子的活性。因此，在治疗滴虫性阴道炎时，若在阴道内置入雌激素丸剂，可提高局部雌激素浓度，减轻临床症状，达到协同治疗的效果。

阴道的病变程度与滴虫感染度以及继发感染等因素有关，轻度感染者的阴道黏膜可无异常。多数女性感染者的症状不明显或无临床症状。最常见的临床症状为白带增多，外阴瘙痒，或有烧灼感。用阴道内镜检查可见分泌物增多，呈灰黄色泡沫状，或乳白色液体。合并细菌感染时，白带中有脓液，或有粉红色黏液。阴道壁黏膜呈弥散性充血和鲜红色点状损害，或仅见片状充血。若感染累及尿道，患者出现尿频、尿急、尿痛等症状。少数病例可见膀胱炎。有学者认为阴道毛滴虫感染与宫颈肿瘤的发生有关。

在自然分娩过程中，婴儿可能经产道感染滴虫，引起呼吸道和眼结膜炎症。

男性感染者常无临床表现，有时在尿道分泌物或精液内可查见虫体。当感染累及前列腺、或输尿管高位时，可出现尿痛、尿急、尿痛，前列腺肿大、触痛以及附睾炎症。男性带虫者尿道的稀薄分泌物内常含虫体，可使配偶重复感染。此外，阴道毛滴虫可吞噬精子，或滴虫感染阴道分泌物增多可影响精子活力，导致男性不育症。

（三）实验室检测

1. 病原学检测

（1）生理盐水涂片法：是常规的检查方法。以消毒的棉拭子在阴道后穹窿、子宫颈及阴道壁上拭取分泌物，置于含有1～2ml温暖生理盐水的小试管内，取1～2滴于载玻片上镜检。本法简便、快速、检出率高，因此在临床上和普查时常用。应注意，在冬天要做好保温并检查迅速，以防因滋养体受冷而活力降低，从而增加了鉴别的困难。

（2）涂片染色法：将阴道分泌物涂成薄膜，瑞氏或吉姆萨染色，镜检。此法不仅能观察滋养体，还能观察阴道的微生物相和清洁度。

2. 免疫学检测　用ELISA或LAT（胶乳凝集试验），检测阴道分泌物中的阴道毛滴虫抗原。

四、贾第虫病

蓝氏贾第鞭毛虫寄生于人体小肠、胆囊，主要在十二指肠。有致病性。由于其寄生并对肠黏膜产生刺激作用，故可产生腹痛、腹泻、胆囊炎等。亦有无症状的带虫者。若感染本虫又同时感染细菌性痢疾时，可使病情延长，常常转为慢性。

贾第虫病呈全球性分布，已被列为全世界10种危害人类健康的主要寄生虫病之一，其流行与饮水卫生、感染者的免疫功能有密切关系，因此贾第虫病是一种水源性疾病（waterbome disease），也是一种机会性寄生虫病。一些家畜和野生动物也可作为该虫的宿主，也是一种人畜共患病。

（一）蓝氏贾第鞭毛虫形态及生活史

1. 形态　蓝氏贾第鞭毛虫的生活史包括滋养体和包囊两个阶段。

（1）滋养体：滋养体呈倒置梨形，两侧对称，前端宽钝，后端尖细，背部隆起，腹面略内凹或略扁平，腹面前半部有1个吸器。虫体长9～21μm，宽5～15μm，厚2～4μm。虫体内有1对细胞核，位于吸器中间。细胞核无核周染色质粒。4对鞭毛由位于2个细胞核之间的基体发出，按位置分为前侧鞭毛、后侧鞭毛、腹鞭毛和尾鞭毛。纵贯虫体中部有轴丝1对，其伸出体外的部分为尾鞭毛的一部分。轴丝中段有1对弧形中体。

（2）包囊：椭圆形，长8～14μm，宽7～10μm，囊壁较厚，表面光滑，在永久染色标本中胞质收缩导致囊壁与胞质之间常有空隙，胞质内可见细胞内轴丝；经碘液或铁苏木素染色后，未成熟包囊可见2个核，成熟包囊4个核。

2. 生活史　滋养体寄生人体小肠，主要在十二指肠，偶尔寄生于胆囊和胆管。虫体以吸盘吸附于肠黏膜上吸取营养，并以纵二分裂法繁殖。当滋养体落入肠腔，可随肠内容物下移至结肠，由于环境的改变，形成包囊，随粪便排出体外。包囊在外界抵抗力较强，四核包囊为感染期，若污染了食物或饮水经口进入人体，包囊在十二指肠脱囊而发育成滋养体。一般包囊见于成形粪便中，滋养体见于腹泻患者粪便中。

（二）致病与临床

1. 致病　不同虫株以及相同虫株表达不同表面抗原的克隆之间的致病力是不同的。由于大量虫体的覆盖和吸盘对小肠黏膜表面的机械性损伤，以及原虫分泌物和代谢产物对肠黏膜微绒毛的化学性损伤，破坏了肠黏膜的吸收功能，使得维生素B_{12}吸收减少；虫体寄生数量多时，与宿主竞争营养，可造成宿主营养不良。以及细菌的协同作用等都是贾第虫致病的主要原因。

（1）虫株致病力：不同的虫株具有不同的致病力，如GS株比ISR株的感染性强。

（2）宿主免疫力：免疫缺陷者、丙种球蛋白缺乏者、分泌型IgA缺乏者、胃酸缺乏者不仅容易感染贾第虫，而且可出现慢性腹泻和吸收不良等严重临床症状。胃肠道分泌的IgA有清除肠道原虫的作用，但贾第虫滋养体能够分泌降解IgA的蛋白酶，使得该虫可以在小肠内寄生、增殖，从而致病。肠道中沙门菌、痢疾杆菌感染可加重贾第虫病，使病程延长。

（3）二糖酶缺乏：二糖酶减少可加重小肠黏膜病变、造成腹泻。动物实验表明，在二糖酶水平降低时，贾第虫滋养体可直接损伤小鼠的肠黏膜细胞，使小肠微绒毛变短，甚至扁平。有研究证明贾第虫病患者就存在二糖酶减少的现象。

滋养体吸附、嵌入肠黏膜上皮细胞表面。大量虫体寄生时还可侵入肠黏膜。小肠黏膜呈现典型的卡他性炎症，黏膜固有层可见急性炎性细胞（多形核粒细胞和嗜酸粒细胞）和慢性炎性细胞浸润，绒毛变粗，上皮细胞坏死脱落等。上述病理改变是可逆的，治疗后可恢复正常。

2. 临床表现　典型患者表现为以腹泻为主的吸收不良综合征，腹泻呈水样性，量多、恶臭、无脓血、含较多脂肪颗粒，以及胃肠胀气、呃逆和上中腹部痉挛性疼痛等急性期症状。这时要注意与急性肠阿米巴病、细菌性痢疾、食物中毒、急性病毒性肠炎和毒性大肠杆菌引起的腹泻进行鉴别。儿童患者可由于腹泻，引起贫血及营养不良，导致生长滞缓。急性期若不及时治疗，可转为亚急性期表现为间歇性排粥样恶臭软便，伴腹胀、痉挛性腹痛、恶心、厌食等消化道症状。一旦发展为慢性期反复发作，表现为周期性稀便、恶臭，病程可达数年。艾滋病等免疫功能低下者，容易产生慢性腹泻和吸收不良等临床症状，故贾第虫也是机会致病性原虫。

当滋养体寄生于胆囊、胆管时，可引起胆囊炎、胆管炎。目前对此观点已有不同看法。认为这是在十二指肠液或胆汁液引流过程中，虫体从肠壁脱落入引流液，而误认为是虫体寄生于胆管。实际上，滋养体可能并不寄生于胆囊或胆管。

（三）实验室检测

1. 病原学检测

（1）粪便检查：从粪便中查到滋养体或包囊是临床常用酌简单可靠的诊断方法。腹泻便查滋养体用生理盐水涂片法，成形便使用碘液染色法查包囊，也可用醛醚浓集法来提高包囊检出率。由于包囊形成有间歇性，故应隔日查1次，连查3次以上为宜。

（2）十二指肠液或胆汁检查：粪检多次阴性，临床上又不能完全排除此虫感染，引流十二指肠液或胆汁镜检，可提高检出率，但此法患者较痛苦，不易接受。近年来采用肠检胶囊法代替本法，方法简便易行，患者易于接受，效果好。

（3）小肠活组织检查：利用内镜取活组织进行压片或切片染色检查。此法敏感而可靠，可用于诊断有困难的病例。

2. 免疫学检查　免疫学检查有较高的敏感性和特异性，常用的有酶联免疫吸附试验（ELISA）和间接荧光抗体试验（IFA）等方法。ELISA阳性率较高，一般只作为临床辅助诊断，更适宜的是用于流行病学调查。IFA的阳性率较ELISA高，与十二指肠引流液检查的符合率可达100%，但一般只适用于个例的诊断，不能替代病原检查。

3. 分子生物学方法　用标记的贾第虫滋养体基因组DNA或重组克隆的DNA片段制成的DNA探针，对粪便样本中贾第虫的检测具有较高的敏感性和特异性，但目前此法还不能替代常规的病原检查广泛应用于临床。

五、疟疾

疟疾（malaria）是疟原虫经按蚊叮咬传播而引起的寄生虫病。疟原虫经血流侵入肝细胞内寄生繁殖，使红细胞成批破裂而发病。其临床特点为间歇性定时发作的寒战、高热继以大汗而缓解。间日疟和卵形疟常有复发。恶性疟疾发热不规则，常引起凶险发作。

寄生于人体的疟原虫有四种：间日疟原虫、恶性疟原虫、三日疟原虫和卵形疟原虫，它们分别引起间日疟、恶性疟、三日疟和卵形疟。上述四种疟原虫的生活史基本相同，即在生长发育过程中分两个阶段，需要人和蚊两个宿主，人为中间宿主，蚊为终末宿主。

疟疾是古老的疾病。公元前1401～前1122年，我国殷墟甲骨文中已有“疟”的字样。公元前770～前403年，我国《黄帝内经》就有关于疟疾的描述，较古希腊希波格拉底的记载早3个世纪。中外古人均认为疟疾与恶浊空气有关，人类认识疟原虫及其生活史经历了近一个世纪。

法国军医Laveran（1880）在发热患者的血涂片中发现红细胞边缘有圆形和新月形小体，在红细胞之间有一些丝状体活动（出丝的雄配子）；1884年被命名为疟原虫，并证明可经血液传播；1897年，Ross在吸患者血的按蚊体内观察到卵囊，又成功地用库蚊传播鸟疟原虫。Laveran和Ross的发现是疟疾研究的重要里程碑，他们分别获得1907年和1902年的诺贝尔奖。

（一）疟原虫形态及生活史

1. 形态　疟原虫透明无色，基本构造为核、胞质和胞膜。用吉姆萨或瑞氏染剂染色后，在光学显微镜下可见核染成红色，胞质为蓝色，疟原虫分解血红蛋白后的代谢产物——疟色素不着色，仍保持原来的棕褐色、黄棕色或黑褐色。现以间日疟原虫为例，将薄血膜中的形态描述如下。

（1）环状体：胞质呈纤细的环状，中间为空泡，细胞核小，位于外环的一侧，状似戒指。

（2）滋养体：摄食和生长阶段，虫体明显增大，有时伸出伪足，胞核增大但不分裂，胞质中开始出现分解血红蛋白代谢产物形成的疟色素颗粒，出现不同形态的小点。被感染的红细胞形态发生变化。

（3）裂殖体：滋养体发育成熟，外形变圆，空泡消失，核开始分裂，称未成熟裂殖体。核不断分裂，每一个分裂的核被部分胞质包囊，形成许多小的个体，称为裂殖子（merozoite）。胞内散在的疟色素渐趋集中，呈不规则块状，此时原虫已发育成熟，称成熟裂殖体（mature schizont）。

（4）配子体：疟原虫经过数次红细胞内裂体增殖后，部分裂殖子侵入红细胞后不再进行裂体增殖，而发育为配子体。配子体圆形或椭圆形，胞质无空泡，疟色素均匀分布于虫体内，核1个，有雌雄之分：雌配子体，虫体较大，胞质致密，深蓝色，疟色素多而粗大；核小，较致密，深红色，多位于虫体一侧。雄配子体，虫体较小，胞质稀薄，浅蓝而略带红色；核大，较松散，淡红色，多位于虫体中央。被寄生的红细胞胀大，有薛氏点。

2. 生活史　寄生人体的4种疟原虫生活史基本相同，均需要人和雌性按蚊2个宿主。在人体内先后寄生在肝细胞和红细胞内，进行裂体增殖，在红细胞内分化出配子体，完成无性生殖世代和有性世代的初期发育。在按蚊体内，完成配子生殖和孢子增殖。

（1）在人体内的发育：疟原虫在人体的发育可分为2个时期，即红细胞外期和红细胞内期。

1）红细胞外期（exoerythrocytic stage，简称红外期）：子孢子为疟原虫的感染期。当阳性雌按蚊刺吸人血时，子孢子随其唾液进入人体，约经30分钟～1小时从血中消失。子孢子首先与宿主血清糖蛋白结合，再与库普弗细胞的突起部位接触，并分泌环子孢子蛋白（cricumsporozoite protein，CSP），然后与肝细胞膜特异受体结合并靠其分泌物的作用而主动侵入肝细胞，摄取营养进行发育并裂体增殖，形成红外期裂殖体，内含裂殖子的数目因虫种而异。含成熟裂殖体的肝细胞胀破，裂殖子释出进入肝血窦，一部分被吞噬细胞吞噬消灭，其余部分侵入红细胞内发育。

目前认为间日疟原虫和卵形疟原虫子孢子具有遗传学上不同的两种类型，即速发型子孢子（tachysporozoites，TS）和迟发型子孢子（bradysporoaoites，BS）。当速发型子孢子进入肝细胞后，很快发育并完成红外期裂体增殖；而迟发型子孢子视虫株的不同，经过一段或长或短的休眠期，然后被激活，才完成红外期裂体增殖。休眠期的子孢子被称为休眠子。不同种、株疟原虫完成红外期发育的时间不同。恶性疟原虫和三日疟原虫无迟发型子孢子，速发型子孢子红外期发育的时间分别为5～7天与11～12天。间日疟原虫和卵形疟原虫的速发型子孢子红外期发育的时间分别为6～8天和9天，而迟发型子孢子在肝细胞内有数月至年余的休眠期。

2）红细胞内期（红内期）：红外期裂殖体胀破肝细胞，裂殖子释放入血，很快侵入红细胞，开始红内期裂体增殖。以间日疟原虫为例，在红细胞内，依次经过以下发育期。

①滋养体发育：裂殖子进入红细胞发育为环状体和滋养体。在滋养体以后，因红细胞内原虫消化血红蛋白，血红素聚集形成的疟色素，此时感染红细胞亦随之增大，并出现薛氏点。

②裂殖体：约经40小时，间日疟原虫晚期滋养体发育成熟，虫体变圆，胞质内空泡消失，核开始分裂，称未成熟裂殖体。之后核继续分裂，胞质随之分裂，疟色素渐

趋集中。最后，分裂的每一小部分胞质包绕一个胞核，形成裂殖子。这时含有裂殖子的虫体称为成熟裂殖体。在红细胞受染后48小时左右，形成成熟裂殖体。由于裂殖子的运动，导致红细胞破裂，裂殖子逸出进入血液。从红细胞释出裂殖子的全过程约需1分钟。在血液中的裂殖子，一部分被吞噬细胞吞噬，一部分侵入健康的红细胞，重复裂体增殖过程。

③配子体形成：疟原虫经过几次红细胞内裂体增殖，部分裂殖子在红细胞内不再进行裂体增殖，而发育为雌性配子体或雄性配子体，这是疟原虫有性生殖的开始。成熟的雌雄配子体如被适宜的按蚊随同血液吸入蚊胃后，即可继续发育。否则经一定时间后即变性，而被吞噬细胞吞噬。

（2）在按蚊体内的发育：当雌性按蚊刺吸患者或带虫者血液时，疟原虫红细胞内期各阶段随着血液进入蚊胃，只有配子体能继续发育并进行有性生殖，其余各阶段均被消灭。雌、雄配子体在按蚊胃内发育成雌、雄配子。雄配子钻进雌配子内，受精后形成圆球形的合子。合子变长，能活动，成为动合子。动合子穿过蚊胃壁，在胃弹性纤维膜下形成圆球形的卵囊。卵囊逐渐长大并进行孢子增殖。成熟卵囊直径约50～60μm，内含1000～10000个子孢子。子孢子可由卵囊壁上的微孔逸出或随卵囊破裂散出，随蚊血淋巴钻入蚊体各组织，部分到达蚊唾腺。当含子孢子的按蚊再叮人吸血时，子孢子便随蚊唾液进入人体，又开始在人体内的发育。

（二）致病与临床

疟原虫红细胞内期是主要致病阶段。红细胞外期的疟原虫对肝细胞虽有损害，但常无明显临床症状。

1. 潜伏期　子孢子侵入人体到疟疾发作前这段时间称为潜伏期，包括子孢子侵入肝细胞、红细胞外期发育成熟所需时间，加上疟原虫经数代红细胞内期裂体增殖达一定数量所需时间的总和；如为输血感染疟疾则仅需后一段时间。

疟原虫潜伏期长短主要取决于疟原虫的种、株的生物学特性，也与感染疟原虫的数量与方式、机体免疫力以及服用抗疟药等有关系。在我国，不同种株间日疟原虫的潜伏期长短差别明显，短潜伏期为8～31天，长潜伏期6～12个月，甚至2年，这与速发型子孢子和迟发型子孢子在人体肝细胞内的发育时间有关。潜伏期的长短一般间日疟短为11～25天，长为6～12个月，个别可长达625天。恶性疟潜伏期为7～27天，三日疟为18～35天。但侵入人体疟原虫数量多，或经输血输入大量无性体，或机体免疫力降低时，潜伏期常较短；服抗疟药者潜伏期可能延长。

2. 疟疾发作　疟原虫的致病阶段是红内期各阶段。发作是由红内期的裂体增殖所致。疟疾的一次典型发作表现为寒战、高热和出汗退热3个连续阶段。引起发作的血中疟原虫数量的最低值称为发热阈值。间日疟原虫发热阈值为10～500个／μl血，三日疟原虫为140个／μl血，恶性疟原虫为500～1300个／μl。引起发作的原因主要是红内期成熟裂殖体胀破红细胞，大量的裂殖子、疟原虫代谢产物、残余的和变性的血红蛋白以及红细胞碎片一并进入血流，其中一部分被巨噬细胞、中性粒细胞吞噬，刺激这些细胞产生内源性致热原，与作为外源性致热原的疟原虫代谢产物共同作用于宿主下丘脑的体温调节中枢而引起发热。疟色素不是致热原。随着血内刺激物被吞噬和降解，机体通过大量出汗，体温逐渐恢复正常，进入发作间歇期。疟疾发作的周期性与红内期裂体增殖周期一致。典型的间日疟和卵形疟48小时发作一次；三日疟72小时发作一次；恶性疟36～48小时发作一次。但初发患者、儿童、不同种疟原虫混合感染及曾服过抗疟药者，发作的症状及周期性均不典型。随着机体对疟原虫产生的免疫力逐渐增强，大部分原虫被消灭，发作可自行停止。

3. 疟疾的再燃和复发　疟疾初发停止后，经过数周或数月，患者无再感染，体内残存的少量红内期疟原虫重新大量繁殖又引起的疟疾发作称为疟疾的再燃。再燃与宿主抵抗力和特异性免疫力下降及疟原虫抗原变异有关。疟疾患者红内期原虫已被彻底消灭，未经蚊媒传播感染，经过一段无症状的潜隐期（latent period），又出现疟疾发作，称为复发。临床上常难以区分再燃和复发。复发机制目前仍有争论，但一般认为由肝细胞内休眠子复苏，发育的裂殖子再进入红细胞内繁殖引起。子孢子休眠学说虽可较好解释疟疾的复发，但什么因素导致休眠子复苏尚不清楚。间日疟和卵形疟既有再燃又有复发。恶性疟原虫和三日疟原虫无迟发型子孢子，故恶性疟和三日疟只有再燃而无复发。

4. 并发症　疟疾的病理改变主要是单核–巨噬细胞系统增生所致。疟原虫在人体细胞内增殖，引起机体强烈反应，全身单核–巨噬细胞系统显著增生。血中单核细胞增多，血浆球蛋白升高。恶性疟原虫多在内脏微血管内增殖，以内脏受损为主，特别是脑部明显。随着疟疾发作次数的增加，患者可出现一系列并发症，可概括为以下几个方面。

（1）贫血：疟疾发作数次后，出现贫血症状。发作次数越多，病程越长，贫血越重。红内期疟原虫直接破坏红细胞是疟性贫血的主要原因。此外，贫血还与以下因素有关。

1）脾功能亢进：脾脏在健康人仅吞噬衰老和不正常的红细胞。当患疟疾时，脾脏肿大，巨噬细胞大量增加，巨噬细胞不仅吞噬受疟原虫感染的红细胞，还大量吞噬正常红细胞。由于红细胞被吞噬后，含铁血红素沉积于单核吞噬细胞系统中，铁不能被重复利用合成血红蛋白，更加重了贫血的程度。

2）骨髓造血功能受抑制，红细胞生成减少。

3）免疫性溶血：宿主产生特异性抗体，容易与疟原虫抗原形成抗原抗体复合物附着在正常红细胞上。免疫复合物可激活补体，引起红细胞溶解或被巨噬细胞吞噬。此外，由于红细胞被疟原虫寄生后，使隐蔽的红细胞抗原暴露，刺激机体产生自身抗体（IgM），导致红细胞破坏。

（2）脾大：初发患者多在发作3～4天后，脾开始大。脾大主要原因是脾充血和单核吞噬细胞增生。长期不愈或反复感染者，脾大十分明显。脾大可达脐下，重量由正常人的150克至上千克，甚至3 000克。早期抗疟治疗，脾可恢复正常。慢性患者，脾不能缩小到正常体积。

（3）凶险型疟疾：无免疫力的或因各种原因延误诊治的疟疾患者，可因血中原虫数量剧增而出现凶险症状。主要表现为持续高热、抽搐、昏迷、重症贫血、肾衰竭等，来势凶猛，若不能及时诊治，死亡率很高。凶险型疟疾临床分脑型疟、胃肠型、厥冷型、超高热型。以脑型疟最常见也最危险。脑型疟大多数由恶性疟原虫所致，间日疟偶有发现。凶险型疟疾发病机制尚未确定，在机械阻塞学说、炎症学说、弥散性血管内凝血学说中，大多数学者支持机械阻塞学说。综合上述学说，引起凶险型疟疾的主要原因是：①恶性疟原虫繁殖快，裂殖子数目多；②机体缺乏免疫力；③被寄生红细胞表面出现突起，红细胞黏附在小血管内皮；④被寄生红细胞变性能力降低，在血管堆积，组织缺血、缺氧而坏死。

（4）黑水热：有的疟疾患者突发寒战高热，继以全身酸痛、腰痛、头痛、呕吐，尿呈茶色至黑色，巩膜及皮肤黄染，肝、脾肿大并伴有压痛、贫血，病情发展迅速，数小时内出现溶血性黄疸，尿量减少，重者可在几天内死亡，称之为黑水热。多见于恶性疟，偶见于间日疟和三日疟。目前认为是抗红细胞抗体增加所致的自身免疫现象。

（5）疟疾性肾病：多见于三日疟长期未愈者，以非洲儿童患者多见。主要表现为全身性水肿、腹腔积液、蛋白尿和高血压，最后可导致肾衰竭。而且当成为慢性后，抗疟药治疗也无效。此综合征是由Ⅲ型变态反应所致的免疫病理性改变，多发生在有高效价疟原虫抗体和高水平IgM的患者。重症恶性疟患者有的也发生此症状，但临床表现较轻，药物治疗易愈。

（6）其他类型疟疾：如先天疟疾、婴幼儿疟疾、输血性疟疾等。输血疟疾是指由输血后引起的疟疾，临床表现与蚊传疟疾相似。其潜伏期长短与输血的原虫数、注射途径和受血者的易感性有关。库血贮存时间短于6天者最危险，7～12天较安全。当前输血较为普遍，血源复杂，对输血性疟疾应予以重视。

（三）免疫

1. 先天性免疫　先天性抵抗力由遗传所决定，无需感染即存在。如西非黑人90%以上为Duffy血型抗原阴性，对间日疟原虫有完全的先天抵抗力，而东非大多数人为Duffy血型抗原阳性，间日疟的流行比较严重。原因是Duffy血型抗原阴性者红细胞膜上无间日疟原虫的受体，间日疟原虫不能侵入红细胞。又如，由于遗传基因所造成的镰状红细胞（Hbs）贫血患者或红细胞缺乏葡萄糖-6-磷酸脱氢酶（G-6-PD）患者对恶性疟原虫具有抵抗力。

2. 获得性免疫　人体在疟原虫及其代谢产物刺激下诱发的主动免疫；孕妇经胎盘传递给胎儿的抗体，以及注射外源性抗体所产生的被动免疫，都是机体对疟原虫的特异性免疫。

获得性免疫通过体液免疫和细胞免疫两种应答形式发挥效应。

（1）体液免疫：体液免疫在疟疾保护性免疫中有十分重要的作用。当原虫血症出现后，血清中IgG、IgM和IgA抗体水平明显增高，尤以前两种更甚。但对疟原虫具有特异作用的抗体只是少部分，主要是IgM。重要抗体有：中和抗体，此抗体对裂殖子的中和作用可促使裂殖子凝集，能阻止其对靶细胞结合和入侵；调理素抗体，介导抗体依赖的吞噬作用和抗体依赖、细胞介导的细胞毒（ADCC）作用。此外，保护性抗体还可能通过与巨噬细胞结合，激活并释放细胞因子（如TNF-α）和其他有害的物质（如 NO等）杀灭胞内原虫。

（2）细胞免疫：产生免疫效应的细胞主要是激活的巨噬细胞、T细胞和自然杀伤细胞。抗原肽-MHC复合物与T细胞受体（TCR）的结合可产生细胞内信号的传导，诱导细胞因子产生。由淋巴因子激活巨噬细胞等效应细胞，这些效应细胞通过直接吞噬或主要由Th1细胞产生的细胞因子，如IFN-γ、TNF-α、IL和活性氧（OH^-、H_2O_2、NO^{2-}）等方式，杀死疟原虫。细胞免疫反应主要在红外期，由于肝细胞具有MHC分子，因此感染的肝细胞有可能诱导机体产生细胞免疫，并能受到CTL的攻击。针对感染肝细胞的免疫力包括：①CD^{8+} CTL：机体产生的特异性CTL能识别感染肝细胞表面的相应抗原MHC-I，并能杀灭感染的肝细胞。②CD^{4+}T细胞：这种T细胞能释放IFN-γ等细胞因子，作用于肝细胞产生NO，后者能直接杀灭肝细胞内的原虫。

3. 带虫免疫及免疫逃避　人体感染疟原虫后，大多能产生一定的保护性免疫力，对同种疟原虫的再感染具有抵抗力，但体内仍维持着低水平的原虫血症，机体的这种免疫状态属带虫免疫。这种免疫力不能长期持续，随着疟原虫在人体内的消灭而逐渐消失。

疟疾的带虫免疫显示了疟原虫既具有有效的免疫原性，同时部分原虫又具有逃避宿主免疫效应的能力，与宿主保护性抗体共存，这种现象称为免疫逃避。疟原虫免疫逃避的机制可能与以下因素有关：抗原变异，逃避宿主免疫系统的识别；多克隆B细胞的活化，相互竞争，干扰宿主的免疫效应；产生免疫抑制等。

（四）实验室检测

1. 病原学检测

（1）血膜染色法：通常从患者耳垂或指端采血，制成厚、薄血膜，经姬氏或瑞氏染剂染色后镜检查找疟原虫，因其简便易行，结果可靠，至今仍是最常用的方法。该法虽然简便、成本低，但一般观察极限在50～500个原虫／μl血，故原虫血症低于此值时，易产生误诊或漏诊。薄血膜中疟原虫形态完整，被感染红细胞未被破坏，容易识别和鉴别虫种，但原虫密度低时容易漏检。四种人体疟原虫红细胞内各期形态。厚血膜由于原虫集中易检获，其检出率是薄血膜的15～25倍，但制片过程中红细胞溶解，原虫形态有所改变，虫种鉴别较困难。厚血膜中四种疟原虫各期形态。厚、薄血膜各有优缺点，最好是一张玻片上同时制作厚、薄两种血膜。选择适宜采血时间对提高检出率是非常必要的，恶性疟在发作开始时，间日疟、三日疟在发作后数小时至十余小时采血为宜。

（2）溶血离心沉淀法：不需特殊仪器设备，操作简便、快速，可提高检出率，实用于基层医院使用。

（3）血沉棕黄层定量分析法（QBC）：原理是感染疟原虫的红细胞比正常红细胞轻，而比白细胞略重，离心分层后，集中分布于正常红细胞层的上部，白细胞之下层，在加入吖啶橙试剂后，用荧光显微镜观察结果。敏感性比普通镜检法高7倍，简便，快速。

2. 免疫学检测

（1）循环抗体检测：主要用于疟疾的流行病学调查、防治效果评估及输血对象的筛选，仅作辅助诊断。常用方法有间接荧光抗体试验、间接血凝试验和酶联免疫吸附试验等。抗体检测对初发患者无早期诊断价值。

（2）循环抗原检测：检测疟原虫循环抗原比检测抗体更能说明受检对象是否有现症感染。常用的方法有放射免疫试验、抑制法酶联免疫吸附试验、夹心法酶联免疫吸附试验等。

（3）免疫浸条试验：原理是将特异的单抗固定一硝化纤维膜试验条上，检测血中恶性疟原虫特异的可溶性抗原需组氨酸蛋白2（HRP2）。此法操作简便、快速、准确，仅用于恶性疟疾的诊断。

3. 分子生物学技术　随着分子生物技术的发展和推广应用，核酸探针和聚合酶链反应（polymerase chain reaction，PCR）已用于疟疾的诊断。

核酸探针用于恶性疟原虫的检测，敏感性高，国外学者20世纪80年代已研制的恶性疟原虫DNA探针，敏感性可达感染红细胞百万分之一的原虫密度。但操作烦琐费时且需要较高实验室条件，故难推广应用。

PCR诊断疟疾的敏感性和特异性很高，能确诊现症患者。我国已建立了同时检测间日疟原虫和恶性疟原虫的复合PCR系统，可扩增出两种疟原虫的DNA片段，有助于诊断混合感染，可区分交叉反应，是有广泛应用前景的检测手段。

聚合酶链反应-酶联免疫吸附试验（PCR-ELISA），是1993年以来新兴的疟疾诊断方法。该法是应用生物素标记的可诱导4种疟原虫共有基因扩增的引物对未知样品进行扩增，后在已被应用4种疟原虫特异性基因探针包被的酶标板内进行杂交及显色试验。可在进行疟疾诊断的同时进行种属鉴定，能对多种疟原虫同时感染进行诊断。并且用滤纸片干血滴提取DNA可达同样效果。研究证明此法特异性高，敏感性强，检测极限达到1.5个／μl血。此法主要缺点是实验成本高，限制了临床广泛应用。

六、弓形虫病

弓形虫病（toxplasmosis）是由弓形虫（Toxoplasma gondii）引起的人畜共患性原虫

病。本病为全身性疾病，呈世界性分布，人群普遍易感，通过先天性和获得性两种途径传播，人感染后多呈隐性感染，发病者由于弓形虫寄生部位及机体反应性的不同，临床表现较复杂，有一定死亡率及致先天性缺陷率。此外当机体免疫功能缺陷时隐性感染可以变为显性，它是艾滋病的重要机会性感染之一。

（一）弓形虫形态及生活史

1. 形态　弓形虫属顶端复合物亚门孢子虫纲真球虫目，是专性细胞内寄生的原虫。主要有三种形态。

（1）滋养体（速殖体）：约（3.5～8）μm×（1.5～4）μm大小，卵圆形或新月形。多个滋养体在细胞内的集落称为假包囊。

（2）组织包囊（缓殖体）：内含缓殖子，直径约10～200μm。组织包囊可存在于体内任何器官，多见于脑、心脏和骨骼肌。

（3）卵囊：直径约10～12μm，仅见于终末宿主（猫科动物）的肠上皮细胞内。卵囊发育成熟后含二个孢子囊，各含4个子孢子。

弓形虫的生活周期分为弓形虫相和等孢子球虫相，其生活史的完成需双宿主。弓形虫相为无性繁殖，可发生于中间宿主（包括人、哺乳类动物和鸟禽类）和终末宿主的有核细胞内。等孢子球虫相仅发生于终末宿主的小肠上皮细胞内。卵囊被终末宿主吞食后，在其肠中囊内子孢子逸出，侵入回肠末端上皮细胞内，先行无性繁殖产生裂殖体，然后形成配子体进行有性繁殖。雌、雄配子体结合受精成为合子，发育成卵囊。卵囊随粪便排出体外，经2～3天发育，最后形成具有感染性的成熟卵囊。卵囊如被中间宿主吞入，进入小肠后，子孢子穿过肠壁，随血液或淋巴循环播散全身各组织细胞内，以纵二分裂法进行增殖，在细胞内形成多个虫体的集合体即假包囊，囊内的个体即滋养体，为急性期感染的常见形态。宿主细胞破裂后，滋养体散出再侵犯其他组织细胞，如此反复增殖，可致宿主死亡。慢性感染期原虫繁殖减慢，形成组织包囊，其在中间宿主体内可存在数月、数年甚至终身（呈隐性感染状态）。

（二）致病与临床

1. 致病　弓形虫侵入人体后，经局部淋巴结或直接进入血液循环，造成虫血症。感染初期，机体尚未建立特异性免疫。血流中的弓形虫很快播散侵入器官，在细胞内以速殖子形成迅速分裂增殖，直到宿主细胞破裂后，逸出的速殖子再侵入邻近细胞，如此反复，发展为局部组织的坏死病灶，同时伴有以单核细胞浸润为主的急性炎症反应。在慢性感染期，只有当包囊破裂，机体免疫力低下时，才会出现虫血症播散，引起上述病变。弓形虫可侵犯人体任何器官，其好发部位为脑、眼、淋巴结、心、肺、肝和肌肉。随着机体特异性免疫的形成，血中弓形虫被清除，组织中弓形虫形成包囊，可长期在宿主体内存在而无明显症状。包囊最常见于脑和眼，次为心肌和骨骼肌。当宿主免疫力一旦下降，包囊破坏逸出的缓殖子除可播散引起上述坏死病变外，还可引起机体速发型变态反应，导致坏死和强烈的肉芽肿样炎症反应。

弓形虫感染后，可使宿主的T细胞、B细胞功能受抑制，以致在急性感染期虽存在高浓度的循环抗原，但缺乏抗体。而且特异性抗体的保护作用有限。仍有再感染的可能。由于细胞免疫应答受抑制，T细胞亚群可发生明显变化，症状明显者，T_4/T_8比例倒置。NK细胞活性先增强后抑制，但所起的免疫保护作用不明显。近年的研究发现IFN、11-2均具有保护宿主抗弓形虫的作用。

2. 临床表现　多数是无症状的带虫者，仅少数人发病。该病临床表现复杂，轻者为隐性感染上重者叫有多器官损害。

（1）先天性弓形虫病：神经系统病变多见，婴儿可出现不同程度的智力发育障碍，智商低下，甚至出现精神性躁动。有报道，先天性弓形虫病精神发育障碍在存活婴儿中占90%，其中约70%表现为惊厥、痉挛和瘫痪；部分病儿有脑膜炎、脑炎或脑膜脑炎；患者常有嗜睡、兴奋、啼哭、抽搐及意识障碍等。先天性弓形虫病有脑部表现者预后很差，即使存活也常留有后遗症，如惊厥、智力减退、脉络膜视网膜炎及斜视、失明等。眼部病变可累及双眼，常侵犯脉络膜、视网膜，故可发生脉络膜视网膜炎。此外，尚有视神经炎、虹膜睫状体炎、白内障和眼肌麻痹等。

弓形虫垂直感染还可表现为流产、早产、死胎及多种先天性畸形，如脑积水、无脑儿、小头畸形、小眼畸形和硬、软腭裂、兔唇、无耳郭、无肛门、两性畸形、短肢畸形、内脏外翻及先天性心脏病等。此外，病儿出生后可有发热、呼吸困难、皮疹、腹泻、呕吐、黄疸及肝脏大等表现。

（2）获得性弓形虫病：获得性弓形虫感染实为一种机会性感染，发病者往往有免疫功能受损在先。人体免疫力低下时，容易受到新的感染而发病，或者原有潜伏在体内的弓形虫包囊活化扩散，可危及生命。

淋巴结炎是获得性弓形虫病最常见的表现形式之一，以头、颈部的淋巴结肿大多见。轻者除淋巴结肿大外，一般无其他表现。重者可并发心肌炎、肺炎、脑炎等。临床上诊断为“不明原因的淋巴结肿大”病例中，一部分可能是获得性弓形虫病。弓形虫病可以引起各种中枢神经系统的异常表现，且多见于免疫功能低下者，例如器官移植、使用免疫抑制剂、肿瘤及艾滋病等患者。常表现为脑炎、脑膜炎、脑膜脑炎、癫痫和精神异常等。国外报告，弓形虫性脑炎是引起艾滋患者死亡的主要原因之一。弓形虫对眼的损害也见于获得性弓形虫病，病理上具有一定的特征性，常为视网膜脉络膜炎，但亦有斜视、眼肌麻痹、虹膜睫状体炎、白内障、视神经炎和视神经萎缩等。弓形虫病可累及心脏，使心脏扩大或表现为心肌炎、心包炎及心律失常等。呼吸系统受累可有支气管炎和肺炎的临床表现。弓形虫引起的肝脾损害属于感染性肝脾疾病。肝损害一般表现为低热、乏力与体重减轻，且消化道症状如食欲缺乏、恶心呕吐、腹痛腹泻较为明显，但黄疸不多见。

弓形虫对妊娠的影响除了可能经胎盘累及胎儿外，还可能增加妊娠并发症。孕妇患弓形虫病后其妊娠毒血症发病率较一般人群为高。此外，还可发生临产时宫缩无力、产后出血多、子宫复旧不全、子宫内膜炎等。

人体弓形虫病爆发流行也时有报道。多为集体饮用被弓形虫卵囊污染的水源而引起，患者可出现发热、淋巴结肿及肝脾大等临床表现。

（三）免疫

弓形虫是一种机会致病性原虫，机体的免疫状态，尤其是细胞免疫状态与感染的发展和转归密切相关。在免疫功能健全的宿主，细胞免疫起主要保护性作用，其中T细胞、巨噬细胞、NK细胞及其他细胞介导的免疫应答起主导作用。

人类感染弓形虫后能诱导特异性抗体。感染早期IgM和IgA升高，前者在4个月后逐渐消失，后者消失较快，感染1个月后即被高滴度的IgC所替代，并维持较长时间。IgG能通过胎盘传至胎儿，因此，新生儿血清检查常可出现阳性结果，此抗体通常在出生后5～10个月消失，抗感染的免疫保护作用不明显。

（四）实验室检测

1. 血常规　白细胞总数可正常或轻度升高，其中淋巴细胞和嗜酸粒细胞可稍增高，可见异常淋巴细胞。

2. 病原学检查

（1）直接镜检：取患者血液、骨髓或脑脊液、胸腹腔积液、痰液、支气管肺泡灌洗液、眼房水、羊水等做涂片，或淋巴结、肌肉、肝、胎盘等活组织切片，做瑞氏或姬氏染色镜检可找到滋养体或包囊，但阳性率不高，亦可作直接免疫荧光法检查组织内弓形虫。

（2）动物接种或组织培养：取待检体液或组织悬液，接种小白鼠腹腔内，可产生感染并找到病原体，第一代接种阴性时，应盲目传代3次；或做组织（猴肾或猪肾细胞）培养以分离，鉴定弓形虫。

（3）DNA杂交技术：应用32P标记含弓形虫特异DNA序列的探针，与患者外周血内细胞或组织DNA进行分子杂交，显示特异性杂交条带或斑点为阳性反应。特异性和敏感性均高。

3. 免疫学检查

（1）染色试验（Sabin Feldman DT）：检测IgG抗体。感染后1～2周出现阳性，3～5周抗体效价达高峰，以后逐渐下降，可维持多年。抗体效价1∶64阳性提示为隐性感染；1∶256为活动性感染；1∶1024为急性感染。

（2）间接荧光素标记抗体试验（IFAT）：检测IgM和IgG抗体，具灵敏、特异、快速、重复性好等优点，与DT基本一致。但如有类风湿因子、抗核抗体阳性时，可引起假阳性反应。血清抗体效价1∶64时为既往感染，余同DT。

（3）间接血凝试验（IHA）：试验方法简便，与DT结果符合率高，但一般在病后一个月左右出现阳性。结果判断同TFAT，重复性差和致敏红细胞不稳定是其缺点。

（4）酶联免疫吸附试验（ELISA）：可检查IgM与lgG抗体，并有灵敏度高、特异性强等优点，也可用于抗原鉴定。

（5）放射免疫试验（RIA）：具有高度敏感性和特异性。

七、黑热病

黑热病（Kala azar）又称内脏利什曼病（visceral leishmaniasis），是由杜氏什曼原虫通过白蛉传播的慢性地方性传染病。其临床主要特点是长期不规则发热、消瘦贫血、肝脾进行性肿大及全血细胞减少。

黑热病曾是严重危害我国人民健康的五大寄生虫病之一，流行于长江以北16个省、市、自治区650余个县的广大农村。新中国成立后，经积极防治，采取控制传染源和消灭传播媒介的综合措施，至1958年本病在广大平原地区已基本消灭，并经长期监测成效大多巩固。近年来仅在西北的荒漠和山丘地区尚有散发病例。从1985年以来病例数有所上升，尤以陇南和川北等山区为著；新疆和内蒙古的某些荒漠地区，本病仍有散在发生。

（一）杜氏什曼原虫形态及生活史

杜氏利什曼原虫的生活史可分为在人体内和白蛉体内两个阶段。

1. 无鞭毛体　亦称利杜体（LD body）阶段见于人体和其他哺乳动物体内。呈椭圆形或圆形，直径2～4μm，寄生于单核-吞噬细胞内，以二分裂法繁殖。

2. 前鞭毛体　阶段见于白蛉胃内或22～26℃的培养基内，鞭毛自虫体前端伸出体外，其长度与体长相仿，11～16μm，虫体运动活泼。

白蛉叮刺黑热病患者或受染动物时，无鞭毛体可随血液进入蛉胃，48小时后发育为短粗前鞭毛体及梭形前鞭毛体，3日后发育加速并不断以纵二分裂方式繁殖，数量大增，活动力增强，逐渐移向白蛉的前胃、食管和咽喉。第7日前鞭毛体大量集中于白蛉口腔并进入喙部、发育成熟而具有感染力。当白蛉再叮刺入或动物时，前鞭毛体即侵入皮下组织，脱掉鞭毛，身体逐渐变圆、向无鞭毛体转化，并在吞噬细胞内大量繁殖，直至吞噬细胞胀破、原虫逸出、又可被其他吞噬细胞吞噬，原虫在吞噬细胞中不断繁殖，造成单核-吞噬细胞系统的大量增生，从而引起脾、肝等富含吞噬细胞的脏器的显著增大。

（二）致病与临床

1. 致病

（1）前鞭毛体进入巨噬细胞的机制：前鞭毛体的能动性只增加接触机会，并非主动入侵巨噬细胞。前鞭毛体首先黏附于巨噬细胞，随巨噬细胞的吞噬活动而进入。黏附方式有：①配体-受体结合途径；②前鞭毛体吸附的抗体和补体与巨噬细胞表面的Fc或

C3b受体结合途径。利什曼原虫表面GP63是巨噬细胞上C3b受体的配体。前鞭毛体可通过GP63多肽链上的Arg-Gly-Asp与巨噬细胞上C3b结合，介导前鞭毛体入侵巨噬细胞。前鞭毛体可从体表脱落一种糖耦合物——排泄因子（excretory factor，EF），参与结合巨噬细胞。

（2）无鞭毛体的致病机制：无鞭毛体在巨噬细胞内增殖，造成巨噬细胞大量破坏和增生，其中以肝、脾、骨髓、淋巴结等富含单核巨噬细胞的器官组织受累较重。细胞增生是肝、脾、淋巴结肿大的主要原因。脾肿大后，除细胞增生外，还有血液流动受阻，脾充血显著。至病程后期，网状纤维结缔组织增生，脾硬化。进一步发展为脾功能亢进，血细胞在脾内破坏加快，导致患者血液中红细胞、白细胞和血小板显著减少。肝、肾功能受损，肝合成的白蛋白减少，经尿排出白蛋白增加，造成血浆白蛋白降低。浆细胞的大量增生使血中球蛋白升高，最终导致人血白蛋白与球蛋白比例倒置。

患者可出现以免疫性溶血为主的免疫病理反应。实验证明，患者红细胞表面附有与人红细胞抗原相同的虫源性抗原。机体产生的抗体可直接与红细胞结合，在补体参与下，导致红细胞破坏。肾小球发生淀粉样变性和免疫复合物沉积可引起蛋白尿和血尿。

2. 临床表现　人体感染杜氏利什曼原虫后，经过4～7个月或长达2年以上的潜伏期，即可出现全身性症状和体征。

（1）内脏利什曼病（visceral leishmaniasis，VL）：临床表现为长期不规则发热、脾大和贫血。无鞭毛体在巨噬细胞内增殖，使巨噬细胞大量破坏，并刺激其代偿性增生，从而导致脾、肝、淋巴结肿大，其中脾大最为常见（95.0%）。脾大后其内血液流动受阻，脾充血显著。至病程后期，网状纤维结缔组织增生，脾硬化，再发展为脾功能亢进，吞噬能力加强，导致患者血液中红细胞、白细胞和血小板显著减少。同时患者红细胞表面附有虫体抗原，体内的抗体在补体参与下，直接作用于红细胞膜而致溶血，故贫血严重。循环免疫复合物沉积于肾脏，致蛋白尿和血尿。由于肝、肾功能受损，肝合成白蛋白减少，而尿中排出白蛋白增加，造成血浆中白蛋白降低。浆细胞大量增生使血中球蛋白升高，从而导致人血白蛋白与球蛋白（A／G）比例倒置。白细胞及血小板减少，患者常发生鼻出血和齿龈出血。晚期患者面部两颊可出现色素沉着。由于全血细胞减少，免疫受损，易并发各种感染性疾病，如坏死性口腔炎（走马疳）、肺炎等。急性粒细胞缺乏症是黑热病的另一严重并发症，如不及时治疗，患者病情不断恶化，可在1～2年内死亡。

（2）淋巴结型黑热病：患者无黑热病病史，病变局限于淋巴结，故称淋巴结型黑热病。主要临床表现是全身多处淋巴结肿大。淋巴结肿大的常见部位是腹股沟和股部，其次是颈部、腋下、上滑车、耳后等处。淋巴结肿大程度不一，一般如花生米和蚕豆大小，局部无压痛或红肿，在皮下较浅表处。淋巴结切片内常可见利什曼原虫。多数患者的一般情况较好，少数可有低热和乏力，常见嗜酸粒细胞增多，肝、脾很少肿大。多数淋巴结型黑热病患者可以自愈。本病在北京、新疆曾有报道，在内蒙古的黑热病疫区较常见。

（3）皮肤型黑热病：部分黑热病患者在用锑剂治疗过程中或在治愈后数年甚至十余年后可发生皮肤黑热病，患者在面部、四肢或躯干等部位出现许多含有利什曼原虫的皮肤结节，结节呈大小不等的肉芽肿，或呈暗色丘疹状，常见于面部及颈部，有的酷似瘤型麻风。

（三）实验室检测

1. 病原学检测

（1）穿刺检查

1）涂片法：以骨髓穿刺涂片法最为常用。以髂骨穿刺简便安全，原虫检出率为80%～90%。淋巴结穿刺多选肿大的淋巴结，如腹股沟、肱骨上滑车、颈淋巴结等，检出率约在46%～87%。也可作淋巴结活检。脾脏穿刺检出率较高，达90.6%～99.3%，但不安全，一般少用或不用。

2）培养法：将上述穿刺物接种于NNN培养基，置22℃～25℃温箱内。约1周后在培养物中若查见运动活泼的前鞭毛体，即判为阳性结果。此法较涂片更为敏感。但需较长时间，用Schneider培养基，效果更好，3天即可出现前鞭毛体。培养中应严格无菌操作。

3）动物接种法：把穿刺物接种于金地鼠、BALB／c小鼠等，1～2个月后取肝、脾作印片涂片，瑞氏染液染色镜检。

（2）皮肤活组织检查：在皮肤结节处用消毒针头刺破皮肤，取少许组织液，或用手术刀刮取少许组织作涂片，染色镜检。

注意事项：应注意与播散型组织胞浆菌病鉴别，该病是一种经呼吸道传播的、多见于热带和亚热带的真菌感染。患者有长期发热、肝脾肿大，血细胞减少等症状。其子孢子直径2～4μm，卵圆形，多累及单核-吞噬细胞系统，骨髓涂片所见病原体与利什曼原虫相似，但无动基体。

2. 免疫学检测

（1）检测血清抗体：如酶联免疫吸附试验（ELISA）、间接血凝试验（IHA）、对流免疫电泳（CIE）、间接荧光抗体试验（lFA）、直接凝集试验（DA）等阳性率高，但查抗体方法易出现交叉反应，故假阳性率也较高。近年来，用分子生物学方法获得纯抗原，显示出一定的优越性。

（2）检测血清循环抗原：单克隆抗体抗原斑点试验（McAb-AsT）阳性率高达97.03%，敏感性、特异性、重复性均好，且简便易行，仅需微量血清，还可用于疗效考核。

3. 分子生物学技术　聚合酶链反应（PCR）、DNA探针杂交技术等已用于黑热病的诊断，显示了良好前景。PCR法扩增杜氏利什曼原虫κ-DNA片段，阳性率为95.5%，与骨髓涂片符合率达91%，对照全部为阴性。反转录-聚合酶链反应（RT-PCR）敏感性更高。DNA探针杂交法取材方便，有较高的敏感性和特异性。最近新开发一种Dipstick法，将利什曼原虫重组抗原rk39制备成Dipstick试纸条，携带方便，操作简易，可快速得出结果，阳性反应为蓝色条带。结果与骨髓穿刺涂片、ELISA试验的符合率均为100%。本法无需昂贵仪器和设备，可达到快速、敏感、特异的要求，为其他诊断方法所不及。

八、肺孢子虫病

肺孢子虫病（pneumocystosis）是卡氏肺孢子虫（pneumocystis carinii，PC）引起的主要累及肺脏的机会性感染。卡氏肺孢子虫长期以来被认为属原虫孢子虫纲，新近基于种系发生的研究将其归属为真菌，同时应归属为真菌性疾病。卡氏肺孢子虫寄生在肺内，黏附于肺泡上皮。在健康宿主中并不引起症状，而在营养不良、虚弱的早产儿或免疫缺陷如艾滋病患者可引起肺炎，即卡氏肺孢子虫肺炎（pneumocystis carinii pneumonia， PCP）。PCP是艾滋病患者最常见的机会性感染。其临床特征为发热、干咳、呼吸急促、呼吸困难和发绀等，症状呈进行性加剧，死亡率高。

1912年Delanoe夫妇将寄生于大鼠肺组织的虫体定名为卡氏肺孢子虫。自该虫发现，人们一直将其归属于是原生生物界、孢子虫纲的机会致病性原虫。1988年经rRNA分析发现其与真菌的亲缘关系较近，1999年Frenkel将寄生于人体肺孢子虫定名为耶（伊）氏肺孢子虫（Pneumocystis jiroveci Frenkel，1999），而将寄生于鼠类的肺孢子虫称为卡氏肺孢子虫。2002年Wake-field将其归类于真菌。鉴于目前国内对肺孢子虫的分类和命名尚无统一认识，也尚未编入微生物学教材中，本书仍沿用以往的观点介绍。

（一）卡氏肺孢子虫形态及生活史

1. 形态　主要有滋养体、包囊前期和包囊3种形态。

滋养体呈多态形，小滋养体大小为1～1.5μm；大滋养体2～81μm。经吉氏染色后，胞质为浅蓝色，胞核为深紫色。包囊前期形态多变，大小为4～6μm，为滋养体形成包囊前期。包囊圆形或椭圆形，直径为5～8μm，经吉氏染色的标本，囊壁不着色，透明，似晕圈状或环状。成熟包囊内含有8个球形或香蕉形囊内小体，各有1个核，染成紫红色，胞质为浅蓝色。

2. 生活史　肺孢子虫在人和动物宿主体内发育过程基本清楚，但在体外发育过程尚不完全清楚。成熟包囊经空气或飞沫传播，侵入人体肺组织。小滋养体从包囊逸出后，黏附于Ⅰ和Ⅱ型肺泡上皮细胞表面。在肺泡内以二分裂、内出芽和接合生殖等方式增殖，发育为大滋养体。大滋养体的胞膜逐渐增厚形成包囊前期。随着囊内核分裂，发育为含有8个囊内小体的成熟包囊。

（二）致病与临床

1. 致病　健康人感染卡氏肺孢子虫多为隐性感染，无临床表现。当人体免疫力低下时，处在潜伏状态的卡氏肺孢子虫即进行大量繁殖，并在肺组织内扩散导致间质性浆细胞性肺炎。肺组织的泡沫状渗出物为肺泡内蛋白性渗出伴脱落变性的肺泡细胞，少量巨噬细胞、虫体的滋养体和包囊等。卡氏肺孢子虫肺炎临床表现可分为两种类型：

婴儿型：或称流行型（间质性浆细胞性肺炎），主要发生于早产儿及营养不良的虚弱婴儿，高发于出生后6个月内的婴儿。患儿干咳骤然发热、呼吸、脉搏增快，严重时呼吸困难和发绀，X线胸部检查可见双肺弥漫性浸润灶。常进一步发展为呼吸困难而导致死亡。国内已有报道，但未见到病原证实。

成人型：或称散发型。先天性免疫功能不全、大量使用免疫抑制剂、抗肿瘤药物及放射线照射等的患者易诱发本病。在患者免疫功能低下的情况下发病最多。

国外报道卡氏肺孢子虫肺炎（PCP）是艾滋病患者最常见的并发症，艾滋病成人患者感染率为59%，其中儿童患者为81%，是艾滋病患者主要死亡原因之一。由于艾滋病的流行，全世界肺孢子虫病的发病率逐年明显上升。

2. 临床表现　大多数为隐性感染，无症状。潜伏期多数为1～2个月，当宿主免疫力低下时，本病原体大量繁殖而导致肺炎，卡氏肺孢子肺炎可分为婴儿型及成人型。

（1）婴儿型：多见于营养不良虚弱的婴儿，多在生后6个月内发病。起病多隐匿，有厌食、偶有腹泻、体重减轻，渐有干咳、气促进行性加重、进而呼吸困难及发绀。可伴有低热或无热，病程约3周至2个月，如不及时治疗，可死于呼吸衰竭，死亡率为20%～50%。

（2）成人型：多见于后天性免疫功能缺损或低下的成人。起病多急骤，迅速发生中、高热，咳嗽，气促，呼吸困难和发绀，仅表现轻微的呼吸系统症状，如果不很好地收集病史，常不为人注意而被遗漏。部分病例可有数次反复。体格检查包括呼吸加速、心动过速和发绀，但肺听诊很少异常，或仅闻少许啰音。部分患者可有肝脾大。

（三）实验室检测

1. 血常规　白细胞计数正常或稍高，约半数病例淋巴细胞减少，嗜酸粒细胞轻度增高。

2. 病原学检测　可收集痰液或支气管分泌物涂片镜检，但阳性率很低，应用支气管冲洗术可提高检出率。也可进行经皮穿刺肺活检、支气管镜肺活检或开胸肺活检，这些方法虽可靠，但损伤大，不易为患者接受。

（1）Diff-Quik（DQ）染色法：该法则具有试剂简单、染色快速、需时少等优点。

（2）六亚甲基四胺银染色法：是一种检查卡氏肺孢子虫的标准染色方法。经染色后，包囊囊壁呈淡褐色或深棕色，内部结构不够清晰，背景淡绿色。该法操作较繁琐，染色时间长。

（3）姬氏染色法：经姬氏染液染色后，囊壁不着色，囊内可见8个囊内小体呈玫瑰花状或不规则排列，囊内小体呈蓝色，核呈紫红色。该法简便、易行，易掌握、易操作，但染色效果有时不很理想。

3．免疫学检测　用ELISA和IFAT等方法检测患者血清中抗体，阳性率达50%～90%。因很多临床健康人呈隐性感染，血清中自然抗体阳性率亦可高达50%～60%，故检测抗体对临床诊断意义不大。

4．分子生物学检测　近年来，分子生物学技术如DNA探针、rRNA探针和PCR等较高的敏感性和特异性，并用于肺孢子虫感染与肺孢子虫病的临床诊断。

九、隐孢子虫病

隐孢子虫病（cryptosporidiosis）是由隐孢子虫寄生在人或其他动物消化道和呼吸道上皮细胞引起一种人畜共患性疾病。感染人体的仅有微小隐孢子虫一种。主要通过消化道传播，人通过被卵囊污染的食物或饮水感染，其中水源污染常造成暴发性流行。主要临床表现为发热、腹痛、腹泻、体重减轻等症状，可并发胆囊炎和肺部感染。隐孢子虫是导致腹泻的重要寄生虫之一，特别是在婴幼儿腹泻中，已成为一种重要的病原体。

（一）隐孢子虫形态及生活史

隐孢子虫是一种专性细胞内生长的原虫，属顶端复合物亚门，孢子虫纲，真球虫目，隐孢子虫科，隐孢子虫属。目前分离到的隐孢子虫至少有21种。已经确定贝氏隐孢子虫（C・baileyi）和梅氏隐孢子虫（C・meleagridis）专性感染鸟类，微小隐孢子虫（C・parvum）和鼠隐孢子虫（C・muris）专性感染哺乳动物，其中微小隐孢子虫与人类和大多数哺乳动物的腹泻密切相关。

隐孢子虫的生活史简单，不需转换宿主就可以完成。生活史分为无性生殖、有性生殖和孢子生殖三个阶段，均在同一宿主体内进行。生活周期5～11天，随宿主粪便排出的卵囊具感染性。

成熟的卵囊呈圆形或卵圆形，直径3～5μm，囊壁稍厚且光滑，囊内含4个子孢子和由颗粒物组成的残留体。子孢子呈月牙形，大小约1.5μm×0.75μm，无孢子囊，核在虫体后部。

人及易感动物吞食成熟卵囊后，子孢子在小肠由于消化液的作用自囊内逸出，先附着于肠道上皮细胞微绒毛上，随后在纳虫空泡内发育，属于细胞内胞质外寄生。主体在纳虫空泡内进行无性繁殖，先发育为滋养体，经三次核分裂发育为Ⅰ型裂殖体。成熟的Ⅰ型裂殖体含有8个裂殖子。裂殖子被释出后侵入其他上皮细胞，发育为第二代滋养体。第二代滋养体经2次核分裂发育为Ⅱ型裂殖体。成熟的Ⅱ型裂殖体含4个裂殖子。裂殖子释出后发育为雌配子体或雄配子体，进入有性生殖阶段。雌配子体进一步发育为雌配子，雄配子体产生16个雄配子，雌雄配子结合后形成合子，进入孢子生殖阶段。合子发育为卵囊，成熟的卵囊含有4个裸露的子孢子。卵囊有薄壁和厚壁两种类型。薄壁卵囊约占20%，其子孢子逸出后直接侵入宿主肠上皮细胞，继续无性繁殖，使宿主自身重复感染；厚壁卵囊约占80%，在宿主细胞或肠腔内孢子化（形成子孢子）。孢子化的卵囊随宿主粪便排出体外，具有感染性。

（二）致病与临床

1. 致病　隐孢子虫的致病机制尚未明确，它引起的分泌性腹泻与吸收障碍有关。可能是这种感染的细胞内属性影响了肠的吸收和分泌。隐孢子虫可从小肠腔内播散到胆管系统，引起胆管狭窄和胆管炎。

隐孢子虫主要寄生在小肠上皮细胞，引起绒毛结构的变形。局部可见炎症改变。随着寄生的隐孢子虫数目的增多，小肠的形态和功能异常逐步进展，但是，小肠局部感染和炎症的程度与临床症状并不完全一致。在感染过程中起主要作用的究竟是隐孢子虫的毒力，还是宿主的免疫功能，目前尚无定论，推测是共同作用的结果。

隐孢子虫病的免疫反应包括细胞免疫和体液免疫。T淋巴细胞反应对控制隐孢子虫感染起重要作用，CD4细胞计数小于100／mm^3的HIV感染者发生隐孢子虫病后病情明显重于一般患者。感染过程中人体产生特异性的IgM、IgG和（或）IgA抗体。流行病学调查发现，隐孢子虫病流行地区的居民在感染后症状轻微，提示可能存在对隐孢子虫的保护性免疫机制。然而，抗体的产生并不意味着感染的清除，如HIV感染者也可在血清和小肠局部产生抗体，但感染并不因此减轻。感染的消除过程需要不干扰素（IFN-γ）的参与。

2. 临床表现　隐孢子虫可引起无症状感染，轻微腹泻或严重肠炎，伴或不伴有胆管累及。潜伏期通常为7～10天（最短5天，最长28天）。摄入卵囊的数目似乎与感染潜伏期及病程有关，但与疾病的严重程度无关。

（1）免疫功能正常者的隐孢子虫病：潜伏期一般为7～10天（5～28天）。主要表现为自限性腹泻，每日5～10次，以水样便为多觅，或为黏液稀便，持续数日自愈。偶可持续1月左右。可伴纳减、恶心、呕吐、上腹部痛（多为间歇性、轻度），少数患者可有低热、头痛、全身不适、乏力，体重可轻度下降。婴幼儿可有脱水、电解质紊乱。偶见反应性关节炎。

（2）免疫功能缺损者的隐孢子病：潜伏期难以确定。症状多而重，持续时间长。患者常有霍乱样腹泻，每日多达数十次，量达1～10Ud，患者常有水电解质紊乱及体重下降，甚至呈恶病质。隐孢子虫尚可引起喉-气管炎、肺炎等呼吸道感染，可同时伴卡氏肺孢子虫肺炎、巨细胞病毒感染。胆囊感染见于10% AIDS伴隐孢子病患者。表现为急性胆囊炎或硬化性胆管炎，患者不一定有腹泻。本病伴胰腺炎、肝炎者亦有所见；从胆汁、胰液或肝活检胆管上皮细胞找到隐孢子虫即可确诊。播散型隐孢子虫病往往于尸解时发现。

一般肠道感染时体征较轻，可有腹部压痛，胆管感染时可有黄疸、右上腹压痛；

呼吸道感染时两肺可闻哮鸣日，肺底啰音。

（三）实验室检测

1. 粪便检查　患者腹泻时，可排出大量的卵囊（囊合子），因而粪便标本可直接涂片染色镜检，在抗酸染色的粪便标本中，卵囊呈桃红色，圆形或略卵圆形，直径平均4.5～5.5μm，发育成熟的卵囊其中可见4个纺锤状子孢子，如粪便中卵囊较少，可先作浓集处理，再行染色镜枪，必要时可用小肠黏膜活检。

2. 免疫学检查　免疫学检查即检测隐孢子虫抗原及特异性抗体。检测方法有间接免疫荧光抗体试验（IFA）、酶联壳疫吸附试验（ELISA）、免疫酶染色技术和免疫斑点技术等。目前普遍采用ELISA法测定宿主血清中特异性抗体，特异性、敏感性均较高，重复性好，多用于流行病学调查。单克隆抗体检测隐孢子虫卵囊壁抗原具有高特异性、高敏感性的特点。

3. 聚合酶链反应　应用PCR检测临床标本和环境水样本中的隐孢子虫是非常敏感、特异的诊断方法，能检测出100个／ml粪样本的卵囊。如与核酸探针杂交结合能检测出5个／ml粪样本的卵囊。

十、日本血吸虫病

日本血吸虫病（schistosomiasis japonica）是日本血吸虫（Schistosomia japonicum）寄生在门静脉系统所引起的疾病，由皮肤接触含尾蚴的疫水而感染，主要病变是由虫卵引起的肝与结肠肉芽肿。急性期患者有发热，肝大与压痛，腹泻或脓血便，血中嗜酸性粒细胞显著增多。慢性期以肝、脾肿大为主。晚期则以门静脉周围纤维化病变为主，可发展为门静脉高压症、巨脾与腹腔积液。

（一）日本血吸虫形态及生活史

血吸虫主要寄生于肠系膜下静脉内。雌雄异体，雌虫12～28mm×0.3mm大小，雄虫较粗短（10～20mm×0.55mm），其腹吸盘后体两侧向腹面卷折，形成一沟槽（抱雌沟），雌虫即居留其中。两性成虫体表具细皮棘，表皮层经常脱落，由细胞体形成的膜结构不断输送至皮层予以更新，被认为是逃避宿主免疫攻击机制之一。虫体逆血流移行至肠黏膜下层静脉末梢中交配产卵。一条成熟雌虫日可产卵1000～3000个（为曼氏和埃及血吸虫的10倍）。虫卵呈卵圆形或圆形，有一短小侧棘。虫卵产出后沉着于组织内，发育至成熟约需11日，成熟后至死亡历时10～11日。随粪便排出的虫卵入水后，在适宜温度（25～30℃）下孵出毛蚴，侵入中间宿主钉螺，在螺体内经母胞蚴和子胞蚴两代发育，7周后即不断有尾蚴逸出，平均每日逸蚴70余条。尾蚴在水面浮游，人畜接触疫水时，尾蚴从皮肤（或黏膜）侵入宿主皮肤后，脱去尾部形成童虫。童虫随血流经肺静脉入左心室至主动脉，随体循环经肠系膜动脉终而进入门静脉分支中寄生，发育至15～16日，雌雄童虫开始合抱、移行至肠系膜下静脉发育成熟，交配产卵。

血吸虫在自然界有广泛的动物贮存宿主，如牛、猪、羊、马等，以及各种野生动物，如鼠等，均可成为它的终宿主。

（二）致病与临床

1. 致病　侵入人体的血吸虫尾蚴，不论是在人体中移行的童虫还是沉着于人体内的虫卵，均会对宿主产生机械性损伤，并引起复杂的免疫病理反应。尾蚴穿破皮肤处可引起皮炎，童虫在体内移动时，可使经过的器官（特别是肺）引起血管炎、血栓，破裂，产生局部的细胞浸润和点状出血，虫卵则主要引起慢性血吸虫病变；虫卵沉着在宿主的肝脏及肠壁等组织，其周围会出现细胞浸润，形成虫卵肉芽肿；晚期血吸虫病的肝硬化，亦由于虫卵肉芽肿引起；成虫的代谢产物参与免疫复合物的形成也是引起病变的一个因素。

日本血吸虫主要寄生在肠系膜下静脉与直肠痔上静脉内。虫卵沉积于肠壁黏膜下层，顺门静脉血流至肝内分支，故病变以肝与结肠最显著。病理变化是直肠及降结肠黏膜充血，溃疡及带褐色小结节。镜下可见黏膜下有行成堆的虫卵。肝脏明显肿大，晚期则缩小，表面凹凸不平。门脉纤维束粗大，静脉内膜炎明显，虫卵极多。脾脏常肿大，主要是血液淤积所致。可大至平脐及脐下。脾脏中偶有虫卵发现，偶可发现肺部等异位损害。

2. 临床表现　血吸虫病临床表现复杂多样，轻重不一。由于感染的程度、时间、部位和病程的不同，临床表现各异。我国现将血吸虫病分以下四型。

（1）急性血吸虫病：发生于夏秋季，以7～9月为常见。男性青壮年与儿童居多。患者常有明确疫水接触史，如捕鱼、摸蟹、游泳等，常为初次重度感染。约半数患者在尾蚴侵入部位出现蚤咬样红色皮损，2～3天内自行消退。从尾蚴侵入至出现临床症状的潜伏期长短不一，80%患者为30～60天，平均40天。感染重则潜伏期短，感染轻则潜伏期长。

1）发热：患者均有发热。热度高低及期限与感染程度成正比，轻症发热数天，一般2～3周，重症可迁延数月。热型以间歇型、弛张型为多见，早晚波动很大，温差可相差5℃左右。一般发热前少有寒战。高热时偶有烦躁不安等中毒症状，热退后感觉良好。重症可有缓脉，出现消瘦，贫血，营养不良和恶病质。甚至死亡。

2）过敏反应：除皮炎外还可出现荨麻疹，血管神经性水肿，淋巴结肿大，出血性紫癜，支气管哮喘等均可能发生。血嗜酸性粒细胞显著增多，具有重要诊断价值。

3）消化系统症状：发热期间，多伴有食欲减退，腹部不适，轻微腹痛，腹泻、呕吐等。腹泻一般每日3～5次，个别可达10余次，初为稀水便，继则出现脓血、黏液、粪检易找到虫卵，孵化阳性率高。热退后腹泻次数减少。危重患者可出现高度腹胀、腹腔积液、腹膜刺激征。经治疗退热后6～8周，上述症状可显著改善或消失。

4）肝脾肿大：90%以上患者肝大伴压痛，左叶肝大较显著。半数患者轻度脾大。

5）其他：半数以上患者有咳嗽、气喘、胸痛。危重患者咳嗽较重、咳血痰，并有胸闷，气促等。呼吸系统症状多在感染后两周内出现。另外重症患者可出现神志淡漠、心肌受损、重度贫血、消瘦及恶病质等严重毒血症表现。亦可迅速发展为肝硬化。

（2）慢性血吸虫病：在流行区多见，症状可有可无。

1）无症状患者：多见，患者无明显症状，仅在粪便普查或因其他疾病就医时发现虫卵而确诊。

2）有症状患者：症状时隐时现，以腹痛、腹泻较为常见，以稀便为主，每日2～3次，偶尔带血，重型患者可有持续性脓血便；伴里急后重。在病程早期，常有肝大，以左叶显著，随病程发展，脾脏逐渐肿大。有的患者可在下腹部扪及包块，系病变的肠系膜、大网膜及淋巴结黏连所致。

（3）晚期血吸虫病：根据其主要临床症状分为巨脾型、腹腔积液型和侏儒型、结肠增殖型。

1）巨脾型：最为常见，脾脏下缘达脐线以下或向内侧超越正M线，质地坚硬，常可扪及明显切迹。巨脾型患者均伴有脾功能亢进，或出现消化道大出血。

2）腹腔积液型：腹腔积液是晚期血吸虫病肝功能失代偿的表现。患者诉腹胀难受，腹部膨隆，常有脐疝与腹壁静脉曲张。

3）侏儒型：现已少见。儿童因反复重度感染使肝脏生长素介质减少，影响其生长发育而引起侏儒症。患者身材呈比例矮小，性器官不发育，睾丸细小，女性患者无月经，类似于垂体性侏儒症。

4）结肠增殖型：经常性腹泻、腹痛、大便变细或不成形，可有肠梗阻，左下腹可扪及条索状硬块，乙状结肠镜检可见肠黏膜明显增厚、粗糙、息肉形成及肠腔狭窄。

（4）异位血吸虫病：虫卵在门静脉及其分支以外血管所属脏器内沉积引起的病变，称之为异位血吸虫病。

1）肺型血吸虫病：急性血吸虫病的表现之一，为虫卵沉积引起的肺间质性病变，表现为干咳少痰，呈白色泡沫状，偶有痰中带血，肺部可闻干、湿啰音。

2）脑型血吸虫病：临床表现分急性期与慢性期。急性期表现除高热、肝区痛、外周血嗜酸性细胞增高外，并见头痛、嗜睡、意识障碍、昏迷、偏瘫、视力模糊等脑膜脑炎症状，膝健反射亢进，锥体束征与脑膜刺激征阳性。慢性期主要症状为癫痫发作，以局限性癫痫为多见，CT可显示脑局部有肿块，病变常位于顶叶或枕叶。

3）其他：血吸虫也可发生在机体的其他部位，如肾、胃、阑尾、睾丸、卵巢、子宫、心包等，临床可出现相应症状。

（三）实验室检测

1. 病原学诊断

（1）粪便检查：

1）直接涂片法：操作简便，但检出率低，慢性或晚期患者，检出率更低。常用于诊断急性感染者。取黏液血便，可提高检出率。

2）自然沉淀法：操作麻烦，但检出率高。

3）透明法：常用加藤厚涂片法和定量透明集卵法。此类方法可作虫卵计数，用于测定人群的感染度和考核防治效果。但每克粪便虫卵数小于20个时，检出率很低。

4）尼龙袋集卵法：操作比自然沉淀法简单，检出率相近或稍高。但尼龙袋要严格清洗干净，以防止交叉污染。

（2）毛蚴孵化法：有三角烧瓶法，塑料杯顶管法及湿育法等，但常用三角烧瓶孵化法。用自然沉淀法、尼龙袋集卵法收集的沉渣作孵化法，检出率高，但操作较繁。

（3）直肠黏膜活组织检查：用于粪便中查找虫卵有困难的慢性尤其是晚期血吸虫病患者。此法是采用直肠镜钳取组织，置于两块载玻片间压薄，镜检。此法有一定局限性和危险性，无疗效考核价值，不宜大规模应用。只有检到近期变性卵或活卵，方可作为治疗依据。但对未经治疗过的患者，只要检出虫卵就可确诊。用四氮唑盐茚三酮染色法或吖啶橙荧光染色法可鉴别死活虫卵。

2. 免疫学检查

（1）循环抗体检测：检测血清循环抗体有多种方法，可检测血吸虫成虫、童虫、尾蚴及虫卵的抗体。但有时存在假阳性、假阴性或与其他吸虫存在交叉反应等缺点，且由于循环抗体在血吸虫病治愈后可存在很长时间，不能区别过去感染和现症感染，故诊断价值有限。

1）皮内试验：用成虫抗原（1：8000）0.03ml于前臂皮内注射，15分钟后观察，局部丘疹直径≥0.8cm为阳性结果。与其他吸虫病有交叉反应。

2）环卵沉淀试验：取活虫卵或冰冻干燥的虫卵悬液一滴置载玻片上与等量患者血清混合，加盖玻片，石蜡密封，37℃孵育24～48小时后，低倍显微镜下观察。在虫卵周围有沉淀反应，有泡状或条状沉淀物生成，环卵率≥5%为阳性，1%～4%为可疑。

3）间接血凝试验和酶联免疫吸附试验：简便，快速，敏感性高，应用较广。

（2）循环抗原检测：血吸虫的代谢产物和分泌物等进入血液成为循环抗原，可应用单克隆抗体斑点酶联免疫吸附试验（McAb dot-ELISA）进行检测。其阳性结果提示有活动性感染，有早期诊断和疗效考核价值。

十、并殖吸虫病

并殖吸虫病（paragonimiasis）又称肺吸虫病（lung fluke disease），是寄生于人体各脏器（以腹腔、肺部及皮下组织为主）的并殖吸虫（Paragonimus）所致的一种人畜共患寄生虫病。卫氏并殖吸虫病主要表现为咳嗽、咳铁锈色痰、咯血。斯氏狸殖吸虫病主要表现为游走性皮下包块和渗出性胸膜炎。

（一）并殖吸虫形态及生活史

并殖吸虫因其成虫雌雄生殖器官并列而命名。已知虫种有50种左右（包括同种异名和亚种），大多是从动物体内找到的，亚洲有23种，国内以卫氏并殖吸虫和斯氏并殖吸虫分布较广，感染者多，是主要致病虫种。

成虫雌雄同体，有口、腹吸盘各一。卫氏并殖吸虫虫体肥厚，虫体宽长之比为1∶2左右，口、腹吸盘相距较近，腹吸盘位于中横线之前。根据其染色体数和生殖方式的不同卫氏并殖吸虫可分为二倍体型和三倍体型。最近在辽宁宽甸县哺乳动物体内尚发现有嵌合体型。三倍体型则适于人体内寄生并引起典型肺部症状，患者痰中易找到虫卵。斯氏并殖吸虫虫体狭长，两端较尖，宽长比例为1∶2或（1～5）∶3，口腹吸盘相距较远，腹吸盘位于虫体前1／3的后缘，在人体内不能发育为成虫，故不能检出虫卵。其终宿主有家犬、家猫、果子狸等。

生活史：虫卵随终宿主的痰或粪便排出体外。卵入水后，在适宜条件下经3～6周后发育成熟，并孵出毛蚴。毛蚴侵入第一中间宿主淡水螺，在螺体内经胞蚴、母雷蚴、子雷蚴的发育和增殖阶段（2～3个月），最终形成微尾蚴，从螺体逸出后侵入第二中间宿主溪蟹和蝲蛄体内，形成囊蚴。人生食或半生食含囊蚴的溪蟹或蝲蛄而感染。

（二）致病与临床

1. 致病　并殖吸虫主要由幼虫、成虫和虫卵致病，其发病机制为：当人食入含有活囊的溪蟹或蝲蛄后，在十二指肠内囊助经胆汁和消化液的作用，幼虫脱囊而出，其伸缩活动力极强，借其腺体所分泌的酸性和碱性物质破坏人体组织，穿透肠壁进入腹腔，在腹腔内移行并损害腹内脏器、组织，诱发免疫反应，产生广泛的炎症和黏连。多数幼虫又穿过横膈，游走于胸腔，刺激胸膜引起胸膜炎症。幼虫在移行过程中逐渐发育为童虫，并钻入肺脏，破坏肺组织，形成囊肿。童虫在囊肿内继续发育成熟为成虫。一般每个囊肿含有两个成虫，偶有单虫或两个以上虫体者。寄生于人体内的成虫数量一般在20条以内，亦可更多。成虫多固定在人体内某一部位，亦可沿各疏松组织间游走窜扰，致使病变范围扩大，可侵犯肝、脑、脊髓、皮肤等处造成相应损害。卫氏并殖吸虫主要寄生于人或动物的肺组织，但亦有以损害肝脏为主的报道。斯氏并殖吸虫的幼虫或童虫在移行过程中造成的损害较卫氏并殖吸虫显著，局部与全身的免疫反应也较为剧烈。因其不能适应人体内环境，故不能发育至性成熟产卵，极少进入肺脏形成典型囊肿，而以游走性皮下包块、渗出性胸膜炎和肝脏损害为主要病变。感染并殖吸虫后，宿主血中存在主体抗原，可用单克隆抗体检出。并殖吸虫也能刺激机体产生特异性抗体，但无明显保护性作用。

童虫在腹腔移行时，损害腹腔脏器、组织，产生广泛的炎症和黏连。多数又穿过膈肌移行于胸腔，刺激胸膜产生胸膜反应。四川并殖吸虫或斯氏狸殖吸虫的童虫移行过程引起的损害较卫氏并殖吸虫显著，以游走性皮下包块为主要病变。

成虫引起的病变可分为三期。

（1）组织破坏期：虫体移行穿破组织，可引起线性出血和坏死，因而使局部组织形成窟穴状病灶。

（2）囊肿形成期：窟穴状病灶形成后不久，周围组织献出现以中性粒细胞、嗜酸粒细胞及单核细胞浸润为主的炎症反应。局部组织坏死，液化成棕褐色。四周有肉芽组织增生，并逐渐形成纤维状囊壁，称为并殖吸虫性囊肿。囊内有时可找到虫体。成虫有游走习性，可离开囊肿而在邻近形成新的囊肿，成为多发性囊肿，相互间有隧道或窟穴相通。

（3）纤维瘢痕期：囊内虫体移行它处或死亡后，囊肿逐渐被纤维组织代替，形成瘢痕。

虫卵引起的病变一般轻微，仅有机械性或异物刺激作用。

2. 临床表现　并殖吸虫病是以肺部病变为主的全身性疾病，其临床表现与入侵虫种、受累器官、感染程度、免疫状态、机体反应等多种因素有关，临床表现多变而复杂。潜伏期长短差异悬殊，可自数日至10余年，大多数在1年内。起病多缓慢，有轻度发热、盗汗、乏力、纳差、咳嗽、咳棕红色果酱样痰及胸痛等，也可伴有腹痛、腹泻或荨麻疹等其他系统表现。急性肺吸虫病起病较急骤，高热、毒血症状较为严重。根据受累脏器特点结合临床症状主要分四型。

（1）胸肺型：肺为卫氏肺吸虫最常寄生的部位，咳嗽、血痰、胸痛最常见，典型的痰为铁锈色或棕褐色，可持续数年不断，如伴肺部坏死组织则呈烂桃样血痰，其中可找到虫卵。当肺吸虫移入胸腔时，可引起胸痛、渗出性胸腔积液。

（2）腹型：腹痛尤以右下腹痛最多见，轻重不一。亦可有腹泻、肝脾大、血便等。脐周围有压痛，偶可闻及结节及肿块，大便中或可找到成虫和虫卵。

（3）结节型：以皮下或肌肉结节最多见，约20%的卫氏并殖吸虫感染后2～42个月出现，多位于下腹部至大腿间皮下深部肌肉内，可扪及1～6cm肿块，结节内可发现成虫或虫卵。四川并殖吸虫引起的肺吸虫病主要表现为皮下结节或包块，发生率为50%～80%，多发于腹、胸、背、腹股沟、大腿、阴囊、精索、头颈、眼眶，呈黄豆至鸭蛋大，能游走，包块为典型的嗜酸性肉芽肿，可找到虫体，但无虫卵。

（4）脑型：多见于儿童与青少年。早期可有头痛、呕吐、胸膜刺激和颅内高压表现，稍后有癫痫、幻视、感染异常等定位症状。侵犯脊髓则有脊髓受压症状和体征。

（三）实验室检测

1. 病原学检测

（1）痰液和粪便检查：痰液呈铁锈色，镜检可见虫卵、嗜酸粒细胞及夏科-莱登晶体；粪便中可查见虫卵。

（2）脑脊髓液及其他体液检查：脑脊髓型者，脑脊髓液可见嗜酸粒细胞，蛋白质含量轻度增加，偶可查见虫卵。肺型胸腔积液多呈草黄色或血性，偶见夏科–莱登晶体、胆固醇晶体或虫卵。

（3）活检：患者皮下包块或结节活检，可能检获童虫，偶可查见成虫、虫卵。

2. 免疫学检测包括皮内试验、抗体检测和循环抗原检测。用成虫制成抗原，做皮内试验，可用于普查初筛，阳性率可高达95%以上，但假阳性和假阴性均较高。ELISA法检测抗体具有较高的敏感性和特异性，是目前常用的诊断方法。ELISA方法检测循环抗原，既有较高的诊断价值，又可作为考核疗效的指标，是目前研究的热点。

补充说明：对于胸、肺、脑、脊髓等部位的患者，可用X线及CT辅助诊断。

十二、华支睾吸虫病

华支睾吸虫病（clonorchiasis sinensis）是由华支睾吸虫寄生在人体肝内胆管。临床特征为肝大、上腹隐痛、疲乏等。系进食未煮熟的淡水鱼（虾）而被感染。

（一）华支睾吸虫形态及生活史

华支睾吸虫成虫体形扁平，寄生于宿主肝脏的小胆管内。虫体长10～25mm，体宽3～5mm。成虫在胆管内产卵，虫卵随胆汁人肠，由粪便排出体外，落入池塘，被淡水螺吞食，孵出毛蚴，发育成许多尾蚴，逸出螺体，侵入淡水鱼或小虾，在其肌肉及其他组织中形成囊蚴。人或其他动物如猫、狗等吞食带囊蚴的鱼虾，即被感染。囊虫在十二指肠脱囊后，幼虫转入胆管，约经1～2月即成熟产卵。

（二）致病与临床

1. 致病　成虫寄生在肝脏小胆管内，可引起机械性刺激或梗死，同时成虫可分泌一些分泌物，刺激胆管上皮细胞发生炎症、增生、管壁增厚，甚至恶性变。由于胆管的梗阻，胆汁流通不畅通，可发生灶性细胞坏死，甚至因长期梗阻而发生纤维性变。由于梗阻及刺激会使胆管扩张，发生胆管炎。虫体亦可作为石的核心而形成胆石症。有人认为本病与原发性肝癌有一定关系。

2. 临床表现　儿童多见。在流行地区或平原低洼地带、河流沿岸，有生食淡水鱼、虾史。

起病多缓慢，轻度感染可无症状，或仅稍有胃肠不适，中度感染则有食欲减退、消化不良、腹痛、腹泻、乏力。重者可有长期腹泻、营养不良、反复黄疸、肝大疼痛。多次重复感染可致胆汁性肝硬化、门脉性肝硬化、成虫移行胆总管，则有梗阻性黄疸及胆绞痛。体检部分患者肝大，左叶为主。严重者肝硬化及门脉高压症。腹壁静脉曲张，脾肿大。重症病儿生长和智力发育均受影响，有的表现为侏儒。

（三）实验室检测

1. 病原学检测　一般在感染后1个月可在大便中发现华支睾吸虫卵，检查方法主要有涂片法和集卵法两大类。

（1）粪便直接涂片法：该方法操作虽然简便，但轻度感染者容易漏诊。

另外，改良加藤厚膜涂片法（Kato-Katz甘油纸厚涂片透明法），在大规模肠道寄生虫调查中被认为是最有效的粪检方法之一，并可定量。

（2）沉淀法：如自然沉淀法、离心沉淀法、乙醚沉淀法等，检出率较粪便直接涂片法为高。

（3）十二指肠引流胆汁检查：把引流胆汁进行直接涂片或离心沉淀检查，可使检出率大大提高。

值得注意的是华支睾吸虫卵与异形类吸虫卵以及灵芝孢子在形态、大小上极为相似，容易造成误诊，故应根据各自形态的特征加以鉴别。

2. 免疫学检测　目前应用较多的是ELISA法和胶体金免疫层析法，检测血清中的特异性抗体。

第五章　临床血液学检查

第一节　血液一般检查

血液是由血液中的细胞成分和血浆组成。其中血浆占血液容积的55%，为一种淡黄色的透明液体；细胞成分约占血液容积的45%，包括红细胞、白细胞和血小板。

一、红细胞和血红蛋白的检查

（一）参考值

	红细胞数	血红蛋白
成年男性	（4.0～5.5）$\times 10^{12}$／L	120～160g／L
成年女性	（3.5～5.0）$\times 10^{12}$／L	110～150g／L
新生儿	（6.0～7.0）$\times 10^{12}$／L	170～200g／L

（二）临床意义

1. 红细胞和血红蛋白增多　是指单位容积血液中红细胞数及血红蛋白量高于参考值高限。一般经多次检查成年男性红细胞>6.0×10^{12}／L，血红蛋白>170g／L；成年女性红细胞>5.5×10^{12}／L，血红蛋白>160g／L时即认为增多，可分为相对性增多和绝对性增多两类。

（1）相对性增多：由于某些原因使血浆中水分丢失，血液浓缩，红细胞和血红蛋白含量相对增多。如连续剧烈呕吐、大面积烧伤、严重腹泻、大量出汗等；另见于慢性肾上腺皮质功能减退、尿崩症、甲状腺功能亢进等。

（2）绝对性红细胞增多：可分为原发性红细胞增多症即真性红细胞增多症和继发性红细胞增多症。

1）继发性红细胞增多症：多与机体循环及组织缺氧、血中促红细胞生成素水平升高、骨髓加速释放红细胞有关。主要包括以下两种情况：

①红细胞生成素代偿性增加：生理性增加见于高原居民、胎儿和新生儿、剧烈体力劳动和体育活动及情绪激动时，红细胞可一过性增多。病理性增加见于严重的先天性及后天性心肺疾病和血管畸形，如法洛四联征、发绀型先天性心脏病、阻塞性肺气肿、肺源性心

脏病、肺动静脉瘘以及携氧能力低的异常血红蛋白病等；

②红细胞生成素非代偿性增加：在某些情况下，患者并无组织缺氧，促红细胞生成素的增多并非机体需要，红细胞和血红蛋白增多亦无代偿意义，见于某些肿瘤或肾脏疾病，如肾癌、肝细胞癌、肾胚胎瘤以及肾盂积水、多囊肾等。

2）真性红细胞增多症：是一种病因不清的克隆性多潜能造血干细胞疾病，以骨髓红系细胞显著持续增生为特点，伴有粒系和巨核系细胞不同程度的增生。血常规示全血细胞增多，血红蛋白> 180g／L，红细胞计数>6.0×10^{12}／L。

2. 红细胞及血红蛋白减少　指单位容积循环血液中红细胞数、血红蛋白量及血细胞比容（Hct）低于参考值低限，通常称为贫血。一般成年男性血红蛋白<120g／L，成年女性血红蛋白<110g／L，即可认为有贫血。根据血红蛋白减低的程度，贫血可分为四级：轻度：血红蛋白<参考值低限至90g／L；中度：血红蛋白90～60g／L；重度：血红蛋白60～30g／L；极度：血红蛋白<30g／L。

（1）生理性减少：3个月的婴儿至15岁以前的儿童，因生长发育迅速而致造血原料相对不足，红细胞和血红蛋白可较正常人低10%～20%；妊娠中、后期为适应胎盘血循环的需要，孕妇血容量增加使血液稀释；部分老年人由于骨髓造血功能逐渐减低，均可导致红细胞数和血红蛋白含量减少。

（2）病理性减少：

1）红细胞生成减少所致的贫血：①骨髓造血功能衰竭：再生障碍性贫血、骨髓纤维化等伴发的贫血；②因造血物质缺乏或利用障碍引起的贫血：如缺铁性贫血、铁粒幼细胞性贫血、叶酸及维生素B_{12}缺乏所致的巨幼细胞性贫血。

2）因红细胞膜、酶遗传性缺陷或外来因素造成红细胞破坏过多导致的贫血：如遗传性球形红细胞增多症、地中海性贫血、阵发性睡眠性血红蛋白尿、异常血红蛋白病、免疫性溶血性贫血、心脏体外循环的大手术及一些化学、生物因素等引起的溶血性贫血。

3）失血：急性失血或消化道溃疡、钩虫病等慢性失血所致的贫血。

3. 红细胞沉降率测定

红细胞沉降率（erythrocyte sedimentation rate，ESR）又称血沉，指离体抗凝血静置后，红细胞在单位时间内沉降的速度。

（1）参考值：魏氏（Westergren）法：成年男性0～15mm／1h末，成年女性0～20mm／1h末。

（2）临床意义

1）增高：包括生理性和病理性增高。

①生理性增高：妇女月经期，可能与子宫内膜破损及出血有关；妊娠3个月以上直至分娩血沉加快，这可能与生理性贫血及纤维蛋白原含量增加有关。

②病理性增高：a. 炎症性疾病：急性细菌性炎症时，血中急性时相蛋白增多，如

α_1–抗胰蛋白酶、α_2–巨球蛋白、C反应蛋白、转铁蛋白、纤维蛋白原等物质能促使红细胞聚集，使血沉加速。风湿热为变态反应性结缔组织炎症，活动期时血沉加快。慢性炎症如肺结核活动期时，血中纤维蛋白原及球蛋白增加，血沉明显加快。b. 组织损伤及坏死：较大的组织损伤如急性心肌梗死、肺梗死，或手术创伤可使血沉加快。c. 恶性肿瘤：增长迅速的恶性肿瘤可能因为血中α_1–巨球蛋白、纤维蛋白原增加、肿瘤组织坏死、继发感染、贫血等可使血沉加快。d. 各种原因所致的高球蛋白血症，如恶性淋巴瘤、系统性红斑狼疮、类风湿关节炎、亚急性感染性心内膜炎等血沉加快。慢性肾炎、肝硬化时，清蛋白减少球蛋白增加，血沉加快。e. 贫血：贫血患者血红蛋白<90g／L时，血沉加快，并随着贫血加重而加快。f. 高胆固醇血症：见于动脉粥样硬化、糖尿病、肾病综合征等可因血中胆固醇增高，血沉加快。

2）减慢：见于真性红细胞增多症和弥散性血管内凝血。

二、白细胞计数

白细胞是外周血常见的有核细胞。不同的病理情况可引起白细胞发生数量和质量的改变。临床上检查白细胞计数及白细胞分类计数及其形态学改变，对各种疾病的诊断有着重要的参考价值。

白细胞计数有目视计数法和仪器计数法。

（一）参考值

成人：（4～10）$\times 10^9$／L。

初生儿：（15～20）$\times 10^9$／L。

6个月～2岁：（11～12）$\times 10^9$／L。

（二）临床意义

1. 增高见于

（1）急性感染：急性化脓性感染所引起的急性全身性感染、局部炎症，以及一些细菌感染。

（2）组织损伤：手术后、急性心肌梗死。

（3）恶性肿瘤及白血病：急性、慢性粒细胞性白血病，尤以慢性白血病增高最多；各种恶性肿瘤的晚期，如肝癌、胃癌等。

（4）其他：骨髓纤维化、真性红细胞增多症、尿毒症、酸中毒、某些药物中毒、烧伤等。

2. 减少见于

（1）某些感染：细菌感染（如伤寒、副伤寒）、病毒感染（如流感、风疹、麻疹）。

（2）某些血液病：再生障碍性贫血、急性粒细胞缺乏症、恶性网状细胞增多症。

（3）脾功能亢进：各种原因所致的脾大，如肝硬化班替氏综合征。

（4）理化因素：放射性物质、X线、某些抗癌药、解热镇痛药等，可造成白细胞减少。

在大多数情况下，白细胞的增多或减少，主要受中性粒细胞的影响，因此，白细胞增多或减少通常就与中性粒细胞的增多或减少有着密切关系和相同意义。

三、白细胞分类计数（differential leukocyte count，DC）

（一）中性粒细胞

1. 正常参考值

中性杆状核粒细胞0.01～0.05。

中性分叶核粒细胞0.50～0.70。

2. 临床意义

（1）中性粒细胞增多：见于急性感染（尤其是革兰阳性球菌感染）、严重外伤、大面积烧伤、白血病及恶性肿瘤（如肝癌、胃癌）等疾病。在生理情况下，外周血WBC及中性粒细胞一天内存在着变化，下午较早晨高，妊娠后期、剧烈运动后、饱餐或淋浴后、高温或严寒等均可使其暂时性升高。新生儿WBC计数较高，平均为15×10^9/L左右，最高可达30×10^9/L以上，出生3～4天后降至10×10^9/L左右，约保持3个月，然后逐渐降低至成人水平。

（2）减少

1）感染性疾病：特别是革兰阴性杆菌感染（如伤寒、副伤寒杆菌）、某些病毒感染性疾病及某些原虫感染（如疟疾和黑热病）等。

2）血液系统疾病：引起WBC减少的血液系统疾病较多，如再生障碍性贫血、非白血性白血病等，WBC减少同时常伴PLT及RBC计数减少。

其他：理化损伤、单核—巨噬细胞系统功能亢进、自身免疫性疾病等。

（3）中性粒细胞的核象变化：中性粒细胞的核象是指粒细胞的分叶状况，它反映粒细胞的成熟程度，而核象的变化则可反映某些疾病的病情和预后。

1）中性粒细胞的核左移：正常时外周血中中性粒细胞的分叶以3叶居多，杆状核与分叶核之间的正常比值为1∶13，如杆状核粒细胞增多，或出现杆状以前更幼稚阶段的粒细胞，称为核左移。核左移伴有白细胞总数增高者称再生性左移，表示机体的反应性强，骨髓造血功能旺盛，能释放大量的粒细胞至外周血中。常见于感染，尤其是化脓性细菌引起的急性感染，也可见于急性中毒、急性溶血、急性失血等。

杆状核粒细胞>0.06，称轻度左移。

杆状核粒细胞>0.10，并伴有少数晚幼粒细胞者为中度核左移。

杆状核粒细胞>0.25，并出现更幼稚的粒细胞时，为重度核左移，常见于粒细胞性白血病或中性粒细胞型白血病样反应。

2）中性粒细胞核右移：病理情况下，中性粒细胞的分叶过多，可分4叶甚至于5～6叶以上，若5叶者超过0.05时，称为中性粒细胞的核右移。核右移是由于造血物质缺乏，使脱氧核糖核酸合成障碍，或造血功能减退所致。主要见于巨幼细胞性贫血、恶性贫血和应用抗代谢药物治疗后。在炎症的恢复期，一过性地出现核象右移是正常现象，如在疾病进行期突然出现核右移的变化，则表示预后不良。

（4）中性粒细胞常见的病理形态

1）中性粒细胞的中毒性改变：严重化脓性感染、各种急性和慢性感染、大面积灼伤、恶性肿瘤等，均可使中性粒细胞产生中毒性改变。常见的有：细胞大小不等、中毒颗粒、空泡形成、核变性。

2）巨多分叶核粒细胞：胞体较大，细胞直径可达16～25μm，核分叶常在5叶，甚至在10叶以上，常见于巨幼细胞性贫血、抗代谢药物治疗后。

3）棒状小体（Auer小体）：在急性粒细胞或急性单核细胞白血病的幼稚细胞的胞质中可出现，它对急性白血病的诊断及急性白血病类型的鉴别有参考价值。

4）球形包涵体（Dohie体）：见于严重感染，如猩红热、白喉、肺炎、麻疹、败血症、灼伤等严重感染时。

（二）嗜酸性粒细胞

嗜酸粒细胞与变态反应有关，并有吞噬抗原抗体复合物的作用。

1. 正常参考值 0.005～0.050。

2. 临床意义

（1）嗜酸性粒细胞增多：外周血嗜酸性粒细胞计数>0.5×10^9/L或>5%称为嗜酸性粒细胞增多。见于变态反应性疾病、寄生虫病、湿疹、银屑病、慢性粒细胞白血病、嗜酸性粒细胞白血病、嗜酸性粒细胞肉芽肿等。

（2）嗜酸性粒细胞减少：见于伤寒及副伤寒初期、大手术、烧伤等应激状态或长期应用肾上腺皮质激素后，其临床意义不大。

（三）嗜碱性粒细胞

嗜碱性粒细胞主要参与特殊的免疫反应。

1. 正常参考值为0～0.01。

2. 临床意义

（1）增多见于

1）慢性粒细胞白血病、嗜碱性粒细胞白血病。

2）某些转移癌及骨髓纤维化。

（2）嗜碱粒细胞减少无临床意义。

（四）淋巴细胞

淋巴细胞能产生和运载抗体，在防御病毒感染方面有重要作用。

1. 正常参考值为0.20～0.40。

2. 临床意义

（1）淋巴细胞增多：指外周血淋巴细胞绝对值成人>4×10^9/L、儿童>7.2×10^9/L、4岁以下的儿童>9×10^9/L，常可见于：

1）生理性增多：儿童期淋巴细胞较高，婴儿出生时淋巴细胞约占35%，4～6天后淋巴细胞可达50%，至6～7岁时，淋巴细胞比例逐渐减低，粒细胞比例增高，逐渐达正常成人水平。此为儿童期的淋巴细胞生理性增多。

2）病理性增多：感染性疾病，主要为病毒感染如麻疹、风疹、水痘、流行性腮腺炎、传染性单核细胞增多症、传染性淋巴细胞增多症、病毒性肝炎、流行性出血热等。也可见于百日咳杆菌、结核杆菌、布鲁司杆菌、梅毒螺旋体等感染时。

3）淋巴细胞性恶性疾病：急慢性淋巴细胞白血病、淋巴瘤白血病。

4）其他：再生障碍性贫血、粒细胞减少症和粒细胞缺乏症时，由于中性粒细胞减少，淋巴细胞比例相对增多。

（2）淋巴细胞减低：主要见于接触放射线、应用肾上腺皮质激素或促肾上腺皮质激素、烷化剂、抗淋巴细胞球蛋白后及免疫缺陷病、丙种球蛋白缺陷症等。

3. 异形淋巴细胞　异形淋巴细胞现认为是由T淋巴细胞受抗原刺激转化而来，少数为B淋巴细胞，正常人外周血中偶可见到，不超过2%，根据细胞形态特点，异形淋巴细胞可分为：泡沫型、不规则型、幼稚型三型。

异形淋巴细胞增多可见于：①病毒感染性疾病，如传染性单核细胞增多症，异形淋巴细胞可高达10%以上，另见于某些细菌感染、螺旋体病、立克次体病或原虫感染如疟疾等；②药物过敏；③输血、血液透析或体外循环术后；④其他如免疫性疾病、粒细胞缺乏症、放射治疗等也可出现异型淋巴细胞。

（五）单核细胞

单核细胞具有游走性和吞噬作用，除吞噬细胞和异物外，又能吞噬原虫及具有类脂质包膜的结核杆菌及麻风杆菌。

1. 正常参考值为0.03～0.08。

2. 临床意义

（1）增多见于

1）某些感染：伤寒、结核、疟疾、黑热病、亚急性细菌性心内膜炎。

2）某些血液病：单核细胞性白血病、淋巴瘤、骨髓异常增生综合征、恶性组织细胞病。

（2）减少一般无临床意义。

第二节　贫血的实验室检查

红细胞疾病可划分成贫血和红细胞增多症两大类。贫血使血液的携氧能力减低，其直接后果便是组织缺氧。红细胞增多症产生的不良后果则与血液的黏度增大及血容量太大有关。红细胞疾病可以是造血系统的原发性疾病，也可继发于其他系统的疾病或外来因素。本章节对红细胞疾病的相关基础理论及其验室检查进行介绍。

一、贫血的定义和诊断标准

贫血（anemia）是指外周血单位容积内血红蛋白量、红细胞数及（或）血细胞比容低于正常参考值而言。一般都以Hb量低于正常参考值的95%的下限作为贫血的诊断标准。血红蛋白浓度的降低一般都伴有相应红细胞数量或血细胞比容的减少，但也有不一致。个别轻型缺铁性贫血或珠蛋白生成障碍性贫血可仅有血红蛋白的减少，而红细胞数量或血细胞比容都在正常范围内。单位容积血液中血红蛋白量因地区、年龄、性别以及生理血浆容量的变化而异。婴儿及儿童的血红蛋白量约比成人低15%。男女之间的差异在青春期后才逐渐明显。妊娠时血容量增加，血红蛋白和红细胞数可因被稀释而相对减少。男性65岁以后Hb测定值较65岁前为低，但女性无明显差异。在海平面地区Hb低于以下水平可诊断为贫血：6个月～6岁儿童110g／L，6～14岁儿童120g／L，成年男性130g／L，成年女性（非妊娠）120g／L。而国内诊断贫血的标准都参照下述标准：在海平面地区，成年男性Hb低于120g／L，成年女性低于110g／L，孕妇低于100g／L。选用某一血红蛋白值来划分有无贫血，要做到非常合理是相当困难的，因为正常人群血红蛋白分布曲线和贫血人群血红蛋白分布曲线之间有重叠。决定患者是否贫血时尚须注意 Hb测定的标准化及采血的部位，指端血、耳垂血及静脉血其测定值可略有不同。WHO规定的标准方法为静脉氰化高铁Hb法。贫血按严重程度可分为：极重度贫血，Hb量≤30g／L；重度贫血，Hb量在31～60g／L；中度贫血，Hb量>61～90g／L；轻度贫血， Hb量在>90g／L与低于正常参考值的下限之间。

贫血是临床常见的症状，可以由不同原因或疾病引起。贫血可以原发于造血器官疾病，也可能是某些系统疾病的伴发症状，故应积极寻找贫血的病因，针对贫血的不同病因进行诊治，才能在临床上取得较好的效果。

二、贫血的分类

引起贫血的病因十分广泛，为了便于鉴别诊断。学者们根据血液检查结果，从多个角度对贫血进行了分类，目前大致有四种分类法。

（一）按产生贫血的原因分类

1. 红细胞生成不足

（1）造血原料的缺乏：①铁或维生素B_6缺乏；②缺乏叶酸、维生素B_{12}等。

（2）骨髓造血功能衰竭：①原发性再生障碍性贫血；②继发性再生障碍性贫血，由于物理、化学、生物等因素所致。

（3）继发性贫血：①慢性肝脏疾病；②慢性肾脏疾病，如肾性贫血、缺乏红细胞生成素（erythropoietin，EPO）的贫血；③恶性肿瘤，如各种白血病、恶性肿瘤有（或）无骨髓转移；④内分泌疾病，如垂体、肾上腺、甲状腺等疾病；⑤慢性感染、炎症等。

2. 红细胞消耗过多

（1）丢失过多：①急性失血，血容量减少；②慢性失血，多为缺铁性贫血。

（2）破坏过多：又称溶血性贫血（hemolytic anemia）。

1）红细胞内在缺陷，如遗传性球形红细胞增多症，红细胞酶缺乏的贫血、珠蛋白生成障碍性贫血、异常血红蛋白病、阵发性睡眠性血红蛋白尿症等；

2）红细胞外来因素，如免疫性溶血性贫血、机械性溶血性贫血。其他因素引起的溶血性贫血等。

（二）按骨髓的病理形态分类

1. 增生性贫血如缺铁性贫血、急慢性失血性贫血、溶血性贫血、继发性贫血。

2. 巨幼细胞性贫血如缺乏叶酸、维生素$_{12}$；某些无效性红细胞生成伴有巨幼样红细胞贫血。

3. 增生不良性贫血如原发及继发再生障碍性贫血。

（三）按红系统的病理变化分类

1. 红细胞膜异常多为溶血性贫血，多有形态的异常，如遗传性球形红细胞增多症、遗传性椭圆形红细胞增多症。

2. 红细胞胞质异常

（1）铁代谢异常：如缺铁性贫血。

（2）血红素的异常：如高铁血红蛋白血症、硫化血红蛋白血症。

（3）珠蛋白合成异常：如珠蛋白生成障碍性贫血、异常血红蛋白病。

（4）酶的异常：如丙酮酸激酶缺乏症、葡糖6-磷酸脱氢酶缺乏症，多为溶血性贫血。

3. 红细胞核代谢的异常

（1）叶酸、维生素B_{12}缺乏，导致巨幼细胞性贫血。

（2）病态红细胞生成，多核红细胞，且为奇数核，一个红细胞内的多个核大小不均，成熟程度不同，巨大红细胞等，表明DNA复制紊乱，多见于恶性疾病，如骨髓增生异常综合征（myelodysplastic syndrome，MDS）、各种白血病。

（四）按血液循环中成熟红细胞的大小与形态分类

现代血细胞分析仪可以同时给出红细胞平均体积（mean corpuscular volume，MCV）、红细胞平均血红蛋白（mean corpuscular hemoglobin，MCH）、红细胞平均血红蛋白浓度（mean corpuscular hemoglobin concentration，MCHC）及红细胞分布宽度（red blood cell distribution width，RDW），按这几个指标及红细胞的形态可以将贫血分为不同的类型。

1. 根据红细胞大小分类，详见表5-1。

表5-1 根据成熟红细胞大小的贫血分类

贫血的类型	MCV（fl）	MCH（pg）	MCH（%）	病因
正细胞贫血	80～94	26～32		失血、急性溶血、再障白血病
小细胞低色素贫血	＜80	＜26	＜31	缺铁性贫血、慢性失血
单纯小细胞贫血	＜80	＜26	31～35	感染、中毒、尿毒症
大细胞贫血	＞94	＞32	32～36	维生素B_{12}、叶酸缺乏

2. 根据MCV和RDW的密切关系，用MCV和RDW来确定贫血的类型，详见表5-2。

表5-2 根据MCV和RDW的贫血分类

RDW （11.5%～14.5%）	增高、大细胞 （＞94）	MCV（fl） 正常（80～94）	降低、小细胞 （＜80）
增加	巨幼细胞性贫血 铁粒幼细胞贫血 骨髓增生异常综合征 化疗后	早期缺铁 免疫性溶血 骨髓病性贫血 混合型贫血	缺铁性贫血 细胞碎片
正常	骨髓增生异常综合征 再障 肝脏病	急性失血 酶缺陷 急性溶血	骨髓增生低下 地中海贫血

3. 根据红细胞的形态确定贫血的类型

制备完整的染色良好的血涂片，镜下认真观察红细胞的形态，并作相应的计数，可判断出贫血的类型，详见表5-3。

表5-3 根据红细胞的形态确定贫血的类型

形态异常	主要疾病	其他疾病
小细胞低色素红细胞	缺铁、珠蛋白生成障碍性贫血	慢性病贫血、铁粒幼细胞贫血
大细胞	叶酸及维生素B_{12}缺乏	骨髓纤维化、自身免疫性溶血
粒细胞分叶过多症	叶酸及维生素B_{12}缺乏	肾功能衰竭、缺铁、慢粒、先天性粒细胞分叶过多症
泪滴状红细胞（有核）	骨髓纤维化	肿瘤骨髓转移、巨幼细胞性贫血、重型珠蛋白生成障碍性贫血
小球形红细胞	自身免疫性溶血、遗传性球形红细胞增多症	微血管性溶血性贫血、低磷酸盐血症
靶形红细胞	珠蛋白生成障碍性贫血、HbC危病、肝脏病	缺铁、脾切除术后
椭圆形红细胞	遗传性椭圆形红细胞增多症	缺铁、骨髓纤维化、巨幼细胞性贫血
棘形红细胞	肾功能衰竭	丙酮酸激酶缺陷

三、铁代谢检测

人体每天制造红细胞所需要的铁约为20～25mg，大部分来自衰老红细胞解体后铁的再利用。长期慢性失血使体内储存铁大量丧失，造成原料缺乏，势必引起缺铁性贫血。即使无慢性出血，但每天要从胃肠及皮肤损失铁0.5～1.0mg，如补充不足，亦将造成缺铁。食物中摄入的铁需先还原成亚铁离子（Fe^{2+}）或与铁络合物结合才能被胃肠吸收，维生素C及一些还原物质能使高铁（Fe^{3+}）还原为亚铁，胃酸使铁游离并促使其与络合物结合，从而帮助铁的吸收。铁主要在十二指肠及空肠上段吸收，约10%的铁被吸收进入肠黏膜细胞后，大部分经氧化变为Fe^{3+}与运铁蛋白（transfernn，为一种β_1体球蛋白）结合，被输送给骨髓中的幼红细胞，作为原料被吸收参加血红蛋白的合成；其余的部分以铁蛋白（ferritin）及铁血黄素（hemosiderin）的形式贮存于骨髓、肝脾的网状内皮细胞中。铁的贮存量正常成人男性约40mg/kg，女性约35mg/kg。

下面将重点阐述检测铁代谢异常的相关化验指标：血清铁、血清总铁结合力、血清转铁蛋白、转铁蛋白饱和度、血清铁蛋白和可溶性转铁蛋白受体。由于红细胞碱性铁蛋白、铁吸收率、红细胞游离原卟啉（FEP）和锌卟啉（ZPP）测定的灵敏度、特异性较差，临床应用较少，不多叙述。

（一）血清铁测定与血清总铁结合力测定

1. 血清铁测定（serum iron，SI）　血清中的铁一部分与运铁蛋白结合，另一部分呈游离状态，检测后者的含量即为血清铁测定。受生理、病理因素影响较大，其敏感性、特异性均低于血清铁蛋白。

（1）参考值：亚铁嗪显色法：男性11～30μmol／L；女性9～27 μmol／L。

（2）临床意义：

1）生理性变化：①女性比男性低；②6周内的新生儿因溶血有暂时性血清铁升高，1岁内比成人低，老年人血清铁趋向降低；③铁的需要量增加，如生长快速的婴儿、青少年，有月经或妊娠、哺乳期妇女，血清铁常降低。

2）病理性变化：

降低：①缺铁性贫血：铁的摄入不足或吸收障碍，如胃次全切除，胃酸缺乏影响铁的吸收，长期腹泻；铁丢失过多，如慢性失血，尤其是胃肠道、泌尿道出血、月经过多、长期献血；②感染或炎症，肝脏合成运铁蛋白减低，铁的转运机制障碍；③真性红细胞增多症：贮存铁减少，造血功能加强，血清铁降低。

增高：①红细胞产生或成熟障碍：再生障碍性贫血、巨幼细胞性贫血；②铁的利用降低：铅中毒、维生素B_6缺乏、铜缺乏、慢性酒精中毒；③红细胞破坏增加：溶血，尤其是血管内溶血；④铁的吸收增加：白血病、含铁血黄素沉着症、经常反复输血；⑤肝脏贮存铁释放和转运铁蛋白合成障碍：急性病毒性肝炎、慢性活动性肝炎、肝硬化。

2. 血清总铁结合力测定（total iron binding capacity test，TIBC）

血液中的铁能与转铁蛋白结合，进行铁的转运。正常情况下血清铁仅能与1／3的转铁蛋白结合。凡能与100mL血清中全部转铁蛋白结合的最大铁量（饱和铁）称为总铁结合力。大约2／3的转铁蛋白未与铁结合，未与铁结合的转铁蛋白称为未饱和铁结合力，其数值等于总铁结合力减去血清铁。血清总铁结合力较为稳定，但反映体内贮存铁的敏感性也低于血清铁蛋白。临床上同时检测血清铁、血清总铁结合力、转铁蛋白饱和度对鉴别缺铁性贫血、慢性病性贫血有意义。

（1）参考值：亚铁嗪显色法：成年男性40～70μmol／L；女性54～77 μmol／L。

（2）临床意义

1）生理变化：新生儿减低，2岁以后与成人相同，女青年和妊娠期妇女也增高。

2）病理变化：

降低：①铁蛋白质减少：肝硬化、血色病；②运铁蛋白丢失：肾病、脓毒症；③运铁蛋白合成不足：遗传性运铁蛋白缺乏症；④肿瘤、非缺铁性贫血、珠蛋白合成障碍性贫血、慢性感染。

增高：①运铁蛋白合成增加：缺铁性贫血、妊娠后期；②铁蛋白从单核-吞噬系统释放增加：急性肝炎、肝细胞坏死。

（二）血清转铁蛋白（serum transferritin）和转铁蛋白饱和度测定（transferritin saturation，TS）

转铁蛋白（transferrin）是一种能结合Fe^{3+}的糖蛋白，主要由肝细胞和巨噬细胞合成，分布于血浆、细胞外液、淋巴液及脑脊液等，机体内有转铁蛋白受体，可识别和结合转铁蛋白。临床上常以转铁蛋白饱和度（血清铁与总铁结合力的百分比）表示，但其敏感性、特异性较血清铁蛋白差。

1. 参考值　33%～35%；血清转铁蛋白浓度2～4g／L。

2. 临床意义

（1）转铁蛋白增高：见于妊娠中、晚期及口服避孕药、反复出血、铁缺乏等，尤其是缺铁性贫血。

（2）转铁蛋白减低：见于遗传性转铁蛋白减低症、营养不良、严重蛋白质缺乏、腹泻、肾病综合征、溶血性贫血、类风湿关节炎、心肌梗死、某些炎症及恶病质等。

（3）转铁蛋白饱和度降低：血清铁饱和度<15%，结合病史可诊断缺铁，其准确性仅次于铁蛋白，比总铁结合力和血清铁灵敏，但某些贫血也可降低。增高见于血色病、过量铁摄入、珠蛋白生产障碍性贫血。

（三）血清铁蛋白测定（serum ferritin test，SF）

SF含量也能准确反映体内贮存铁情况，与骨髓细胞外铁染色具有良好的相关性，甚至SF反映体内贮存铁可能比后者更准确。SF减少只发生于铁缺乏症，单纯缺铁性贫血患者的SF一般在10～20pg／mL以下，而伴有慢性感染、活动性肝病、恶性肿瘤、组织破坏、甲状腺功能亢进或铁剂治疗后SF可正常或增高。SF的测定是诊断缺铁性贫血最敏感、可靠的方法。目前临床测定SF常用的方法是竞争的放射免疫法，SF试剂盒的质量是测定结果准确性的关键。

1. 参考值　正常成人范围为14～300μg／L，小儿低于成人，青春期至中年，男性高于女性。

2. 临床意义

（1）生理变化：在出生后一个月最高，男、女相同，3个月后开始下降，9个月时最低。十几岁时开始出现男、女差别，女性低于男性。妊娠时也有不同程度降低。

（2）病理变化

1）增高：①体内贮存铁增加：原发性（特发性）血色病、继发性铁负荷过大，如依赖输血的贫血患者。②铁蛋白合成增加：炎症或感染；恶性疾病，如急性粒细胞白血病、肝肿瘤、胰腺癌；甲状腺功能亢进。③组织内的铁蛋白释放增加：肝坏死、慢性肝病、脾或骨髓梗死；恶性肿瘤，如镰刀细胞瘤。

2）降低：①体内贮存铁减少：缺铁性贫血、妊娠。②铁蛋白合成减少、维生素C

缺乏等。

（四）可溶性转铁蛋白受体测定（soluble transferrin receptor，sTfR）

铁在转运时需通过转铁蛋白和细胞表面的特异性转铁蛋白受体结合释放到细胞内。转铁蛋白受体是一种以非二硫键连接的跨膜糖蛋白，存在于血清或血浆当中的TfR是组织受体的分离形式，在细胞表面上的转铁蛋白受体的数目反映了与之相关的可供应的细胞铁的要求。目前铁蛋白主要用于评价内贮存铁的耗尽或减少，sTfR作为组织水平铁供应减少的一项指标。因而，sTfR是提示缺铁性红细胞生成期的首选指标。

1. 参考值　3.0～8.5mg／L。

2. 临床意义　缺铁早期和红系造血增加时，血清转运铁蛋白受体水平可增高。并可预测贫血患者红细胞生成素（erythropoietin，EPO）治疗的反应。

四、溶血性贫血筛选检测

溶血性贫血是由于各种原因使红细胞破坏过多、过速，超过骨髓的代偿造血能力范围时所发生的一类贫血。正常红细胞的寿命为120天，每天体内有1／120衰老红细胞被破坏，而骨髓又可有同等量的新生红细胞生成，以维持平衡。正常骨髓具有6～8倍的代偿造血能力，当过多的红细胞破坏时，骨髓制造红细胞增加，如不出现贫血称为溶血性疾患；如红细胞破坏过多，尽管骨髓代偿增生，但出现贫血者为溶血性贫血。红细胞破坏场所有两种：红细胞在血流中破坏，称为血管内溶血，若红细胞在单核吞噬细胞系统中破坏，则称为血管外溶血。

（一）红细胞渗透脆性试验

红细胞渗透脆性试验（erythrocyte osmotic fragility test）是根据红细胞在低渗盐水溶液可逐渐胀大而破坏的原理来测定红细胞对不同浓度低渗盐水溶液的抵抗力。红细胞的表面积大而体积小者对低渗盐水抵抗力较大（脆性减低）；反之，则抵抗力较小（脆性增加）。

1. 参考值

开始溶血的NaCl浓度：4.2～4.6g／L。

完全溶血的NaCl浓度：2.8～3.2g／L。

2. 临床意义　遗传性球形红细胞增多症（hereditary spherocytosis，HS）的红细胞表面积／体积比值低，因此，渗透脆性增高。HS的红细胞开始溶血的浓度多为0.52%～0.72%。典型的HS球形红细胞的渗透脆性增高，但20%～25%的HS没有大量的典型球形红细胞，渗透脆性试验可以正常或只轻度增加。另外，观察渗透脆性曲线形态也有帮助，HS红细胞常呈曲线左移或曲线出现拖尾现象。

细胞渗透脆性的增高程度与球形红细胞的数量成正比，与血红蛋白浓度无关。再障危象或合并缺铁时，脆性也相应降低。极少数典型HS脆性试验正常，原因可能与球形细胞显著脱水有关，处于脱水状态的红细胞渗透脆性降低。

渗透脆性增高也见于椭圆形红细胞增多症。而脆性降低见于阻塞性黄疸、珠蛋白生成障碍性贫血、靶形红细胞增多症、缺铁性贫血和脾切除术后。

（二）红细胞孵育渗透脆性试验

红细胞在孵育过程中，葡萄糖消耗增加，使贮备的ATP减少，导致需要能量的红细胞膜对阳性离子的主动传递受阻，造成钠离子在红细胞内集聚，细胞膨胀，孵育渗透脆性增加。

1. 参考值

未孵育：50%溶血的NaCl浓度：4.00～4.45g／L。

37℃孵育24h：50%溶血的NaCl浓度：4.65～5.9g／L。

2. 临床意义

（1）增加：见于遗传性球形红细胞增多症、遗传性椭圆形红细胞增多症、遗传性非球形红细胞溶血性贫血。

（2）减低：见于地中海贫血、缺铁性贫血、镰状细胞性贫血、脾切除术后。

3. 注意事项

（1）血液孵育时所用的试剂及试管均应消毒，试管应加塞。

（2）试验中pH及温度必须恒定，加肝素抗凝血0.05 mL的量必须准确。

（3）每次试验应作正常对照。

（三）自身溶血及纠正试验

正常人红细胞经37℃ 48小时孵育后由于能量被消耗，ATP储备减少，钠离子在细胞内储积，红细胞体积增大，会逐渐产生轻微溶血。遗传性球形红细胞增多症和非球形细胞性溶血性贫血患者，自身溶血程度明显增强，当加入葡萄糖或ATP后可获得不同程度的纠正。自身溶血及纠正（autohemolysis and correction test）试验中观察溶血能否被纠正及纠正的程度，可对某些溶血性贫血进行治疗。

1. 临床意义　正常人血液孵育48小时后会发生轻微溶血，一般<4.0%；加葡萄糖或 ATP后溶血率更低（<0.6%），遗传性球形细胞增多症在低渗盐水中溶血显著增强，加葡萄糖及ATP后溶血明显纠正。先天性非球形细胞溶血性贫血Ⅰ型（G-6-PD缺乏症），低渗盐水中正常或溶血稍增强，加葡萄糖及ATP后溶血部分纠正。先天性非球形细胞溶血性贫血Ⅱ型（PK缺乏症），低渗盐水中溶血显著增强，加葡萄糖后溶血不能纠正，加ATP后溶血明显纠正。阵发性睡眠性血红蛋白尿症（paroxysmal nocturnal hemoglobinuria，PNH）、自身免疫性溶血性贫血和药物性溶血等均不能被葡萄糖纠正。

2. 注意事项应严守无菌操作规程。

（四）热溶血试验

热溶血试验（heat hemolysis test）是指患者的红细胞在其自身的血清（含补体）中，于37℃孵育后，由于葡萄糖分解产酸使血清酸化，从而导致有内在缺陷的红细胞溶解，产生溶血现象。

1. 参考值 正常人为阴性。

2. 临床意义 阵发性睡眠性血红蛋白尿症（paroxysmal nocturnal hemoglobinuria，PNH）为阳性，正常人无溶血发生，其他溶血性贫血患者有程度不同的轻度溶血。

3. 注意事项 操作过程要避免发生溶血。

（五）蔗糖溶血试验

蔗糖溶血试验（sucrose lysis test）为简易重要的筛查试验，选用等渗的蔗糖溶液，加入与PNH患者同血型的新鲜血清和患者的红细胞混悬液，经孵育后，患者红细胞膜存在缺陷，容易被补体激活，蔗糖溶液加强补体与红细胞结合，发生程度不同的溶血（溶血率10%~80%）。

1. 结果判定 阴性。

2. 临床意义 PNH的本试验常为阳性。轻度阳性亦可见于部分巨幼细胞贫血、再生障碍性贫血、自身免疫性溶血性贫血（autoimmune hemolytic anemia，AIHA）和遗传性球形细胞增多症。此试验可作为PNH的筛选试验，阴性常可排除PNH，阳性应再做Ham试验。对PNH的敏感性最高，特异性差。溶血度在10%以上定为阳性，阳性率为90%~91%。

（六）酸化血清溶血试验

酸化血清溶血试验（acidified serum hemolysis test）又称Ham试验，是诊断PNH的最基本试验。可采用去纤维蛋白、肝素、草酸盐、枸橼酸盐或乙二胺四乙酸（ethylenediaminetetra-acetic acid，EDTA）抗凝血，病者红细胞于37℃与正常或自身的酸化后的血清（pH6.5~7.0）作用，发生溶血，血清中补体致敏的患者，红细胞能被酸化后血清所溶解，特异性强。

1. 结果 正常人呈阴性。

2. 临床意义

（1）只有酸化血清溶血试验阳性PNH的诊断才能成立，具有特异性，是国内外公认的PNH的确诊试验。但会产生假阴性，应强调方法标准化，要与阴性对照。用光电比色法，一般PNH患者的溶血度在10%以上，阳性率为78%~80%。本试验加入氯化镁后，更加激活补体，使试验的敏感度增加。

（2）红细胞生成障碍性贫血（CDA型）可有酸化血清溶血试验阳性。溶血的原因是因为酸化血清情况下，多数红细胞膜上有与抗原和补体相结合的IgM抗体。

（3）球形红细胞在酸化血清内可呈假阳性。

（七）冷溶血试验

冷溶血试验的原理是：阵发性冷性血红蛋白尿症（paroxysmal cold hemoglobinuria, PCH）是一种自身免疫性溶血综合征，患者体内产生一种冷反应性抗体（D-L抗体）。这种抗体是一种IgG，在37℃下与红细胞不能牢固结合。当温度低至20℃以下时，如有补体存在，D-L抗体便能结合于红细胞表面，当温度再增高至37℃时，由于一系列补体参与反应，使红细胞破坏发生溶血。

1. 结果判断　若第1、第2管溶血，其余管不溶血为阳性。

2. 临床意义　本试验阳性见于某些自身免疫性溶血性贫血。

（八）变性球蛋白小体检查

变性珠蛋白小体（heinz小体）是一种变性血红蛋白颗粒，一般附着在细胞膜上，故又称为血红蛋白包涵体，当与某些碱性染料如耐尔蓝接触时即被染成紫色或蓝黑色小点，可在显微镜下进行观察。

主要临床意义：

1. 正常人无变性珠蛋白小体或仅偶见几个（<0.01）细小变性珠蛋白小体。

2. 增高见于G-6-PD缺乏所致的蚕豆病、伯氨喹类药物所致的溶血性贫血、不稳定Hb病等。

（九）血红蛋白H包涵体检查（HbH-IB）

血液中加入煌焦油蓝染料在37℃孵育后，HbH因氧化变性而发生沉淀，被染成墨绿蓝色，呈颗粒状弥漫而均匀地分散在红细胞内。

1. 参考值　<50%。

2. 临床意义　HbH病患者阳性的红细胞可达50%以上，轻型地中海贫血时可偶见HbH包涵体。

3. 注意事项

（1）观察结果时须注意与网织红细胞鉴别，后者的颗粒一般呈网状排列，红细胞基质完整，与煌焦油蓝混合后在10～15分钟内即显现出来。HbH一般要在10分钟后至1小时内地产生包涵体。

（2）制片后应及时计数，如存放过久HbH包涵体可消失。

（十）高铁血红蛋白还原试验

在血液中加入亚硝酸钠可使血红蛋白氧化为高铁血红蛋白（methemoglobin），在有足量的NADPH存在下，反应液中的高铁血红蛋白能被高铁血红蛋白还原酶（即细胞色素b，亦称黄素酶）还原成（亚铁）血红蛋白。在体外，这一还原过程还需递氢体亚甲基蓝的参与。当红细胞内葡萄糖-6-磷酸脱氢酶（G-6-PD）含量正常时，由磷酸戊糖代谢途径生成的NADPH的数量足以完成上述还原反应。当红细胞内G-6-PD含量不足或缺乏时，高铁血红蛋白还原速度减慢甚至不能还原。高铁血红蛋白呈褐色，可用分光光度计加以测定。

1. 参考范围　>75%。

2. 临床意义　高铁血红蛋白还原率减低，见于蚕豆病和伯氨喹型药物溶血性贫血患者，由于G-6-PD缺陷，高铁血红蛋白还原率明显下降。

（十一）葡萄糖-6一磷酸脱氢酶荧光斑点试验

G-6-PD在催化G-6-P成6-PGA的同时，使NADP转变为NAD-PH，反应形成的NADPH在长波紫外光下可发出可见的荧光，G-6-PD缺乏时则上述反应速率减慢或不能进行，NADPH生成量减少或缺如，因此出现荧光延迟或不出现荧光。

结果判断：G-6-PD活性正常：10分钟内出现荧光；中间缺乏值：10～30分钟之间出现荧光；严重缺乏值：30分钟仍不出现荧光。此方法是国际血液学标准化委员会（ICS）推荐用于筛查G-6-PD缺乏的方法，具有较好的敏感性和特异性。缺点是对试剂的要求较高，目前国内已有试剂盒供应。

（十二）氮蓝四唑纸片法

NADPH通过1-甲氧吩嗪二甲基硫酸盐（M-PMS）的递氢作用，使浅黄色的氮蓝四唑（NBT）还原成紫色的物质。G-6-PD缺乏的红细胞由于NADPH生成不足， NBT不能还原，故可根据颜色的变化，判断G-6-PD活性。

结果判断：G-6-PD活性正常：滤纸片呈紫蓝色；中间缺乏值：滤纸片呈淡紫蓝色；严重缺乏值：滤纸片仍为红色。此法的敏感性和特异性也较好，且试剂易得，但靠肉眼辨色判断结果，影响因素较多。

（十三）细胞化学染色法

原理与NBT纸片法相同。将细胞染色后在油镜下检查，计数500个红细胞，求出阴性细胞（未染色细胞）的百分率。结果判断：G-6-PD活性正常，阴性细胞<20%；G-6-PD中间缺乏值，阴性细胞为40%～60%；C-6-PD严重缺乏值，阴性细胞为78%～96%。如严格操作则其结果较为可靠。

（十四）Hb-F碱变性试验

Hb-F抗碱变性（alkali　denaturation）的能力比Hb-A强，在碱性溶液中不易变性沉淀，其他Hb在碱性溶液中可变性而被沉淀剂沉淀，测定其滤液中Hb含量，即Hb-F的含量。

1. 参考值　成人小于2%；新生儿44.5%～85%，3个月后逐渐下降，1岁左右接近成人水平。

2. 临床意义

增高：β-地中海贫血患者抗碱血红蛋白明显增高，重型患者可达80%～90%。急性白血病、再生障碍性贫血、红白血病、淋巴瘤等也可轻度增高。

3. 注意事项

（1）碱液浓度必须准确，其pH值必须大于12，校准后最好是小份分装密闭保存，使用量和作用时间都必须十分准确。

（2）本试验中所使用的半饱和硫酸铵有停止变性反应、降低pH及沉淀蛋白的作用，必须准确配制，其pH应为3.0，最好小批量分装。

（3）过滤用的滤纸应为化学试验用品，需统一规格不得随意更换，以免影响结果。

（4）试验所用试管、吸管等仪器不可沾污酸碱。

（5）每次试验最好重复做2份。最好用正常人血和脐带血（Hb-F含量高）作对照试验。

（十五）Hb-F酸洗脱试验

Hb-F抗酸能力较Hb-A为强。经固定后的血片置酸性缓冲液中保温一定时间，只有含HbF的红细胞血红蛋白不被洗脱，再用伊红染色而呈鲜红色。

1. 参考值　成人小于1%。

2. 临床意义　脐带血几乎所有的红细胞均呈鲜红色，为阳性；新生儿阳性率为55%～85%；1月后的婴儿为67%；4～6月后偶见；成人小于1%。地中海贫血患者轻型者（杂合子）仅少数红细胞呈阳性，重型者（纯合子）阳性红细胞明显增多。遗传性Hb-F持续综合征患者，全部红细胞呈均匀淡红色的阳性红细胞，但比胎儿脐血为弱。再生障碍性贫血及溶血性贫血也可出现数量较少的阳性红细胞。

3. 注意事项

（1）血片制成后，在2小时内染色，否则可出现假阳性反应。要求涂片薄，细胞平铺分散。

（2）缓冲液的pH值、温度、洗脱时间应准确，否则影响测定结果。

（十六）Hb-S溶解度试验

Hb-S经连二亚硫酸钠还原去氧后，在磷酸盐溶液中溶解度（solubility）降低而沉淀，其他Hb的溶解度高而不沉淀。过滤除去Hb-S，测定滤液中剩余的Hb，从而可算出Hb-S的含量。

1. 参考值　Hb-S（%）正常人为0～12%。

2. 临床意义　Hb-S增高见于镰型红细胞贫血患者。

（十七）血浆游离血红蛋白测定

血管内溶血时，血浆游离血红蛋白（plasma free hemoglobin）浓度增高。血红蛋白中亚铁血红素有类似过氧化物酶的作用，使邻-甲联苯胺氧化显色，呈蓝色，吸收峰在630nm；加强酸后（pH=1.5）终止反应后呈黄色，吸收峰在435nm。

1. 参考范围　<40mg/L。

2. 临床意义　血浆游离血红蛋白的增加是血管内溶血的指征。蚕豆病、PNH、阵发性寒冷性血红蛋白尿、冷凝集素综合征等血浆游离血红蛋白明显增高。自身免疫性溶血性贫血、镰状细胞贫血及海洋性贫血等患者血浆游离血红蛋白水平轻度或中度增加。

（十八）血清结合珠蛋白测定

血清结合珠蛋白是血浆中一组α_2糖蛋白，由肝脏合成，作用是运输血管内游离的血红蛋白至网状内皮系统降解。血管内溶血后，1分子的结合珠蛋白可结合1分子的游离血红蛋白，此种结合体很快地从血中被肝实质细胞清除。3~4天后，血浆中结合珠蛋白（haptoglobin，Hp）才复原。

1. 参考范围　500~1500mg/L。

2. 临床意义

（1）各种溶血性贫血，无论血管内溶血或血管外溶血，血清中Hp含量都明显减低，甚至测不出，这是因为Hp可与游离血红蛋白结合，清除了循环血中的游离血红蛋白所致。如果血管内溶血超出Hp的结合能力，即可出现血红蛋白尿。

（2）鉴别肝内和肝外阻塞性黄疸，前者Hp显著减少或缺乏，后者Hp正常或增高。

（3）传染性单核细胞增多症，先天性结合珠蛋白血症等血清Hp可下降或缺如。

（4）急性或慢性感染、结核病、组织损伤、风湿性和类风湿性关节炎、恶性肿瘤、淋巴瘤、系统性红斑狼疮（systemic lupus erythematosus，SLE）等，血清Hp含量可增高，在此情况下，如测得Hp正常，不能排除溶血。

（十九）尿含铁血黄素试验

病理情况下（血管内溶血时）肾脏在清除游离血红蛋白过程中，血红蛋白大部分随尿排出，产生血红蛋白尿。其中的一部分血红蛋白被肾小管上皮细胞吸收，并在细胞内代谢成含铁血黄素（hemosiderin），当这些细胞脱落至尿中时，可用铁染色法（普鲁士蓝反应）查出。

1. 结果判定　阴性。

2. 临床意义　用于诊断慢性血管内溶血，阳性主要见于阵发性睡眠性血红蛋白尿（PNH），其他溶血性贫血也可呈阳性，反映近期曾有血管内血红蛋白尿；但急性血管内溶血初期，血红蛋白尿检查阳性，而Rous试验阴性。

（二十）血浆高铁血红素白蛋白试验

血浆中游离血红蛋白很易氧化为高铁血红蛋白，接着分解为高铁血红素。后者与血浆白蛋白结合形成高铁血红素白蛋白，是溶血的一种指标，但不敏感。

1. 结果判定　阴性

2. 临床意义　鉴别血管内或血管外溶血，阳性见于各种原因所致的严重血管内溶血，结合珠蛋白与大量游离血红蛋白结合，而使结合珠蛋白消耗尽。

（二十一）血红蛋白电泳检查及HbA2测定

血红蛋白电泳是利用各种血红蛋白（包括正常和异常Hb）等电点不同的原理，在一定pH缓冲液中各带不同电荷及总电荷，缓冲液pH大于等电点则Hb带负电荷，反之则带正电荷。将除去杂质（细胞膜、基质蛋白及脂溶性物质）的Hb液点于浸在特定缓冲液中的支持介质上，置电泳仪内，经一定电压和时间电泳。各种Hb的泳动方向和速度不同，有可能分出各自的区带。采用不同的缓冲液、支持介质、电泳仪和方法的分辨力不同。

1. 参考值　HbA_2的平均值为2.3%；范围在1.1%～3.2%之间。

2. 临床意义

（1）增高：HbA_2增高是β－轻型地中海贫血的一个重要特征。

（2）减低：缺铁性贫血及其他血红蛋白合成障碍性疾病。

3. 注意事项

（1）应避免蛋白质物质粘污薄膜。

（2）电泳时间及电流大小应严格控制。

（二十二）抗人球蛋白试验

抗人球蛋白试验（Cooombs test）分直接试验和间接试验。在自身免疫性溶血性贫血患者体内，有一种自身产生的球蛋白（IgG），为一种不完全抗体，能吸附在红细胞表面，形成致敏红细胞但不会发生凝集。当加入抗人球蛋白后，可发生凝集反应，即直接抗人球蛋白试验阳性。若患者血清中还存在游离的自身抗体，此抗体能使正常人的红细胞致敏，加入抗人球蛋白后可发生凝集反应，即间接抗人球蛋白试验阳性。

1. 参考范围　直接、间接抗人球蛋白均呈阴性反应。

2. 临床意义　抗人球蛋白直接试验阳性证明红细胞上有不完全抗体或补体，间接试验阳性证明血清中存在不完全抗体或补体。抗人球蛋白试验阳性见于自身免疫性溶血性贫血，药物免疫性溶血性贫血及同种免疫性溶血性贫血。

对于自身免疫性溶血性贫血，若用特异性抗体，IgG和C 3天都出现阳性的病例有67%，单独IgG或C 3天出现阳性的病例分别有20%或13%。本病患者的血清常有低滴度的游离抗体，其中80%的免疫球蛋白是IgG，也有的含有以IgA、IgM和C。补体和免疫球蛋白一起协同作用，引起红细胞溶解。事实上，溶血的严重程度同补体和IgG的浓度直接相关。虽然在常规实验中，不检测IgA、IgM，但它们是实际存在的，只要应用合适的试剂，它们是可以被检测出来的。当然，本病的血清学检查还存在着许多问题，例如，被自身抗体包被的患者红细胞，可受到来自自身抗原表达的干扰；血清中的自身抗体可能被误认为一种基本的异常抗体。

抗人球蛋白试验的半定量测定（自身抗体的滴度积分）是红细胞致敏程度的半定

量指标。它与疾病的严重程度的关系，在个体间无比较意义，但在同一个体随访中有自身对照价值，可作为随访病情变化的参考指标。

间接抗人球蛋白试验检测患者血清中有无游离抗体或补体，可以间接估计体内抗红细胞抗体或补体的数量，似与预后有关。诊断价值不如直接抗人球蛋白试验。应用胰蛋白酶或菠萝蛋白酶处理正常人“O”形红细胞，再与患者血清进行凝集试验，可提高阳性率。

实际上，直接试验阳性并有溶血者其间接试验有可能是阴性，这是由于抗体与红细胞亲和力强，无多余的抗体游离于血清中。直接试验阳性者不一定发生溶血，这是由于抗体数量少，不足以引起溶血。

第三节　血细胞分析仪的进展及临床应用

血细胞分析仪已在临床广泛应用，不仅能检测更多的实验参数，而且能提供以血细胞的大小为横坐标、以细胞出现的频率为纵坐标的曲线图，即血细胞直方图。血细胞直方图常用的有白细胞、红细胞和血小板三种细胞直方图，对分析实验结果的准确性、加强质量控制和临床诊断、疗效观察有一定意义。值得注意的是，由于不同仪器内设置的技术参数及使用的试剂不同，使细胞直方图的图形有差异。

一、细胞分析仪原理简介

血细胞分析仪的主要分析原理：根据血细胞非传导的性质，在浸入电解质的微孔管内外各有一个电极，当电流接通后，两电极形成电流，动力泵产生负压，开始充量吸样，由于细胞为不良导体，在经过微孔的一瞬间，电阻增大，产生相应的脉冲传导（电压），称为通过脉冲，此时电压增加和变化的程度取决于非传导性细胞占据小孔感应区的体积，即细胞体积越大，引起的脉冲越大，所产生的脉冲振幅越高，再经过放大，阈值调节，甄别，整形，计数，得出结果。

（一）血细胞分析

由于细胞为不良导体，以电解质溶液中悬浮颗粒在通过小孔时引起的电阻变化为基础，进行血细胞计数和体积测定，这种方法称电阻法，也被称为库尔特原理。

把经过电解质溶液稀释的细胞悬液倒入一个不导电的容器中（塑料杯），把小孔管插入细胞悬液中，小孔管的内侧充满了稀释液，并有一个内电极，外侧细胞悬液中有一个外电极，当电流接通后小孔内外侧的电极形成稳定的电流，稀释液通过小孔向内部流动，当细胞通过小孔时，瞬时引起了电压变化而出现一个脉冲传导，称为通过脉冲，再经过以下步骤得出结果。

1. 放大 由于血细胞通过微孔时产生的脉冲讯号非常微弱，不能直接触发计数电路，因此必须通过电子放大器，将微伏讯号放大为伏级脉冲讯号。

2. 阈值调节 在一定范围内调节参考电平的大小，使计数结果尽可能符合实际。

3. 甄别 通过微孔时的各种微粒均可产生相应脉冲讯号，讯号电平（脉冲幅度）与微粒大小成正比。因此除血细胞外，血中细胞碎片、稀释液中杂质微粒均可产生假讯号，使计数结果偏高。所谓甄别就是利用甄别器根据阈值调节器提供的参考电平，将低于参考电平的假讯号去掉，以提高细胞计数的准确性。

4. 整形 经放大和甄别后的细胞脉冲讯号波形尚不一致，必须经过整形器作用，修整为形状一致标准的平顶波后，才能触发电路。

5. 计数 血细胞的脉冲信号，经过放大、甄别、整形后，送入计数系统。各型血液分析仪计数系统甄别方式不同，通过各种方式得出计数结果。

（二）红细胞检测原理

1. 红细胞和血细胞比容 迄今，绝大多数血细胞分析仪使用电阻抗法进行红细胞计数和血细胞比容测定，其原理与白细胞检测相同。红细胞通过小孔时，形成相应大小的脉冲，脉冲的多少代表红细胞的数目，脉冲的高度代表单个脉冲细胞的体积。脉冲高度叠加，经换算即可得红细胞的压积。有的仪器先以单个细胞脉冲高度计算红细胞平均体积，再乘以红细胞数得出血细胞比容。稀释的血液进入红细胞检测通道时，含有白细胞，红细胞检测的各项参数均含有白细胞因素。由于正常血液有形成分中白细胞比例很少（红细胞：白细胞约为750：1），故白细胞因素可忽略不计。在某些病理情况下，如白血病，白细胞数明显增加而又伴严重贫血时，均可使得各项参数产生明显误差。

2. 血红蛋白含量测定 任何类型、档次的血细胞分析仪，血红蛋白测定原理都是相同的。被稀释的血液加入溶血剂后，红细胞溶解，释放血红蛋白，后者与溶血剂中有关成分结合形成血红蛋白衍生物，进入血红蛋白测试系统，在特定波长（一般在530~550nm）下比色，吸光度的变化与液体中血红蛋白含量成正比，仪器便可显示其浓度。

二、血细胞直方图与疾病诊断

先进的血细胞分析仪不仅能检测更多的实验参数，而且还能提供相应的直方图，直方图的变化对分析实验结果的准确性、加强质量控制及临床诊断有重要意义。此外，各类参数在疾病的诊断中也有重要意义，如：RDW是反映红细胞体积异质性改变的参数，能客观地反映红细胞大小不等的程度。用途：①缺铁性贫血的诊断和疗效观察；②缺铁性贫血和地中海贫血的鉴别诊断；③有助于贫血的病因学分类。MPV：鉴别血小板减少的病因和评价骨髓增生情况。PCT：反映血小板的总数量是PLT、MPV的综合评价指标。

（一）白细胞直方图变化的临床意义

在进行白细胞计数时，细胞根据体积大小分配在不同计算机通道中，从而得到白细胞体积分布直方图。反之从图形的变化可以看出被测血液中细胞群体的变化。这种变化细胞图形并无特异性。比如中间细胞群可包括大淋巴细胞、原始细胞、幼稚细胞、嗜酸性粒细胞、嗜碱性粒细胞，其中任何一类细胞的增多，均可使直方图产生相似变化，只是提示检查者粗略地判断细胞比例变化或有无明显的异常细胞出现，进而在显微镜下检查中注意这些变化或在正常人体检中，筛选是否需要进一步做血涂片检查。图1显示的是各种血液学异常时直方图的变化，可以看出，尽管引起血液学变化的病因不同、细胞形态变化不同，但直方图型很相似，说明白细胞直方图形变化并无特异性。

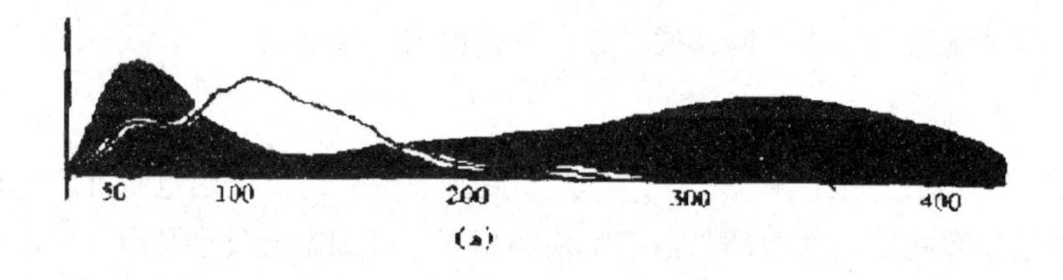

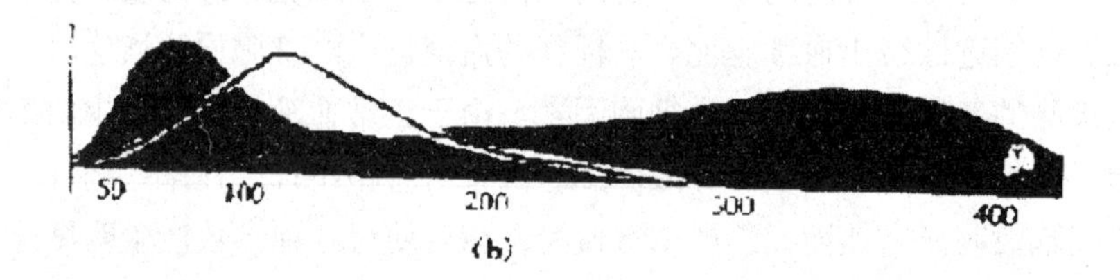

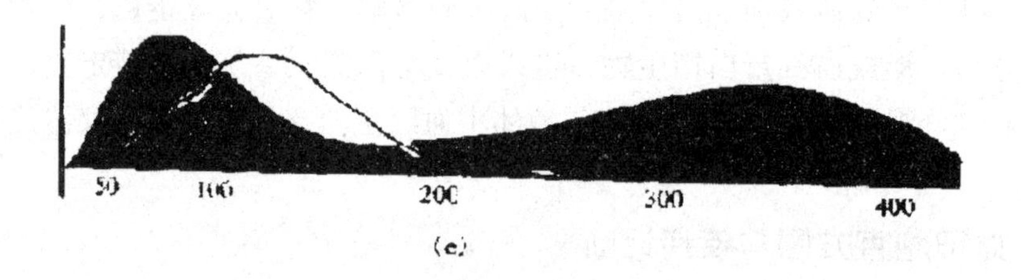

图1　不同疾病白细胞分布直方图

图中横坐标为细胞体积，纵坐标为细胞相对数量，黑色区域是正常细胞分布图

（a）来自末梢血淋巴细胞增多（其中大颗粒淋巴细胞占42%）

（b）为急性非淋巴细胞性白血病（M2）（其中幼稚细胞占72%）的图形

（c）为急性淋巴细胞白血病（L2）（幼稚细胞63%）的图形

（二）红细胞体积直方图的临床意义

红细胞分布图与白细胞直方图意义不同，红细胞体积的变化能引起特异性的红细

胞直方图的改变，如图形峰的位置、峰顶的形状、峰底的宽度、有无双峰等，这些变化与红细胞的其他参数结合分析，对贫血的鉴别诊断很有价值。应该指出，使用不同仪器及不同稀释液，红细胞分布曲线的形状有差异，但反映病理变化的基本特征相同。

下面是几种贫血时图形变化：

1. 缺铁性贫血的直方图　特点为曲线波峰左移，峰底变宽，显示小细胞不均一性。

2. 轻型β-血红蛋白合成障碍（β-珠蛋白障碍性贫血）的直方图　图形表现为小峰左移，峰底变窄，典型的小细胞均一性贫血。

3. 铁粒幼细胞性贫血的直方图　红细胞呈典型的“双形”性改变（即同时存在着两类型的红细胞，一种是低色素红细胞，另一种是正常形态的红细胞），多见于铁粒幼细胞性贫血。在缺铁性贫血经治疗有效时，也可出现类似的图形，但峰底要更宽些。

4. 叶酸缺乏引起的巨幼细胞性贫血治疗前与治疗后的直方图　治疗前直方图波峰右移，峰底增宽，显示明显的大细胞不均一性，是叶酸或维生素B_{12}缺乏引起巨幼细胞性贫血的重要直方图特征。给予叶酸或维生素B_{12}后，幼稚细胞分化成熟正常，正常红细胞逐步释放入血液，而病理细胞并未完全消亡，检测时即再出现双峰形，说明治疗有效。

不同型号仪器其特点及使用稀释液不同，红细胞直方图的形态亦异常，但反映病理变化基本特征是相同的，不同实验室应根据本室仪器的图形进行对比分析。

（三）血小板直方图变化的临床应用

由于红细胞与血小板的检测在同一通道，小红细胞和细胞碎片、血小板自身的聚集等对血小板计数及平均血小板体积（mean plated volume，MPV）的影响很大，血小板直方图能反映这些变化，可根据图形的变化，了解血小板计数的准确性，是否需要对血小板计数进行手工复查。有时，红细胞或白细胞直方图的变化还可以提供干扰血小板的线索。

第四节　血液流变学检测

血液流变学是研究血液及其有形成分的流动性、变形性和聚集性的变化规律，以及医学应用的科学。血液流变学检测主要包括宏观及微观流变学检测。全血黏度和血浆黏度是宏观血液流变学检测的最重要指标。红细胞是血液中数量最多的细胞，对血液的流变特性影响最大，其变形性是微观血液流变学检测中最重要的指标。

一、全血黏度测定

1. 参考值　因所用仪器的不同而异，应建立所用仪器的参考值。

毛细血管黏度计测定法：

（1）全血比黏度（ηb）：男性3.43～5.07，女性3.01～4.29；

（2）血浆比黏度（ηp）：1.46～1.82；

（3）血清比黏度（ηS）：1.38～1.66；

（4）全血还原比黏度：5.9～8.9。

2. 临床意义　血液黏度增高见于冠心病、心肌梗死、高血压病、脑血栓形成、DVT、糖尿病、高脂血症、恶性肿瘤、肺源性心脏病、真性红细胞增多症、多发性骨髓瘤、原发性巨球蛋白血症、烧伤等。

血液黏度减低见于贫血。

二、血浆黏度测定

1. 参考值　因所用仪器的不同而异，应建立所用仪器的参考值。

2. 临床意义　血浆中含有各种蛋白质、脂类和电解质，其中蛋白质对血浆黏度影响最大。不同的蛋白质影响也不同，主要取决于蛋白质分子大小、形状及在血浆中的浓度。以纤维蛋白原对血浆黏度影响最大，球蛋白次之，血清蛋白影响最小。可采用毛细管黏度计、旋转式黏度计测量，前者测量精度较高。

所有引起血浆（血清）蛋白质及血脂异常增高的疾病均可导致血浆（血清）黏度升高，如巨球蛋白血症、多发性骨髓瘤、纤维蛋白原增多症、某些结缔组织性疾病；此外，冠心病、急性缺血性中风、血管闭塞性脉管炎、慢性肺气肿、肝脏疾病、糖尿病及精神分裂症等也可见血浆（血清）黏度增高。

三、红细胞变形性测定

1. 参考值　红细胞滤过指数为0.29±0.10。

2. 临床意义　正常红细胞能通过比其直径小得多的微血管，说明红细胞本身具有变形能力。此种变形能力使细胞在血液中可沿流动方向变形或定向，从而使其体积缩小，血液黏度下降。如果红细胞变形能力下降或丧失，在高切变速度范围内，增加了红细胞之间的摩擦力，而直接影响血液的流动性。高血压、冠心病、脑卒中、高血脂、糖尿病、肺心病、肝脏疾病、周围血管病、某些血液病及急性心肌梗死、休克、灼伤等疾病均可见红细胞变形能力异常。

四、红细胞电泳时间测定

1. 参考值　红细胞自身血浆电泳时间为16.5±0.85秒。

2. 临床意义　红细胞电泳测定广泛用于研究红细胞表面结构，药物对红细胞作用的观察，以及细胞分离和细胞免疫的研究。

第六章　体液、排泄物及分泌物检查

第一节　尿液检查

一、尿液标本的收集、保存与处理

（一）尿液标本的种类

1. 晨尿　即清晨起床后的第一次尿标本，为较浓缩和酸化的标本，血细胞、上皮细胞及管型等有形成分相对集中且保存得较好，机体状态较恒定，便于对比不同时间的检测结果变化。适用于可疑或已知泌尿系统疾病的动态观察及早期妊娠试验等。但由于晨尿在膀胱内停留时间过长，某些物质易发生变化。因此，有人推荐用清晨第二次尿标本检查来取代晨尿。

2. 随机尿（随意一次尿）　即留取任何时间的尿液，适用于门诊、急诊患者。本法留取尿液方便，但易受饮食、运动、用药等影响，可致使浓度或病理临界浓度的物质和有形成分等漏检，也可能出现饮食性糖尿或药物（如维生素C）等的干扰。

3. 餐后尿　通常于午餐后2小时收集患者尿液，此标本对病理性糖尿和蛋白尿的检查更为敏感，因餐后增加了负载，使已降低阈值的肾不能承受。此外，由于餐后肝分泌旺盛，促进尿胆原的肠肝循环，而餐后机体出现的碱潮状态也有利于尿胆原的排出。因此，餐后尿适用于尿糖、尿蛋白、尿胆原等检查。

4. 定时尿标本　留尿前先排空膀胱，然后收集一定时间段（通常为3小时、12小时或24小时）的全部尿液于一洁净容器内送检。常用于细胞、管型等有形成分的计数和生化检验。

5. 培养用尿　对肾或尿路感染患者的尿做细菌培养、鉴定以及药物敏感试验的尿标本，常清洗外阴后采集中段尿，以避免外生殖器的细菌污染。必要时导尿于无菌容器内。

（二）收集尿液容器的要求

1. 送检尿标本容器上应有标签，并注明患者的姓名、科别、床号、应用的药物（如维生素C）、收集标本的时间及检测项目。

2. 容器只限一次性使用，应清洁、干燥，不含有干扰实验的物质。做细菌培养，应使用无菌瓶。

3. 容器至少容纳50mL尿液标本，开口大于4cm，底部要宽，以防止尿液溅出。

4. 对于儿科患者，特别是新生儿，可使用小型、特殊的容器。

二、检查项目

（一）一般性状检查

尿液一般性状检查包括气味、尿量、外观、比重等项目。

1. 气味　正常尿液的气味是由尿液中的酯类和挥发酸共同产生的。新鲜尿具有特殊微弱的芳香气味。尿液搁置过久可出现氨臭味，是由细菌污染繁殖以及尿素分解所致。若新鲜尿即有氨味，见于慢性膀胱炎及慢性尿潴留等；苹果样气味见于糖尿病酮症酸中毒；有机磷中毒患者尿常带蒜臭味；“老鼠尿”样臭味见于苯丙酮尿症；此外，进食蒜、葱、韭菜及应用某些药物也可使尿液呈特殊气味。

2. 尿量　一般是指24小时内排出体外的尿液总量。但是，有时也指每小时排出的尿液量。尿量的多少主要取决于肾脏生成尿液的能力和肾脏的浓缩与稀释功能。尿量的变化受机体的内分泌功能、精神因素、活动量、饮水量、环境温度、药物应用、排汗量、年龄、精神因素、活动量等多种因素的影响。因此，即使是健康人，24小时尿量的变化也较大。

（1）参考范围：成人为1000～2000mL／24h。

（2）临床意义

1）尿量增多：24小时尿量超出3L称多尿（polyuria）。见于：①水摄入过多：与大量饮水或输液有关的暂时性多尿；②尿崩症：因垂体分泌抗利尿激素（antidiuretic hormone，ADH）不足（中枢性尿崩症），或各种原因致肾小管、集合管对ADH反应性降低（肾性尿崩症），尿液浓缩功能受损所致。呈持续性低比重多尿，尿量多>4L／24小时；③溶质性利尿：尿中葡萄糖、电解质等溶质增多，渗透压升高，水重吸收减少而致，为高比重或正常比重性多尿。如糖尿病、使用利尿剂或脱水剂等。

2）尿量减少：成人尿量<400mL／24h或<17mL／h称少尿（oliguria），而<100mL／24小时则称无尿（anuria）。少尿和无尿为极严重的症状，必须及时诊断出病因和处理。

根据病因可分为：①肾前性：休克、心衰、失水及其他有效循环血量减少的病症，导致肾小球滤过减少；②肾性：各种肾实质疾病都可导致，包括肾小球、肾小管、肾间质及肾血管的原发性或继发性病症；③肾后性：尿路结石、狭窄或受压所致梗阻，或排尿功能障碍所致，后者又称假性少尿。

3. 外观　尿液外观包括颜色及透明度。常见的外观改变如下。

（1）血尿：正常人尿红细胞<3个／HP。尿液内含有一定量的红细胞时，称为血尿。①肉眼血尿：当每升尿液含血量达到或者超过1mL时，尿液呈淡红色、洗肉水样，雾状或

云雾状混浊外观。含血量较多时，尿液可呈鲜红色、稀血样或混有血凝块；②镜下血尿：尿液中含血量很少，外观变化不明显，经离心沉淀镜检时发现红细胞数>3个／HP。临床上，在排除女性月经污染之外，引起血尿的原因大致可以分为五类。

1）泌尿生殖系统疾病：是引起血尿最常见的原因（约占98%），如肾或尿路结石、结核、肿瘤，各型肾小球肾炎、肾炎、肾盂肾炎、多囊肾、肾下垂、肾血管畸形或病变，以及生殖系统炎症、肿瘤、出血（如前列腺炎、肿瘤、输卵管炎、宫颈癌等）。临床做尿三杯试验，可估计血尿来源（出血部位），如血尿以第一杯为主，多为尿道出血；以第三杯为主，多为膀胱出血；如三杯均有血尿，多见于肾脏或输尿管出血。

2）全身性疾病：①血液病：如白血病、再生障碍性贫血、血小板减低性紫癜、血友病等；②感染性疾病：如感染性心内膜炎、败血症、肾病综合征出血热、高热、重症感冒；③结缔组织疾病：如系统性红斑狼疮、血管炎等；④心血管疾病：如高血压肾病、肾动脉硬化病、心力衰竭、心血管神经症等；⑤内分泌代谢疾病：如痛风、糖尿病等。

3）泌尿系统邻近器官疾病：如急性阑尾炎、急性或慢性盆腔炎、宫外孕、结肠或直肠憩室炎症、恶性肿瘤，以及其他邻近器官疾病侵犯或刺激泌尿道时，也可出现血尿，但血尿程度多较轻。

4）药物不良反应：如磺胺类、水杨酸类、抗凝血类、某些抗生素类、汞剂、环磷酰胺等药物，在使用过程中如产生不良反应时，可见不同程度的血尿。

5）其他：过敏性紫癜肾炎及器官移植（如肾移植）排斥反应后等。

（2）血红蛋白尿：正常血浆中的血红蛋白低于50mg／L，而且与肝珠蛋白形成大分子化合物，不能从肾小球滤过。当发生血管内溶血，血红蛋白超越肝脏结合珠蛋白的结合能力时，游离的血红蛋白就从肾小球滤出，形成不同程度的血红蛋白尿。在酸性尿中，血红蛋白可氧化成为正铁血红蛋白而呈棕色，如含量甚多则呈棕黑色酱油样外观。血红蛋白尿与血尿不同，离心沉淀后前者上清液仍为红色；血尿离心后上清透明，镜检时不见红细胞或偶见溶解红细胞之碎屑，隐血试验强阳性。血红蛋白尿还需与卟啉尿鉴别，后者见于卟啉症患者，尿液呈红葡萄酒色。此外，碱性尿液中如存在酚红、番泻叶、芦荟等物质，酸性尿液中如存在氨基比林、磺胺等药物均可有不同程度的红色。

（3）肌红蛋白尿（myoglobin，Mb）：主要存在于心肌和骨骼肌组织中，能通过肾小球滤过膜，由肾脏排泄。正常人血浆中Mb含量很低，尿中含量甚微，故不能从尿中检出。当机体心肌或骨骼肌组织发生严重损伤时，血浆Mb增高，经肾脏排泄，使尿液Mb检查呈阳性，称为肌红蛋白尿。主要见于以下几种情况。

1）创伤：如刀伤、枪弹穿通伤、挤压综合征、电击伤、烧伤、手术创伤造成肌肉严重损伤者。

2）肌肉疾病：如原发性皮肌炎、多发性肌炎、进行性肌萎缩、遗传性肌营养不良等。

3）心肌梗死：引起心肌组织广泛坏死，肌红蛋白大量释入血液中，从尿液中排出增高。因此，尿肌红蛋白测定可能对心肌梗死的早期诊断有一定参考价值，可用于鉴别肺心病的诊断（后者尿肌红蛋白多为阴性）。

4）代谢性疾病：如恶性高热、肌糖原积累病，或者某些中毒性疾病，如海蛇咬伤，或磷中毒等，有时也可见尿Mb增高。

5）缺血性肌损伤：如肢体局部缺血引起肌红蛋白尿，如肌肉剧烈运动后或长途行军后（“行军性”肌红蛋白尿）。惊厥性疾病发作、肌肉疼痛性痉挛发作等，尿中肌红蛋白含量增高。

（4）胆红素尿：由尿中含有大量的结合胆红素所致，外观呈深黄色，振荡后泡沫亦呈黄色，若在空气中久置，可因胆红素被氧化为胆绿素而使尿液外观呈棕绿色。胆红素见于阻塞性黄疸和肝细胞性黄疸。服用核黄素、呋喃唑酮后尿液亦可呈黄色，但胆红素定性阴性。服用大剂量熊胆粉、牛黄炎药物时尿液可呈深黄色。

（5）乳糜尿：外观呈不同程度的乳白色，严重者似乳汁。因淋巴循环受阻，从肠道吸收的乳糜液未能经淋巴管引流入血而逆流进入肾，致使肾盂、输尿管处的淋巴管破裂，淋巴液进入尿液中所致。其主要成分为脂肪微粒及卵磷脂、胆固醇、少许纤维蛋白原和白蛋白等。乳糜尿多见于丝虫病，少数可由结核、肿瘤、腹部创伤或手术引起。乳糜尿离心沉淀后外观不变，沉渣中可见少量红细胞和淋巴细胞，丝虫病者偶可于沉渣中查出微丝蚴。乳糜尿需与脓尿或结晶尿等混浊尿相鉴别，后二者经离心后上清液转为澄清，而镜检可见多数的白细胞或盐类结晶，结晶尿加热加酸后混浊消失。为确诊乳糜尿还可于尿中加少量乙醚振荡提取，因尿中脂性成分溶于乙醚而使水层混浊程度比原尿减轻。

（6）脓尿：外观呈不同程度的黄白色混浊或含丝状悬浮物，见于泌尿系统感染及前列腺炎、精囊炎。脓尿蛋白定性常为阳性，镜检可见大量脓细胞。

（7）盐类结晶尿：外观呈白色或淡粉红色颗粒混浊状态，尤其是在气温寒冷时常析出沉淀物。尿酸盐加热后混浊消失，磷酸盐、碳酸盐加热后混浊增加，但加乙酸后二者均变清，碳酸盐尿同时产生气泡。

大多数生理性结晶，如磷酸盐类、尿酸盐类、草酸盐类结晶出现无明显临床意义，但含钙结晶出现可能与尿路结石有关。某些病理性结晶出现需要引起注意：①胆红素结晶：见于阻塞性和肝细胞性黄疸患者；②酪氨酸和亮氨酸结晶：可见于急性重型肝炎、白血病、急性磷中毒等大量组织坏死性疾病以及糖尿病昏迷患者；③胱氨酸结晶：见于遗传性胱氨酸尿症患者；④胆固醇结晶：肾淀粉样变、尿路感染以及乳糜尿患者；⑤某些药物结晶：特别是磺胺类药物结晶出现，此类药物有较强的肾毒性，可能会引起肾小管损伤，说明这些药物代谢有问题或出现过饱和状态，需要引起注意。

4. 尿比重或相对密度　指4℃条件下同体积尿与纯水的重量比。

（1）参考值：晨尿或通常饮食条件下为1.015～1.025；随机尿：1.003～1.035；新

生儿：1.002 ~ 1.004。

（2）临床意义：

1）增高：尿量少而比重增加，常见于急性肾炎、高热、心功能不全、脱水等。尿量多而比重增加常见于糖尿病。

2）减低：常见于慢性肾小球肾炎、肾功能不全、间质性肾炎、肾衰竭影响尿液浓缩功能、尿崩症等。

3）固定：当多次测量（折射计或比重计法）尿比重总固定在1.010左右的低比重状态时，称为等渗尿，提示肾实质严重损害。

（二）化学检查

主要包括酸碱度、尿蛋白、尿糖、酮体、尿胆红素与尿胆原等。

1. 酸碱度

（1）参考值：4.6 ~ 8.0。

（2）临床意义：临床上可以见到以下几种情况。

1）生理性变化：

①尿液pH易受食物影响：如进食含蛋白质高的食物过多（如含硫、磷较多的肉类、蛋类等）或饥饿状态等，由尿液排出的酸式磷酸盐和硫酸盐较多，尿pH减低；而进食过多的蔬菜、水果等含碱性物质较多的食品时，尿pH增高（pH>6）。

②进餐后尿pH增高：当机体每次进餐后，由于胃黏膜必然要分泌更多量的盐酸以帮助消化，为保证有足够的H^+和Cl^-进入消化液中，机体通过神经体液调节，使肾小管的分泌H^+作用减低和增高Cl^-的重吸收，而使尿液的pH呈一过性增高，称之为碱潮。

③生理活动及药物等的影响：a. 生理活动：包括剧烈运动、饥饿、出汗、应激状态等，夜间入睡后呼吸减慢，体内酸性代谢产物增多等。b. 药物：如氯化钙、氯化铵、氯化钾、稀盐酸等，可使尿液酸化；小苏打、碳酸钾、碳酸镁、枸橼酸钠、酵母制剂等，可使尿液碱化；服用利尿剂可使尿pH增高。c. 尿内含有大量脓血或细菌污染，分解尿素可使尿液碱化。

2）病理变化：

①尿pH减低（酸性尿）：a. 酸中毒、慢性肾小球肾炎、发热、服用氯化铵等药物时。b. 代谢性疾病：如糖尿病、痛风、低血钾性碱中毒（肾小管分泌H^+增强，尿酸度增高）等。c. 其他：如白血病、呼吸性酸中毒（因CO_2潴留等尿多呈酸性）。

②尿pH增高（碱性尿）：a. 碱中毒：如呼吸性碱中毒，丢失CO_2过多。b. 严重呕吐：因丢失胃酸过多。c. 尿路感染：如膀胱炎、肾盂肾炎、变形杆菌性尿路感染，由于细菌分解尿素产生氨等。d. 肾小管性酸中毒：肾小球虽滤过正常，但远曲小管形成氨和H^+的交换功能受损。肾小管泌H^+、排H^+及H^+–Na^+交换能力减低，故产生明显酸中毒，但尿pH呈相对偏碱性，所以pH>6.0。e. 应用利尿剂，进食太多蔬菜、水果等。

3）用药监测：如溶血反应时，口服$NaHCO_3$碱化尿液，促进溶解及排泄血红蛋白；尿路感染时，使用多种抗生素，需碱化尿液以加强疗效。

2. 尿蛋白　为尿液化学成分检查中最重要的项目之一。正常人的肾小球滤液中存在小分子量的蛋白质，在肾近曲小管时绝大部分又被重吸收，因此终尿中的蛋白质含量很少。

（1）参考值：正常人尿蛋白小于40mg／24h尿（20～130mg／24h），成人上限是200mg／24h（在非糖尿病患者），下限是10mg／24h，定性试验是阴性。尿清蛋白正常人上限是30mg／24h。超过以上标准称蛋白尿。

（2）临床意义：尿液蛋白质检查，除了主要应用于肾脏疾病的诊断、治疗观察、预后之外，还可用于全身性疾病及其他疾病的过筛试验。根据尿蛋白产生的机制可分为以下几类。

1）生理性蛋白尿：泌尿系统无器质性病变，因剧烈运动、发热、紧张等应激状态所致的一过性蛋白尿，又称功能性蛋白尿。多见于青少年，定性试验尿蛋白多不超过1+，定量检查为轻度蛋白尿。

2）体位性蛋白尿：出现于直立尤其脊柱前突体位，而卧位消失的轻、中度蛋白尿，故又称直立性蛋白尿（orthostatic proteinuria）。多见于瘦高体型青少年，可能与直立时肾移位及前突的脊柱压迫致肾淤血和淋巴回流受阻有关。在卧床休息后晨尿蛋白阴性，而晨起活动后尿蛋白阳性，并除外其他可引起蛋白尿的病理情况方可确诊。但追踪调查及肾活检证实，该类人群不少实为无临床表现的局灶性肾小球肾炎及其他早期肾脏疾病患者，故应注意随访。

3）病理性蛋白尿：指因器质性病变，尿内持续出现蛋白。

①肾前性蛋白尿：a. 浆细胞病：如多发性骨髓瘤、巨球蛋白血症、浆细胞白血病等。b. 血管内溶血性疾病：如阵发性睡眠性血红蛋白尿等。c. 大面积肌肉损伤：如挤压伤综合征、电灼伤、多发性肌炎、进行性肌肉萎缩等。d. 酶类增高：如急性单核细胞性白血病尿溶菌酶增高，胰腺炎严重时尿淀粉酶增高等。

②肾性蛋白尿：a. 肾小球性蛋白尿：肾小球因受炎症、毒素等的损害，引起肾小球毛细血管壁通透性增加，滤出较多的血浆蛋白，超过了肾小管重吸收能力所形成的蛋白尿，称为肾小球性蛋白尿。其机制除因肾小球滤过膜的物理性空间构型改变导致"孔径"增大外，还与肾小球滤过膜的各层，特别是足突细胞层的唾液酸减少或消失以致静电屏障作用减弱有关。b. 肾小管性蛋白尿：由于炎症或中毒引起近曲小管对低分子量蛋白质的重吸收功能减退而出现以低分子量蛋白质为主的蛋白尿，称为肾小管性蛋白尿。尿中以β_2微球蛋白、溶菌酶等增多为主，白蛋白正常或轻度增多。单纯性肾小管性蛋白尿，尿蛋白含量较低，一般低于1g／24h。常见于肾盂肾炎、间质性肾炎、肾小管性酸中毒、重金属（汞、镉、铋）中毒，应用庆大霉素、多黏菌素B及肾移植术后等。c. 混合性蛋白尿：肾脏病变如同时累及肾小球及肾小管，产生的蛋白尿称混合

性蛋白尿。在尿蛋白电泳的图谱中显示低分子量的β_2-微球蛋白（β_2-microglobulin，β_2M）及中分子量的白蛋白同时增多，而大分子量的蛋白质较少。

③溢出性蛋白尿（特殊形式的蛋白尿）：肾小球和肾小管功能均正常，但由于血浆中含有大量低分子量蛋白质，致使肾小球滤过液中蛋白质超过了肾小管的重吸收能力而产生蛋白尿。如多发性骨髓瘤、巨球蛋白血症患者可出现本-周氏蛋白尿及急性血管内溶血所致血红蛋白（hemoglobin，Hb）尿。

3. 尿糖　临床上出现在尿液中的糖类，主要是葡萄糖尿，偶见乳糖尿、戊糖尿、半乳糖尿等。

（1）参考值：正常人尿内含糖量为0.56～5.0mmol／24h，定性试验阴性。若定性方法测定尿糖为阳性，此时尿糖水平常达50mg／dL，称为糖尿。

（2）临床意义：尿糖检查，主要是作为糖尿病的筛检和病情判断的检测指标，但尿糖检查时，应同时检测血糖，以提高诊断准确性。

1）血糖增高性糖尿：

①摄入性糖尿：a. 摄入性增多：摄入大量的糖类食品、饮料、糖液时，可引起血糖短暂性增高而导致糖尿；b. 输入性增多：静脉输注高渗葡萄糖溶液后，可引起尿糖增高。

②应激性糖尿：在情绪激动、脑血管意外、脑出血、颅脑外伤等情况下，脑血糖中枢受刺激，导致肾上腺素、胰高血糖素分泌增高，出现暂时性高血糖和一过性糖尿。

③代谢性糖尿：由于内分泌激素分泌失常，糖代谢发生紊乱引起高血糖所致。典型的代谢性疾病是糖尿病。

a. 糖尿病机制：由于胰岛素分泌量相对不足或绝对不足，使体内各组织对葡萄糖的利用率减低，葡萄糖在血液内浓度过高，从尿中排出。尿糖检测是糖尿病诊断、病情判断、治疗果观察及预后的重要指标之一。

b. 糖尿病典型临床表现：患者常伴有多饮（口渴）、多尿、多食和消瘦等症状。当患者碳水化合物不足、脂肪代谢增强时，可使血和尿中的酮体水平增高，严重时，发生糖尿病酮症酸中毒。重症糖尿病患者，即使清晨空腹尿，尿糖检查也可阳性。

c. 尿糖与血糖检测关系：糖尿病如并发肾小球动脉硬化症，则因肾血流量减低，肾小球滤过率减低。肾糖阈增高，此时尽管血糖已超过一般的肾糖阈，尿糖检查仍可呈阴性；轻型糖尿病患者，其空腹血糖含量可能正常或轻度增高，尿糖检查亦可呈阴性，但进餐后2小时，由于负载增高，可出现血糖增高，尿糖阳性。

因此，疑糖尿病时，应该同时检查血糖、尿糖、餐后2小时尿糖，还应该进一步做糖耐量试验，以明确糖尿病的诊断；对于糖尿病患者而言，尿糖检测无痛苦且廉价，因此，对于以饮食控制尿糖的患者，尿糖检查较为适用，但对胰岛素依赖的患者，尿糖检测结果与血糖的对应性较差，因而，宜用血糖监测患者的治疗。

④内分泌性糖尿：内分泌激素中，除胰岛素使血糖浓度减低外，生长激素、甲状

腺素、肾上腺素、糖皮质激素、胰高血糖素等都使血糖增高。

a. 甲状腺功能亢进：简称甲亢，是由多种原因导致甲状腺激素（thyroid hormone，TH）分泌过多而引起的临床综合征。患者食欲亢进、心率加快，从而促进胃肠的蠕动、血流加快，促进糖的吸收引起进餐0～1小时后，血糖过高，出现糖尿；但空腹血葡萄糖和餐后2小时血糖正常。

b. 垂体前叶功能亢进：如肢端肥大症，由于生长激素分泌过多，引起血糖增高出现糖尿。

c. 嗜铬细胞瘤：由于肾上腺素及去甲肾上腺素的大量分泌，致使磷酸化酶活性增强，促进肝糖原降解为葡萄糖，引起血糖增高而出现糖尿。

d. Cushing（库欣）综合征：由于大量分泌糖皮质激素，使糖原异生作用旺盛，抑制糖磷酸激酶和对抗胰岛素作用，引起血糖增高，而出现糖尿。

2）血糖正常性糖尿：又称肾胜糖尿。出现糖尿的原因是由于肾小管对滤过液中葡萄糖重吸收能力减低，肾糖阈减低所致的糖尿。

①家族性肾性糖尿：为先天性糖尿，如Fanconi综合征患者，空腹血糖、糖耐量试验均正常，但由于先天性近曲小管对糖的重吸收功能缺损，空腹尿糖则为阳性。

②新生儿糖尿：因肾小管对葡萄糖重吸收功能还不完善所致。

③后天获得性肾性糖尿：可见于慢性肾炎、肾病综合征，伴有肾小管损伤者。

④妊娠期或哺乳期妇女：因细胞外液容量增高，肾滤过率增高而近曲小管的重吸收能力受到抑制，使肾糖阈减低，出现糖尿；但若出现持久且强阳性尿糖时，应进一步检查原因。

3）其他糖尿：血液中除了葡萄糖外，其他糖类有乳糖、半乳糖、果糖、戊糖、蔗糖等；这些糖经肾滤过后，也是通过肾小管重吸收，在尿液中含量极微。如果进食过多或受遗传因素影响，体内糖代谢失调后，亦可使血液中浓度增高，易出现相应的糖尿。

①乳糖尿：有生理性和病理性两种，前者出现在妊娠末期或产后2～5天，后者见于消化不良的乳儿尿中，当乳糖摄取量在100g以上时，因缺乏乳糖酶，则发生乳糖尿。

②半乳糖尿：先天性半乳糖血症是一种常染色体隐性遗传性疾病。由于缺乏半乳糖1-磷酸尿苷转化酶或半乳糖激酶，不能将食物内半乳糖转化为葡萄糖所致，患儿可出现肝大、肝功损害、生长发育停滞、智力减退、哺乳后不安、拒食、呕吐、腹泻、肾小管功能障碍等，此外，还可查出氨基酸尿（精、丝、甘氨酸等）。由半乳糖激酶缺乏所致白内障患者也可出现半乳糖尿。

③果糖尿：正常人尿液中偶见果糖，摄取大量果糖后，尿中可出现暂时性果糖阳性。在肝脏功能障碍时，肝脏对果糖的利用率下降，导致血中果糖升高而出现果糖尿。

④戊糖尿：尿液中出现的主要是L-阿拉伯糖和L-木糖。在食用枣、李子、樱桃及其他果汁等含戊糖多的食品后，一过性地出现在尿液中，后天性戊糖增多症，是因为缺乏从L-木酮糖向木糖醇的转移酶，尿中每日排出木酮糖4～5g。

4. 酮体

（1）参考值：尿中酮体（以丙酮计）为0.34～0.85mmol／24h，定性试验为阴性。

（2）临床意义：尿酮体检查主要用于糖代谢障碍和脂肪不完全氧化疾病或状态的诊断，强阳性试验结果具有医学决定价值。

1）糖尿病酮症酸中毒：①早期诊断：糖尿病由于未控制或治疗不当，血酮体增高而引起酮症，出现酸中毒或昏迷，尿酮体检查有助于糖尿病酮症酸中毒早期诊断（尿酮体阳性），并能与低血糖、心脑疾病乳酸中毒或高血糖高渗透性糖尿病昏迷相区别（尿酮体阴性）。但应注意，当患者肾功能严重损伤肾阈值增高时，尿酮体排出反而减低，甚至完全消失。故当临床高度怀疑为糖尿病酮症酸中毒时，即使尿酮体阴性也不能排除诊断，应进一步检查血酮体等；②治疗检测：糖尿病酮症酸中毒早期病例中，主要酮体成分是β－羟丁酸（一般试带法无法测定），而乙酰乙酸很少或缺乏，此时测得结果可导致对总酮体量估计不足。当糖尿病酮症酸中毒症状缓解之后，β－羟丁酸转变为乙酰乙酸，反而使乙酰乙酸含量比急性期早期增高，此时易造成对病情估计过重。因此，必须注意病程发展，并与临床医生共同分析测定结果。当多次检测尿酮体均为阴性时，可视为疾病好转；③新生儿：出现尿酮体强阳性，怀疑为遗传性疾病。

2）非糖尿病性酮症者：如应激状态、剧烈运动、饥饿、禁食（包括减肥者）过久、饮食缺乏糖类或为高脂肪，感染性疾病如肺炎、伤寒、败血症、结核等发热期，严重腹泻、呕吐包括妊娠反应性、全身麻醉后等均可出现酮尿。

3）中毒：如氯仿、乙醚麻醉后，磷中毒等。服用双胍类降糖药（如苯乙双胍）等，由于药物抑制细胞呼吸，可出现血糖减低而尿酮体阳性的现象。

5. 尿胆红素与尿胆原

（1）参考值：正常人尿胆红素含量为≤2mg／L，定性为阴性；尿胆原含量为≤10mg／L，定性为阴性或弱阳性。

（2）临床意义

1）尿胆红素阳性：①急性黄疸型肝炎、阻塞性黄疸；②门脉周围炎、纤维化及药物所致的胆汁淤滞；③先天性高胆红素血症Dubin–Johnson综合征和Rotor综合征。

2）尿胆原阳性：见于肝细胞性黄疸。

6. 尿亚硝酸盐试验　用尿试纸条法来筛选尿路感染，即亚硝酸盐试验：尿中革兰阳性细菌把硝酸盐还原成亚硝酸盐，亚硝酸盐与对氨基苯砷酸反应生成重氮化合物，再与苯喹啉结合产生重氮色素，颜色变化与细菌数量不成比例，但阳性结果表示细菌数量在10^5／mL以上。正常人尿液中存在亚硝酸盐，肠杆菌科细菌能将硝酸盐还原为亚硝酸盐。尿路感染多为大肠埃希菌、肠杆菌科细菌引起，可呈阳性反应；变形杆菌有时呈弱阳性；其他，如粪链球菌、葡萄球菌、结核分枝杆菌则为阴性反应。

7. 尿隐血　用尿试纸条法检测尿隐血，对少量红细胞（1～3个／HP），就可以显示阳性。输血反应、尿中出现强氧化剂可能呈假阳性，肌红蛋白也会呈阳性反应。若镜下无红细胞的尿隐血阳性，可作为颜色尿的鉴别依据。维生素C浓度超过250mg／L时会造成假阴性。

8. 尿白细胞　高比重尿、淋巴细胞尿、高葡萄糖尿及室温较低时清蛋白、维生素C、头孢菌素等均可造成尿试纸条法检测白细胞结果偏低或假阴性。

（三）尿沉渣检查

1. 细胞

（1）红细胞：

1）参考值：非离心尿：平均少于1个／HP；离心尿沉淀物：0～3个／HP。

2）临床意义：正常人特别是青少年在剧烈运动、急行军、冷水浴、久站或重体力劳动后可出现暂时性镜下血尿，这种一过性血尿属生理性变化范围。引起血尿的疾病很多，可以归纳为三类原因。

①泌尿系统自身的疾病：泌尿系统各部位的炎症、肿瘤、结核、结石、创伤、肾移植排异、先天性畸形等均可引起不同程度的血尿，如急、慢性肾小球肾炎，肾盂肾炎，泌尿系统感染，肾结石，肾结核等都是引起血尿的常见原因。

②全身其他系统的疾病：主要见于各种原因引起的出血性疾病，如特发性血小板减少性紫癜、血友病、DIC、再生障碍性贫血和白血病合并有血小板减少时；某些免疫性疾病，如系统性红斑狼疮等也可发生血尿。

③泌尿系统附近器官的疾病：如前列腺炎、精囊炎、盆腔炎等患者尿中也偶尔见到红细胞。

（2）白细胞：

1）参考值：正常人尿沉渣镜检白细胞不超过5个／HP。

2）临床意义：

①泌尿系统有炎症时均可见到尿中白细胞增多，尤其在细菌感染时为甚，如急、慢性肾盂肾炎，膀胱炎，尿道炎，前列腺炎，肾结核等。

②女性阴道炎或宫颈炎、附件炎时可因分泌物进入尿中，而见白细胞增多，常伴有大量扁平的上皮细胞。

③肾移植后如发生排异反应，尿中可出现大量淋巴及单核细胞。

④尿液白细胞中单核细胞增多，可见于药物性急性间质性肾炎及新月形肾小球肾炎；急性肾小管坏死时单核细胞减少或消失。

⑤尿中出现多量嗜酸性粒细胞时称为嗜酸性粒细胞尿，可见于某些急性间质性肾炎患者、药物所致变态反应，在尿道炎等泌尿系统其他部位的非特异性炎症中，也可出现嗜酸性粒细胞尿。

（3）上皮细胞：

1）参考值：少或少量（具体参考值请根据各实验室而定）。

2）临床意义：

①扁平鳞状上皮细胞：正常尿中可见少量扁平上皮细胞，这种细胞大而扁平，胞质宽阔呈多角形，含有小而明显的圆形或椭圆形的核。妇女尿中可成片出现，无临床意义，如同时伴有大量白细胞，应注意泌尿生殖系统炎症，如膀胱、尿道炎等。在肾盂肾炎时也增多，肾盂、输尿管结石时也可见到。

②移行上皮细胞：正常时少见，有多种形态，如呈尾状称尾状上皮，含有一个圆形或椭圆的核，胞质多而核小，在肾盂、输尿管或膀胱颈部炎症时可成片脱落，但其形态随脱落部位而稍有区别。

③肾小管上皮细胞：来自肾小管，比中性粒细胞大1.5～2倍，含一个较大的圆形胞核，核膜很厚，因此细胞核突出易见，在尿中易变性呈不规则的钝角状。胞质中有小空泡、颗粒或脂肪小滴，这种细胞在正常人尿中极为少见，在急性肾小管肾炎时可见到；急性肾小管坏死的多尿期可大量出现。肾移植后如出现排异反应亦可见脱落成片的肾小管上皮细胞。

④非典型细胞：尿中如见脱落细胞时，应注意用染色方法来鉴别非典型细胞，如老年无痛性血尿出现的恶性肿瘤细胞等。

⑤人巨细胞病毒（human cytomegalovirus，HCMV）包涵体：HCMV为一种疱疹病毒，含双股DNA，可通过输血、器官移植等造成感染。婴儿可经胎盘、哺乳等感染，在尿中可见含HCMV包涵体的上皮细胞，此外还可用PCR技术检测尿中是否有HCMV-DNA。

2. 管型（casts） 是尿液中的蛋白质，或细胞，或碎片在肾小管、集合管内凝固而形成的圆柱状蛋白聚体。管型的种类及临床意义如下。

（1）透明管型：主要由T-H蛋白构成，也有白蛋白及氯化钠参与。为无色透明、内部结构均匀无细胞的圆柱状体，较细长，两端钝圆，偶尔含有少量颗粒。观察透明管型，应将显微镜视野亮度调暗，否则易漏检。在正常人浓缩尿中偶尔可见到。在剧烈运动、发热、麻醉时可一过性增多。在肾病综合征、慢性肾炎、恶性高血压及心力衰竭时可见增多。

（2）细胞管型：管型内常含有细胞和细胞碎片等物质，常以蛋白为基质而嵌入，其所含细胞量超过管型体积的1/3时称为细胞管型，按其所含细胞可分为以下几种。

1）红细胞管型：为蛋白基质中嵌入红细胞所致，红细胞常互相粘连而无明显的细胞界限，有时甚至残损不全。当红细胞形态完整时易于识别，有时可因溶血在染色后仅见红细胞残影，如红细胞已崩解破坏，使管型基质呈红褐色称“血液管型”或“血红蛋白管型”。尿中见到红细胞管型，提示肾单位内有出血，可见于急性肾小球肾炎、慢性肾炎急性发作。血红蛋白管型也可见于血型不合输血后溶血反应时及急性肾小管坏死、肾出血、肾移植术后产生排异反应时。在系统性红斑狼疮、肾梗死、肾静脉血栓形成等情况时，红细胞管型也可能是唯一的表现。

2）白细胞管型：管型内含有白细胞，由退化变性坏死的白细胞聚集而成，可单独存在，或与上皮细胞管型、红细胞管型并存，过氧化物酶染色呈阳性，此种管型表示肾实质有细菌感染性病变。可结合有无感染症状给予诊断，常见于急性肾盂肾炎、间质性肾炎等，在红斑狼疮肾炎患者中亦可见到。

3）肾上皮细胞管型：管型内含肾小管上皮细胞。酯酶染色呈阳性，过氧化物酶染色呈阴性，借此可与白细胞管型鉴别。此类管型常见于肾小管病变，如急性肾小管坏死、子痫、重金属、化学物质、药物中毒、肾移植后排异反应及肾淀粉样变性等。

有时管型中的细胞成分难以区别，可笼统称为细胞管型，必要时可借助化学染色来区别，在弥散性血管内凝血（disseminated intravascular coagulation，DIC）时，尿中可出现血小板管型，可用相差显微镜或经抗血小板膜糖蛋白的McAb加以区别。

3. 结晶体　结晶尿为在离心沉淀后，在显微镜下观察到含有形态各异的盐类结晶的尿。尿液中是否析出结晶，取决于该物质在尿液中的溶解度、pH、温度及胶体状况等因素。

（1）酸性尿内常见的结晶体：

1）尿酸结晶：在目视下类似红砂细粒，常沉积在尿液容器底层。在显微镜下可见呈黄色或暗棕红色的菱形、三棱形、长方形、斜方形的结晶体。发现此结晶体一般无临床意义，若经常出现并伴有红细胞，则有膀胱或肾结石的可能，或机体尿酸代谢障碍。

2）草酸钙结晶：为无色方形闪烁发光的八面体，有时呈菱形、哑铃形或饼形，此类结晶可形成结石。

3）非结晶性尿酸盐：淡黄红色沉淀物。镜下呈微黄色或无色的细颗粒状，加热或加碱可使之溶解，一般无临床意义。

4）亮氨酸与酪氨酸结晶：为蛋白质分解产物。亮氨酸结晶镜下为淡黄色小球形油滴状，折光性强，并有辐射及同心纹；酪氨酸结晶为略带黑色的细针状结晶，常成束、成团。正常尿中不存在，见于急性磷、氯仿中毒，急性重型肝炎及肝硬化等。

5）胱氨酸结晶：为蛋白质分解产物。为无色、六边形、边缘清晰、折光性强的板状结晶。在正常尿内少见，但在蛋白质分解代谢异常（胱氨酸病）时，尿中可大量出现并有可能形成结石。

（2）碱性尿内常见的结晶体：

1）三联磷酸盐结晶：较常见。镜下呈无色透明闪光的屋顶形或棱柱形结晶，有时可呈羽状或羊齿草叶形。临床意义较少。

2）尿酸铵结晶：黄褐色不透明，常呈刺球形或树根状，为尿酸与游离铵结合而产生。在新鲜尿中出现应考虑可能存在膀胱的细菌感染。

3）非晶形磷酸盐：肉眼见为白色沉淀物。镜下呈淡灰黑色的细颗粒，加酸可以溶解，无临床意义。

（3）磺胺药物结晶：磺胺药物种类甚多，其结晶体形状各异，如哑铃状（磺胺噻唑）、紧扎的束麦杆状或贝壳状（磺胺嘧啶）等，结晶体多在肾小管析出。如在新鲜尿中查到大量磺胺结晶，同时与红细胞或管型并存，多表示肾已受磺胺药物损害，应立即停药，大量饮水，服用碱性药物使尿液碱化，以保护肾不受进一步损害。

4. 病原体　用无菌操作取得的新鲜尿液，经过培养后，进行形态染色鉴定，如镜下可查见大肠埃希菌或葡萄球菌（肾盂肾炎、膀胱炎）、结核杆菌（肾结核）、淋球菌（淋病）等。

三、尿细胞计数

（一）Addis尿沉渣计数

计数12小时尿沉渣中有机物的数量，是尿沉渣有机物定量检查方法。

1. 标本收集　留取夜间12小时尿标本，如酸性尿液中因尿酸盐结晶析出而浑浊，可将尿液连瓶浸入温水（不高于37℃）中片刻，使其溶解，如碱性尿液中磷酸盐结晶析出而浑浊，可加1%醋酸1～2滴，纠正至刚呈酸性，使磷酸盐消失。

2. 参考值　红细胞<50万／12小时；白细胞<100万／12小时；管型（透明）<5000／12小时。

3. 临床意义　各类肾炎患者尿液中的细胞和管型数，可由轻度至显著增加。肾盂肾炎、尿路感染和前列腺炎时白细胞增高显著。

（二）1小时尿细胞排泄率测定

患者正常工作、学习，不限制饮食，准确留取下午3小时的全部尿液，按上法计数后除以3而得出1小时细胞排泄率。

1. 参考值　男性红细胞<3万／小时，白细胞<7万／小时；女性红细胞<4万／小时，白细胞<14万／小时。

2. 临床意义　肾盂肾炎白细胞排出增多，可达40万／小时，急性肾小球肾炎红细胞排出增多，可达20万／小时。

第二节　粪便检查

一、粪便标本采集

粪便的采集直接影响到检验结果的准确性，应根据粪便不同的检验目的分别采取不同的采集方法。

1. 一般情况下采集自然排出的粪便3～5g，置于干燥洁净容器内，不得混有尿液及其他物质；如需做细菌学检查则应将标本置于加盖无菌容器内立即送检。

2. 外观无异常标本应多点取样送检；对于脓血便，应挑取脓血及黏液部分送检。

3. 因很多肠道原虫及虫卵具有周期性排出现象，故对于某些寄生虫及虫卵的初筛，需连续3天送检。检查肠道原虫滋养体，应立即送检，并注意保温。

4. 采用化学法检测粪便隐血时，应禁食肉类3天，并禁服铁剂及维生素C等可干扰试验的药物。

5. 患者无粪便排出又必须检测时，可经肛门指诊或采便管拭取标本。

二、检查内容及其临床意义

（一）一般性状检查

正常粪便为成形软便，黄褐色，外附有少量蜡样光泽的黏液，有粪臭。粪便一般性状受食物性质、量的影响很大，应注意与病理情况相区别。一般性状检查有助于腹泻、吸收不良综合征、痢疾、阻塞性黄疸、胃肠道出血和寄生虫感染等疾病的诊断，具有重要的临床意义。

1. 量　正常成人排便次数不等，但以每日1次多见；排便量为100～250g，肉食者较素食者少。病理情况下，如排便次数减少、每次排量增大，多见于肠道上部的疾病；相反，如排便次数增多、每次排量减少，多为肠道下部的疾病。

2. 性状　正常成人是成形状软便。病理情况下，粪便的形状和硬度发生改变，常可提示相应的一类疾病。

（1）稀水样便：因肠蠕动亢进或分泌增多所致，见于各种感染性腹泻或非感染性腹泻，尤其是急性肠炎。小儿肠炎时可因肠蠕动加快，以致胆绿素来不及转变为粪胆素而呈绿色稀水样；大量黄色稀水样便并含有膜状物应考虑到伪膜性肠炎；艾滋病伴发肠道隐孢子虫感染时可排出大量稀水样便。

（2）黏液脓血便：正常粪便内有少许黏液，明显增多以致肉眼可见视为异常。细菌性痢疾粪便多为黏液脓血便，以黏液脓血为主，可无粪质；阿米巴痢疾患者粪便呈暗红色果酱样，以血为主，粪质较多，有特殊腥味，此时要注意与食入大量咖啡、巧克力后的酱色粪便鉴别；溃疡性结肠炎、Crohn病等常可见黏液脓血便。

（3）柏油样便：粪便呈褐色或黑色，质软，富有光泽，隐血试验阳性为柏油样便。这是由于上消化道出血，红细胞经胃酸破坏后的降解产物与肠内产生的硫化物，在细菌作用下变成硫化铁而呈黑色；光泽则因硫化铁刺激小肠分泌过多黏液所致。上消化道出血50～70mL可出现柏油样便，服用药用炭、枸橼酸铋钾及铁剂等也可以排黑色便，但无光泽且隐血试验阴性。

（4）鲜血便：见于肠道下部出血，如直肠、结肠息肉和肿瘤，肛裂及痔疮等。过多食用西瓜、西红柿、红辣椒亦可出现红色，应注意鉴别。

（5）米泔样便：呈白色淘米水样，量多且含黏液片块，见于霍乱、副霍乱患者。

（6）白陶土样便：粪便呈灰白色，这是由于各种原因引起胆管梗阻，进入肠道的胆汁减少或阙如，使粪胆素生成减少所致，主要见于阻塞性黄疸。行钡餐造影术后，因排出硫酸钡也可使粪便呈灰白色。

（7）异形样便：便秘可见球形硬便，直肠或肛门狭窄可见扁平带状便。

（8）乳凝块：婴儿粪便中见有黄白色乳凝块，亦可能见蛋花样便，提示脂肪或酪蛋白消化不完全，常见于消化不良、婴儿腹泻。

3. 结石　粪便中排出的结石主要是胆结石，较大者肉眼可见，见于使用排石药物或碎石术后。

4. 气味　正常粪便有臭味，主要因细菌作用的产物吲哚、硫化氢、粪臭素等引起。粪便恶臭见于慢性肠炎、胰腺疾病、消化道大出血、结肠或直肠癌溃烂或重症痢疾；鱼腥味见于阿米巴性肠炎；酸臭味见于脂肪酸分解或糖类异常发酵。

5. pH　正常人粪便的pH为6.9 ~ 7.2，细菌性痢疾、血吸虫病粪便常呈碱性，阿米巴痢疾粪便常呈酸性。

6. 寄生虫　虫体肠道寄生虫感染可从粪便排出蛔虫、蛲虫、钩虫、绦虫等虫体或节片，粪便寄生虫检查有助于寄生虫感染的确诊。

（二）显微镜检查

粪便直接涂片显微镜检查是临床常规检验项目，可以从中发现病理成分，如各种细胞、寄生虫卵、真菌、细菌、原虫等，并可通过观察各种食物残渣以了解消化吸收功能。

1. 细胞　正常粪便偶尔可见中性粒细胞，上皮细胞不易见到，正常粪便无红细胞。这些细胞的增加常见于各种原因引起的炎症，如细菌性痢疾、阿米巴痢疾、结肠炎等。

2. 淀粉颗粒　正常粪便中少见，在消化不良腹泻者可见，或在慢性胰腺炎的患者可见大量淀粉颗粒，由淀粉酶缺少之故；正常大便中可见少量结合脂肪酸，偶见少量脂肪球；正常粪便中亦少见横纹肌纤维，当消化不良时排出量增加，如慢性胰腺炎，各种胰酶分泌不足，糖类、脂肪、蛋白质消化障碍，自粪便中排出量也增多。此外，肠蠕动增加、消化不良、腹泻等亦可见大量脂肪球。正常粪便中较为常见的残渣为植物细胞，量增加见于肠蠕动亢进、腹泻患者。

3. 寄生虫卵　粪便中检查到寄生虫卵是诊断寄生虫感染的最常用手段。常见的有蛔虫卵、钩虫卵、蛲虫卵、华支睾吸虫卵等。可通过集卵法或直接涂片法镜检，查见夏科–雷登结晶，常提示有虫卵。由于易与植物细胞形态混淆，因此需要结合临床以确定诊断。

4. 原虫　肠道原虫感染常见的有阿米巴原虫滋养体，常见于急性阿米巴痢疾的脓血便中；隐孢子虫为肠道寄生虫，为AIDS患者及儿童腹泻的重要病原；蓝氏贾第鞭毛虫主要引起儿童慢性腹泻。为了提高检出率，目前已经应用免疫学和分子生物学的技术进行检测，同时改进了染色方法。

（三）化学检查

1. 隐血试验（occult blood test，OBT）临床意义

（1）阳性：见于消化道出血，如消化道溃疡（活动期）、消化道肿瘤（胃癌、肠癌、肝癌、胆道肿瘤等），肝硬化合并食道、胃底静脉破裂，出血性胃炎等。

（2）假阳性：药物（服铁剂）、食物（吃猪肝、动物血、菠菜等）使潜血可出现假阳性，应进一步复查。

2. 胆色素检查

（1）粪胆红素检查：正常粪便中无胆红素，在乳幼儿因正常肠道菌群尚未建立或成人大量应用抗生素之后，或因腹泻等肠蠕动加速，使胆红素未被或来不及被肠道细菌还原时，粪便呈深黄色，胆红素定性试验呈阳性。

（2）粪胆原与粪胆素检查：胆道梗阻时粪胆素减少或缺如，粪便淡黄或呈白陶土色，氯化汞粪胆素试验为阴性反应；溶血性疾病由于粪胆素含量增多，粪色加深；肝细胞性黄疸粪胆素可减少，也可增多，视肝内梗阻情况而定。

（四）细菌学检查

正常人粪便中含有大量细菌，主要是革兰阴性杆菌，这些细菌在正常肠道内不致病，当机体免疫力降低或肠道发生病理改变时，就可侵入不同部位引起疾病。

有时直接涂片可查找到细菌，如伪膜性肠炎，涂片染色可查到葡萄球菌、念珠菌等。霍乱患者可通过直接涂片查到霍乱弧菌，并可以通过悬滴法观察细菌形态和运动方式。

第三节　唾液检查

一、一般性状检查

（一）量

排痰量以mL／24h计，健康人一般无痰或少量泡沫状痰。患者的排痰量依病种和病情而异，患者急性呼吸系统感染者较慢性炎症时痰少；细菌性炎症较病毒感染痰多；支气管扩张、慢性支气管炎、肺脓肿、空洞型肺结核和肺水肿患者痰量可显著增多，甚至超过100mL／24h，在治疗过程中，如果痰量减少，一般表示病情好转。

（二）颜色

正常痰液为无色或灰白色。病理情况下，痰的颜色改变可反映存在某些呼吸系统的疾病，但特异性差。

1. 红色、棕红色　因存在红细胞或血红蛋白所致，见于肺癌、肺结核、支气管扩张、急性肺水肿。痰中带鲜红血，经常见于肺结核早期或病灶播散。铁锈色痰多见于大叶性肺炎、肺梗死。粉红色泡沫痰常为左心功能不全、肺淤血致毛细血管通透性增加，造成急性肺水肿的特征性表现。

2. 黄色、黄绿色　因存在大量脓细胞所致，见于肺炎、肺脓肿、支气管扩张、慢性支气管炎、肺结核。黄绿色常为铜绿假单胞菌感染或干酪样肺炎的特征性表现。

3. 烂桃样灰黄色　因肺组织坏死所致，见于肺吸虫病。

4. 棕褐色　见于慢性充血性心力衰竭致肺淤血、阿米巴性肝脓肿、穿过隔膜后与肺相通的阿米巴肺脓肿。

5. 灰色、黑色　因吸入大量尘埃或烟雾所致，见于矿工、锅炉工和长期吸烟者。

（三）气味

正常人新咳出的痰液无特殊气味。血性痰可带血腥气味，肺脓肿、晚期肺癌、支气管扩张合并感染患者的痰液常有恶臭，膈下脓肿与肺沟通时患者的痰液可有粪臭味。

（四）性状和异物

痰液的不同性状和异物的出现提示某些病理过程，有助于临床诊断。痰液的不同性状主要如下。

1. 浆液性　稀薄的泡沫样痰液，见于肺水肿等。

2. 黏液性　无色透明或灰色黏稠痰，见于急性支气管炎、支气管哮喘等。

3. 脓液　将痰液静置，从上到下可分为泡沫、黏液和脓性坏死组织三层，见于支气管扩张、肺脓肿、进行性肺结核等。

4. 血性　呼吸道黏膜损伤、肺毛细血管破损等造成的出血，见于支气管扩张、肺癌、肺梗死等。异物主要有以下几种。

（1）支气管管型（bronchial cast）：是纤维蛋白、黏液和白细胞等在支气管内凝聚而成的树枝状物，含血红蛋白，呈灰白色或棕红色。其直径与形成部位的支气管内径相关，一般较短，亦有长达15cm的。在刚咳出的痰液中常卷曲成团，放入生理盐水中后即可展开，呈现典型的树枝形。见于纤维蛋白性支气管炎、肺炎链球菌性肺炎和累及支气管的白喉患者。

（2）Dittich痰栓：是肺组织坏死的崩解产生，形似干酪或豆腐渣，多见于肺坏疽、腐败性支气管炎、肺结核等患者痰中。

（3）硫黄样颗粒：是放线菌的菌线团，呈淡黄色或灰白色，形似硫黄，约粟粒大小，压片镜检可见密集的菌丝呈放射状排列，常见于肺放线菌病。

（4）肺钙石（lung calculus）：为肺结核干酪样物质的钙化产生，亦可由侵入肺内的异物钙化而成。

（5）库施曼螺旋体：系小支气管分泌的黏液，为淡黄色或灰白色富有弹性的丝状物，常卷曲成团。见于支气管哮喘和某些慢性支气管炎患者。

（6）寄生虫：有时在痰内可检出寄生虫，如卫氏并殖吸虫、蛔蚴和钩蚴等，需用显微镜进一步确认。

异常的变化主要有：粪臭味多见于膈下脓肿与肺相通时；恶臭味见于肺脓肿、支气管扩张、晚期恶性肿瘤的痰液；血性痰有血腥味见于肺结核、肺癌、支气管扩张等；黏液样痰见于支气管炎、哮喘、早期肺炎；脓性痰见于支气管扩张、肺脓肿、脓胸、空洞型肺结核；支气管哮喘发作时为白色泡沫样痰；急性肺水肿痰液为粉红色泡沫样痰。

二、显微镜检查

（一）直接涂片检查

可进行红细胞、白细胞、上皮细胞、肺泡巨噬细胞、寄生虫及虫卵检查。正常痰液内可见少量白细胞，中性粒细胞或脓细胞增多见于呼吸道化脓性炎症或有混合感染；嗜酸性粒细胞增多见于支气管哮喘、过敏性支气管炎、肺吸虫病等；淋巴细胞增多见于肺结核患者。脓性痰液中可见少量红细胞，呼吸道疾病及出血性疾病可见多量红细胞。正常痰液中可有少量来自口腔的鳞状上皮细胞和来自呼吸道的柱状上皮细胞，在炎症或其他呼吸系统疾病时可大量增加。吞噬炭粒的肺泡巨噬细胞被称为炭末细胞，见于炭末沉积症及吸入大量烟尘者；吞噬含铁血黄素者被称为含铁血黄素细胞，又称为心力衰竭细胞，见于心力衰竭引起的肺淤血、肺梗死及肺出血患者。在痰中找到肺吸虫可诊断肺吸虫病，找到溶组织阿米巴滋养体可诊断为阿米巴肺脓肿或阿米巴肝脓肿穿破入肺。偶可见钩虫蚴、蛔虫蚴或肺包囊虫的棘球蚴等。

（二）涂片染色检查

痰涂片染色后能更清楚地显示细胞结构和细菌特征等，临床应用价值较大。可用HE或巴氏染色检查癌细胞；Wright染色识别各种血细胞、上皮细胞、癌细胞；嗜酸性粒细胞直接染色可评价肺吸虫患者的治疗效果，Gram染色或抗酸染色检查细菌等。

三、细菌培养

呼吸系统为开放性器官，上呼吸道有多种常居菌寄生。被检标本要求晨起用清水漱口后，咳出呼吸道深处的痰液，或通过支气管镜直接取分泌物送检。

1. 肺炎链球菌通常可引起大叶性肺炎，但也可致小叶性肺炎。近年来，由于抗生素的大量应用，耐药性金黄色葡萄球菌引起的肺炎有所增加；肺炎克雷伯氏菌、溶血性链球菌、流感嗜血杆菌引起的则较少见；少数肺炎也可由大肠埃希氏菌及军团病杆菌等革兰阴性杆菌引起。

2. 中毒性肺炎多为肺炎链球菌引起。

3. 新生儿肺炎、产前或产时感染者，以病毒、大肠埃希菌、铜绿色假单胞菌、变形杆菌为最常见；而产后感染者，则以金黄色葡萄球菌、链球菌、肺炎链球菌为多见。

4. 肺脓肿是由多种化脓性细菌所引起，亦可由厌氧菌引起。

5. 肺真菌病可检出各种真菌，其中以白色念珠菌和放线菌为多见。

第四节　脑脊液检查

一、一般性状检查

1. 压力测定　正常人侧卧位的初压为70～180mmH_2O（0.69～1.76kPa），随呼吸波动在10mmH_2O之内，坐位可为卧位的1倍左右。也可根据脑脊液从穿刺针滴出的滴速来估计压力的高低：如每分钟45～60滴，表示颅内压大致正常；每分钟60滴以上则提示颅内压增高。颅内压增高常见于脑肿瘤和脑膜或脑实质有炎症。若压力低于正常，可做动力试验以了解蛛网膜下隙有无梗阻。压力降低见于脊髓–蛛网膜下隙阻塞、脱水、循环衰竭等患者。

2. 颜色　正常脑脊液是无色透明的液体。在病理情况下，脑脊液可呈不同颜色改变。

（1）红色：常由各种出血引起，脑脊液中出现多量的红细胞，主要由于穿刺损伤出血、蛛网膜下隙或脑室出血引起。前者在留取三管标本时，第一管为血性，以后两管颜色逐渐变淡，红细胞计数结果也依次减少，经离心后上清液呈无色透明。当蛛网膜下隙或脑室出血时，三管均呈红色，离心后上清液显淡红色或黄色。红细胞在某些脑脊液中5分钟后，即可出现皱缩现象，因此，红细胞皱缩现象不能用以鉴别陈旧性或新鲜出血。

（2）黄色：又称黄变症，见于陈旧性蛛网膜下隙出血及脑出血、椎管梗阻、脑脊髓肿瘤及严重的结核性脑膜炎、重症黄疸。

1）出血性黄变症：脑、脊髓出血（特别是蛛网膜下隙出血）以后，进入脑脊液内的红细胞（red blood cell，RBC）破坏、溶解，使Hb分解，胆红素增加，因而产生黄变症。RBC多大于10×10^9／L。深的黄变症常为蛛网膜下隙出血的结果，出血4～8小时即呈黄色，48小时最深，至3周左右消失。持续时间取决于以下因素：出血的严重程度、RBC的溶解速度、溶血的分解产物的多少、对脑脊液循环的影响、个体的特异性。

2）淤滞性黄变症：颅内静脉血液循环和脑脊液循环有淤滞时，红细胞从血管内渗出，产生脑脊液黄变症。脑膜、大脑实质毛细血管内淤滞时，脑脊液可呈黄变症。

3）梗阻性黄变症：椎管梗阻（如髓外肿瘤），同时脑脊液蛋白显著增高。当蛋白超过1.5g／L时，呈黄变症。黄变的程度与脑脊液中蛋白的含量成正比，且梗阻部位越低，黄变越明显。

4）黄疸性黄变症：重症黄疸、黄疸型传染性肝炎、肝硬化、钩端螺旋体病、胆道梗阻、新生儿溶血性疾患，由于脑脊液中胆红素增高，可呈黄变症。一般脑脊液内胆红素浓度超过8.5μmol／L（0.5mg／L）时脑脊液即黄染。

5）其他色素：脑脊液中含有其他色素，如黄色素、类胡萝卜素、脂色素、黑色素存在，可使脑脊液呈黄变症。

（3）白色或灰白色：多因白细胞增加所致，常见于化脓性脑膜炎。

（4）褐色或黑色：见于中枢神经系统黑色素肉瘤或黑色素瘤。

（5）绿色：绿脓杆菌性脑膜炎、急性脑炎、双球菌脑膜炎、甲型链球菌性脑膜炎。

（6）米汤样混浊：脑膜炎双球菌性脑膜炎。

3. 透明度　正常脑脊液应清晰透明。病毒性脑炎、神经梅毒等疾病的脑脊液也可呈透明外观。脑脊液中白细胞如超过300×10^6／L时可变为混浊；蛋白质含量增加或含有大量细菌、真菌等也可使其混浊；结核性脑膜炎常呈毛玻璃样微混；而化脓性脑膜炎常呈明显混浊。填写报告时用“清晰透明”“微浑”“浑浊”等描述。

4. 沉淀物、凝块或薄膜　收集脑脊液于试管内，静置12～24小时，正常脑脊液不形成薄膜、凝块和沉淀物。若脑脊液内蛋白质包括纤维蛋白多于10g／L即可出现凝块或沉淀物，结核性脑膜炎的脑脊液静置12～24小时后，可见表面有纤维网膜形成，取此膜涂片检查结核杆菌，阳性率较高。蛛网膜下隙梗死时脑脊液呈黄色胶冻状。填写报告时可用“无凝块”“有凝块”“有薄膜”“胶冻状”等描述。

5. 比重　健康人脑脊液比重为1.006～1.008。脑脊液比重增高见于颅内炎症；比重降低见于脑脊液分泌增多。

（二）化学检查

1. 酸碱度测定　正常脑脊液pH为7.31～7.34。由于血脑屏障对CO_2和HCO_3^-通透性不同，CO_2较易透过血脑屏障，HCO_3^-则难以透过血脑屏障，导致脑脊液中 PCO_2高于动脉血，而HCO_3^-浓度低于动脉血。因此，正常脑脊液pH低于动脉血。脑脊液pH相对稳定，全身酸碱平衡紊乱对它的影响甚小。但在中枢神经系统炎症时，脑脊液pH低于正常，化脓性脑膜炎时脑脊液的pH明显降低，在测定脑脊液的pH的同时测定脑脊液中乳酸含量，对判断病情变化更有参考价值。

2. 蛋白质检查　正常脑脊液中蛋白含量甚微。病理状态下脑脊液中蛋白质有不同程度增加，通过对脑脊液中蛋白质检查，协助对神经系统疾病的诊断。

（1）蛋白质定性试验（Pandy试验）：

1）原理：脑脊液中蛋白质与苯酚结合生成不溶性蛋白盐而出现浑浊或沉淀，此法比较敏感，当总蛋白量超过0. 25 g／L可呈弱阳性反应。

2）参考值：正常人多为阴性或弱阳性。

3）临床意义：见蛋白定量试验。

（2）蛋白质定量试验：

1）原理：脑脊液中蛋白质与生物碱等蛋白沉淀剂作用产生浑浊，其浊度与蛋白质含量成正比，用光电比色计或分光光度计进行比浊，即可测得蛋白质含量。

2）参考值：儿童（腰椎穿刺） 0.20～0.40g／L。

成人（腰椎穿刺） 0.20～0.45g／L。

小脑延髓池穿刺 0.10～0.25g／L。

脑室穿刺 0.05～0.15g／L。

3）临床意义：①脑脊液蛋白含量增加：a. 神经系统感染性疾病：由于血-脑脊液屏障破坏和中枢神经系统实质炎症所引起，如化脓性脑膜炎、结核性脑膜炎时，脑膜和脉络丛毛细血管通透性增加，血-脑脊液屏障受损，使蛋白质进入脑脊液。b. 颅内占位性病变：脑脊液循环受阻所致，见于脑肿瘤、脑脓肿及颅内血肿。c. 颅内和蛛网膜下隙出血：血性脑脊液可使蛋白含量增高，见于高血压合并动脉硬化、脑血管畸形、动脉瘤等。d. 蛛网膜下隙梗阻：脑血栓形成或栓塞；e。中毒性脑病：尿毒症、伤寒、肺炎等中毒状态；注射化学药物引起的无菌性脑膜炎等；②分离性蛋白增高：脑脊液球蛋白增高而清蛋白正常，见于颅脑损伤、急性淋巴脉络脑膜炎、中枢神经系统急性炎症及脱髓鞘疾病；清蛋白显著增高而球蛋白正常，见于脑梗死、高血压脑病、椎管内肿瘤等；③蛋白细胞分离：脑脊液蛋白质增高而细胞数正常，多见于吉兰-巴雷综合征、椎管内脊髓肿瘤、梗阻性脑积水。

3. 葡萄糖检查

（1）原理：脑脊液中含有一定量的葡萄糖，它相当于血糖的60%左右。当发生某些疾病波及神经系统时，脑脊液中葡萄糖含量将发生相应变化。

（2）参考值：成人：2.5～4.5mmol／L。

儿童：2.8～4.5mmol／L。

脑脊液／血浆葡萄糖比率0.3～0.9。

（3）临床意义：

1）脑脊液中葡萄糖的含量降低：常见于：①神经系统感染性疾病：主要见于化脓性脑膜炎、结核性脑膜炎和真菌性脑膜炎等。因细菌、真菌和破坏的细胞释放出葡萄糖分解酶，使葡萄糖被消耗，导致脑脊液葡萄糖含量降低。脑脊液葡萄糖含量越低，患者预后越差；②颅内肿瘤：常见于髓母细胞瘤、多形性胶质母细胞瘤、星形细胞瘤、脑膜瘤及脑膜肉瘤等。因癌细胞代谢活跃，透过血-脑脊液屏障的葡萄糖被迅速酵解所致；③各种原因引起的低血糖可使脑脊液葡萄糖含量降低。

2）脑脊液葡萄糖含量增高：常见于病毒性神经系统感染、脑出血、下丘脑损害、糖尿病等。

4. 氯化物检查

（1）原理：脑脊液中含有一定量的氯化物。当发生某些疾病涉及中枢神经系统时，脑脊液中氯化物含量将发生改变。

（2）参考值：120～130mmol／L

（3）临床意义：

1）降低：脑部细菌性或真菌性感染，细菌性脑膜炎，特别是结核性脑膜炎，其减少更为显著。体内氯化物的异常丢失（呕吐、腹泻、水肿等）及摄入氯化物过少（长期饥饿、限制氯化物摄入量）。

2）升高：病毒感染（病毒性脑炎、脑膜炎或脊髓炎）、高氯血症（氯化物排泄减少、肾功能不全、尿毒症氯化物摄入过多、静脉滴注）；过度换气而致碱中毒；患肾炎、尿毒症时，脑脊液中氯化物升高。

3）正常：除正常人外，患病毒性脑炎、脑脓肿、神经梅素、脊髓灰质炎、脑肿瘤、淋巴细胞脉络丛脑膜炎者，脑脊液中氯化物含量也可正常。

5. 酶学检查　脑脊液中含有乳酸脱氢酶（lactate dehydrogenase，LDH）、肌酸激酶（creatine kinase，CK）、谷草转氨酶（glutamic-oxaloacetic transaminase，GOT）、谷丙转氨酶（glutamic-pyruvic transaminase，GPT）等多种酶类。正常情况下血清酶不能透过血脑屏障，因此，脑脊液中各种酶的含量远低于血清。血脑屏障通透性增高、各种原因引起的脑组织损伤、脑肿瘤、颅内压增高等均可导致脑脊液各种酶含量增高。

（1）天冬氨酸氨基转移酶：

1）参考值：<20U／L。

2）临床意义：某些伴有脑组织坏死及血脑屏障通透性增高的疾病，GOT从脑组织释放到脑脊液中使其活性增高。脑脊液GOT活性增高可见于脑血管病、脑萎缩、中毒性脑病、中枢神经系统转移癌等。

（2）乳酸脱氢酶：

1）参考值：成人LDH<40U／L，新生儿LDH<70U／L。脑脊液LDH／血清LDH<0.1。

2）临床意义：由于测定方法的不同，目前脑脊液LD尚无一致公认的参考值。一般以脑脊液LDH与血清LDH比值小于0.1作为判断标准。脑组织损伤、感染等脑脊液中LDH均可增高。细菌性脑膜炎脑脊液LDH明显增高。治疗效果欠佳的化脓性脑膜炎脑脊蔽LDH无明显减低，甚至进一步增高。因此，测定脑脊液LDH变化可作为判断化脓性脑膜炎疗效和预后的指标。脑脊液中LDH同工酶分析结果表明，血脑屏障受损时，脑脊液中 LDH同工酶以LDH_2、LDH_3增高为主，如粒细胞增加则以LDH_4、LDH_5增高为主。

（3）肌酸激酶：

1）参考值：0.5～2U／L。

2）临床意义：CK主要存在于骨骼肌、心肌和脑组织中，在某些伴有脑实质破坏的中枢神经系统疾病，脑组织中CK释放到脑脊液中使脑脊液CK活性增高。其主要成分为CK-BB。近来认为测定脑脊液中CK-BB可作为心脏停搏患者大脑损伤的指标。脑脊液中CK增高可见于脑梗死、脱髓鞘疾病、炎症或脑缺氧等。

（4）腺苷脱氨酶（adenosine deaminase，ADA）：

1）参考值：0～8U／L

2）临床意义：腺苷脱氨酶来自T淋巴细胞。结核性脑膜炎患者脑脊液中ADA增高程度明显高于其他性质的脑膜炎，因此，测定脑脊液中ADA可用于结核性脑膜炎的诊断及鉴别诊断。

（5）溶菌酶：是一种广泛分布于人体各种器官与组织及血液、唾液、泪液中的碱性蛋白质。溶菌酶的重要来源是中性粒细胞、单核细胞及吞噬细胞的溶酶体。溶菌酶作为一种非特异性的免疫因素，在一定条件下可水解细菌胞壁的糖苷键从而使细菌囊壁破裂。溶菌酶的检测方法有平板法、比浊法及电泳法。目前最常用平板法。

1）原理：溶菌酶使微球菌胞壁破坏而溶解。溶菌环的直径与标本中溶菌酶含量的对数呈直线关系。

2）参考值：无或含量甚微。

3）临床意义：在细菌性脑膜炎，如化脓性或结核性脑膜炎患者脑脊液中，溶菌酶含量增高；结核性脑膜炎患者脑脊液中，溶菌酶增高的程度明显高于化脓性脑膜炎且随病情变化而增减，病情恶化时脑脊液中溶菌酶增高，病性缓解时随之下降，治愈后可下降至零。因此，测定脑脊液中溶菌酶含量可用于结核性脑膜炎的鉴别诊断及预后判断。

（三）显微镜检查

1. 细胞计数　在正常情况下，脑脊液中的细胞数基本上是恒定不变的。当发生某些疾病时，细胞数变化很大，在诊断上有重要意义。脑脊液细胞计数包括红细胞、白细胞和嗜酸性粒细胞直接计数以及白细胞分类，其中以白细胞计数和白细胞分类最重要。

（1）白细胞参考值范围：成人（0～8）$\times 10^6$／L；儿童（0～15）$\times 10^6$／L。

（2）临床意义：

1）轻度白细胞增加［（13～30）$\times 10^6$／L］：可见于非感染性脑膜炎、病毒性脑炎、脑瘤；也可见于慢性退行性病变、多发性硬化症或腮腺炎并发脑膜脑炎。

2）中度白细胞增加［（31～200）$\times 10^6$／L］：可见于脊髓前角灰质炎、乙型脑炎、神经梅毒、淋巴脉络膜脑膜炎、病毒性脑炎。结核性脑膜炎和隐球菌性脑膜炎时，常中度增加，或增加甚多。

3）白细胞剧烈增加：在出现急性化脓性脑膜炎、流行性脑脊髓膜炎、脑脓肿等病时，白细胞可增加到［（1000～10000）$\times 10^6$／L］。

（3）红细胞计数：如果脑脊液中含少量红细胞，可能是穿刺损伤所致；如果含有成千上万个红细胞，则多可能是中枢神经系统出血性疾病。

2. 细胞分类　白细胞总数超过正常数值，则需做白细胞分类。脑脊液中白细胞分为中性粒细胞、淋巴细胞和内皮细胞（包括单核细胞）三类。

（1）参考值：正常脑脊液中多为淋巴细胞及单核细胞，两者之比为7∶3。

（2）临床意义：在白细胞超过正常值，对其进行分类后，可有以下几种情况。

1）中性粒细胞增多：常见于急性细菌性感染或慢性感染急性发作时。还可见于脊髓灰质炎早期及结核性脑膜炎早期。

2）淋巴细胞增多：常见于结核性脑膜炎、化脓性脑膜炎经过治疗后，以及布氏杆菌性脑膜炎、脑脓肿和脑膜附近感染、脑和脑膜的病毒性感染、真菌感染、立克次体感染、螺旋体感染、疫苗接种后或感染后脑脊髓炎，也可见于寄生虫感染、脱髓鞘病、脑瘤、结节病和白塞氏综合征等。

3）嗜酸性细胞增多：常见于脑寄生虫病，如脑囊虫病、旋毛虫病、棘球蚴病，血吸虫病、肺吸虫病、弓形体病和锥虫病。

（四）病原学检查

1. 微生物学检查　脑脊液标本应立即离心沉淀，取沉淀物涂片2张，分别做革兰染色和亚甲蓝染色后进行显微镜检查。在化脓性脑膜炎，革兰染色显微镜检查的阳性率可达60%～90%。混浊标本可采用不离心标本直接涂片法，当脑脊液中细菌数少于1000个／μl时，可出现假阳性结果。检查新型隐球菌可取脑脊液离心沉淀物，用印度墨汁染色后显微镜检查，也可用经过滤处理的市售优质细颗粒墨汁染色检查。

2. 细菌培养　临床疑为中枢神经系统感染性疾病的患者，在进行腰穿采集脑脊液标本时就应当想到脑脊液的细菌培养。脑脊液细菌分离培养中常见菌有脑膜炎奈瑟菌、链球菌、葡萄球菌、大肠埃希菌、流感嗜血杆菌及产气肠杆菌等。脑脊液细菌分离培养及药物敏感试验是确定中枢神经系统感染性疾病病因及选择治疗药物的主要依据。

3. 寄生虫学检查。正常脑脊液中无病原体。如在脑脊液离心沉淀物中发现血吸虫卵或肺吸虫卵，则可诊断为脑型血吸虫病或脑型肺吸虫病。此外，脑脊液中还可能检出阿米巴、弓形体，在非洲锥虫病患者的脑脊液中可检出锥虫。

第五节　生殖系统体液检查

一、阴道分泌物检查

（一）标本采集

采集标本前，24小时内应禁止性交、盆浴、局部用药及阴道灌洗等。根据不同的检验目的可自不同部位取材。一般采用消毒刮板、吸管、棉拭子，自阴道深部或子宫穹窿后部、宫颈管口等部位采集分泌物，浸入盛有生理盐水1～2mL的试管内，立即送检。分泌物制成生理盐水涂片后，用95%乙醇固定，经吉姆萨、革兰或巴氏染色，以进行病原微生物、肿瘤细胞筛查。

（二）一般性状检查

正常阴道分泌物为白色稀糊状，一般无气味，量多少不等，与雌激素水平高低及生殖器官充血状态有关。近排卵期白带量多，清澈透明、稀薄；排卵期2～3天后白带量少、混浊、黏稠；行经前量又增加；妊娠期白带量较多。白带异常可表现为色、质、量的改变。

（三）阴道清洁度检查

阴道清洁度是以阴道杆菌、上皮细胞、白细胞（或脓细胞）和杂菌的多少来分度的，是阴道炎症和生育期妇女卵巢性激素分泌功能的判断指标。用生理盐水将阴道分泌物制成涂片，在高倍镜镜检下，按表1进行分度。

表 1　阴道分泌物清洁度分度

清洁度	阴道杆菌	球菌	上皮细胞	脓细胞或白细胞
Ⅰ	4+	-	4+	0～5/HP
Ⅱ	2+	-	2+	0～15/HP
Ⅲ	-	2+	-	15～30/HP
Ⅳ	-	4+	-	>30/HP

清洁度Ⅰ～Ⅱ度为正常，Ⅲ～Ⅳ度为异常，大多数为阴道炎，同时常可发现病原菌、真菌或滴虫等病原体。在卵巢功能不足、雌激素减低时，阴道上皮增生较差，糖原减少，阴道杆菌也少，易感染杂菌，也可使阴道清洁度变差。

（四）原虫检查

引起阴道感染的原虫主要有阴道毛滴虫，可致滴虫性阴道炎。患者外阴灼热痛、瘙痒，阴道分泌物呈稀脓性或泡沫状，将此分泌物采用生理盐水悬滴法置于低倍显微镜下观察，可见波动状或螺旋状运动的虫体将周围白细胞或上皮细胞推动。在高倍镜下可见虫体为8～45μm，呈颈宽尾尖倒置梨形，大小多为白细胞的2～3倍，虫体顶端有前鞭毛4根，后端有后鞭毛1根，体侧有波动膜，借以移动。此时阴道分泌物的清洁度为Ⅲ、Ⅳ度。阴道滴虫适宜在25～42℃活动、生长、繁殖，故检查时应注意保温，方可观察到滴虫的活动。阴道分泌物中查到阴道分泌物滴虫是诊断滴虫性阴道炎的依据，近年来采用阴道毛滴虫单抗制的胶乳免疫凝聚法剂盒可提高滴虫性阴道炎的诊断率。除滴虫外，偶见溶组织内阿米巴和微丝蚴感染。

（五）真菌检查

正常情况下，阴道真菌在阴道中存在而无害，在阴道抵抗力降低时容易发病。真菌性阴道炎以找到真菌为诊断依据，阴道真菌多为白色假丝酵母菌，偶见阴道纤毛菌、放线菌等，采用悬滴法于低倍镜下可见到白色假丝酵母菌的卵圆形孢子和假菌丝。如取阴道分泌物涂片并进行Gram染色后在油镜下观察，可见到卵圆形Gram阳性孢子或与出芽细胞相连接的假菌丝成链状及分枝状。

1. 直接涂片法　于玻片上加2.5mol／L KOH溶液1滴，将阴道分泌物与其混匀涂片，加盖玻片于低倍和高倍镜下观察。低倍镜下真菌呈发丝状或发丝团状。高倍镜下可见单个散在或成群状、链状的卵圆形，无色透明的孢子，常为芽状或链状分支样。可疑时应选择适宜培养基进行培养鉴定。

2. 浓集法　取阴道分泌物1mL于清洁、干燥的试管中，再加入等量的2.5mol／LKOH溶液混匀，放37℃水浴3～5分钟后取出，以RCF40g（500r／min）离心3分钟，取管底沉淀物涂片观察。也可使涂片干燥后做革兰染色或瑞特染色，于油镜下观察，以提高阳性检出率。

（六）病毒检查

1. 单纯疱疹病毒（herpes simplex virus，HSV）　有2个血清型，HSV-Ⅰ和HSV-Ⅱ型，引起的生殖道感染的以Ⅱ型为主。由于阴道分泌物检查阳性率低，病毒培养操作复杂费时，近年来对HSV的检查主要采用荧光抗体检查或分子生物方法诊断，特别是利用HSV基因组中特异性强的DNA片段HSV-Ⅰ和HSV-Ⅱ，胸腺激酶的寡核苷酸探针和RNA探针进行分子杂交，可快速而灵敏地对HSV感染做出诊断。

2. 人巨细胞病毒（human cytomegale virus，HCMV）　是先天感染的主要病原。故孕妇阴道分泌物巨细胞病毒检查对孕期监测尤其是重要的，常用宫颈拭子采取分泌物送检。HCMV实验室诊断方法除传统的病毒分离法外，光镜检测包涵体阳性率极低，电镜可直接见到典型的疱疹病毒类形态结构，但无特异性。目前可采用CC-ABC法，即将标本接种于人胚肺成纤维细胞培养细胞，使病毒在敏感细胞中增殖，培养2天后收获，再用针对HCMV早期抗原的单克隆抗体，利用生物素-亲和素放大作用染色鉴定。亦可用HCMV、DNA片段或RNA探针与样品进行斑点杂交、夹心杂交或PCR后勤部的分子杂交来检测，临床最常用的方法是用ELISA法检测孕妇血清HCMV-IGM来诊断活动性感染。

3. 人乳头状病毒（human papilloma virus，HPV）　目前鉴别有50余型。引起女性生殖道感染的有23型，其中最主要的有6、11、16、18、31、33型。目前常采用ABC法以免抗HPV为一抗，生物素标记的羊抗兔IgG为二抗检测病毒抗原。或采用病毒相应的寡核苷酸探针，与阴道分泌物中提取的DNA进行斑点杂交或夹心杂交进行检测。如采用PCR技术则可检测极微量的HPV（即106个细胞中有一个感染细胞）。

（七）衣原体检查

泌尿生殖道沙眼衣原体感染是目前很常见的性传播疾病之一，由于感染后无特异症状，易造成该病流行，引起女性急性阴道炎和宫颈炎。衣原体感染的白带脓性黏液，与细菌感染的脓性白带不同。取脓性分泌物涂片，吉姆萨染色，有时可见到细胞内包涵体，但阳性率很低。目前应用较多的是荧光标记的单克隆抗体的直接荧光抗体法，可快速确定系何种血清型衣原体敏感。20世纪80年代发展的DNA探针技术，可检出沙眼衣原体的15个血清型，而与其他细菌、病毒、立克次体等无交叉反应，敏感性和特异性均为95%左右。DNA探针方法对泌尿生殖道衣原体疾病的诊断、流行病学调查和无症状衣原体携带者的诊断很有意义。

（八）淋病奈瑟菌检查

淋病奈瑟菌的检查首先采用涂片法，以宫颈管内分泌物涂片的阳性率最高，为100%；阴道上1／3部分为84%；阴道口处为35%。一般需将宫颈表面脓液拭去，用棉拭子插入宫颈管1厘米深处停留10～30秒，旋转一周取出，将分泌物涂在玻片上，革兰染色后油镜检查，找革兰阴道性双球菌，形似肾或咖啡豆状，凹面相对，除散在于白细胞之间外，还可见其被吞噬于中性粒细胞胞质之内，因淋病奈瑟菌对各种理化因子抵抗力弱，涂片法可被漏诊，必要时可进行淋病奈瑟菌培养，且有利于菌株分型和药过敏试验。近年来采用单克隆抗体技术生产的淋病抗血清，可与受检查者宫颈分泌物中的淋病奈瑟菌结合，采用免疫荧光技术，在30分钟内即可准确得出结果。比培养法快，比涂片法准确，较易掌握。此外，运用PCR技术也可对淋病奈瑟菌过少、杂菌过多的标本进行诊断。

（九）梅毒螺旋检查

梅毒螺旋体（treponema pallidum，TP）做血清非特异性反应是临床诊断的重要手段，但进行直接涂片染色检查更简便快捷，结果可靠，尤其适用一期或二期梅毒的检查。一期和二期梅毒患者受损的皮肤黏膜和肿大的淋巴结中含有梅毒螺旋体，取渗出液或穿刺液做涂片，在暗视野显微镜下进行检查。如见到纤细螺旋状，长6～16μm，有8～14螺旋，运动缓慢，或绕轴旋转，或伸缩移动，可报告阳性。此类患者结合血清学不加热血清反应素试验或快速血浆反应素环状卡片试验，效果更良好，可为临床诊断提供可靠依据。

（十）其他病原微生物检查

涂片革兰染色检查淋病双球菌、类白喉杆菌、葡萄球菌、链球菌、大肠埃希菌、枯草杆菌等，需细菌培养并经鉴定才能确定诊断。

二、精液检查

（一）一般性状检查

1. 颜色和透明度　刚射出的精液呈灰白色或乳白色，待自行液化后，呈半透明稍浑浊。长时间未排精者射出的精液可略带淡黄色。鲜红或暗红的血性精液，见于生殖系统的炎症、结核和肿瘤；脓性精液见于精囊炎和前列腺炎。

2. 量　正常人一次排精量为3～5mL。精液减少可见于以下几种情况。

（1）前列腺和精囊病变时，尤其是结核性疾患时，精液可减少，甚至完全无精液排出。

（2）排泄管道梗阻：如输精管先天性发育不全或炎性狭窄等。

（3）精液潴留于异常部位：如尿道憩室和逆行排精。

（4）如已数日未排精，量仍少于1.5mL，也视为不正常，但不一定影响生育。当其他检查仍正常时，也不能仅以此点视为不育症的原因。

3. 正常精液　具有栗花和石楠花的特殊气味，由前列腺液产生。

4. 黏稠度和液化时间　刚排出的精液呈胶冻状，放置30分钟后，80%的精液能自行液化。如精液黏稠度低似米汤样，可因精子量减少所致，见于生殖系统炎症。前列腺炎时，因纤溶酶遭破坏，可使液化延缓或不液化，抑制精子的活动力而影响生育。

5. pH　一般用pH试纸进行检测。将一滴混匀的精液在pH试纸上均匀展开，30秒内，与标准带进行比较读出其pH。无论使用哪种pH试纸，在使用前都应该用标准核查其准确性。

正常精液pH为7.2～8.0。

临床意义：当附属性腺或者附睾有急性感染性疾病时，精液的pH可以大于8.0。当输精管阻塞或先天性精囊腺阙如时，均可导致精液pH降低。分析射出的第一部分精液，因大部分为前列腺液，所以pH偏低。当前列腺液缺乏时精液pH偏碱。细菌污染和含有死精子的精液，可能会产生氨（NH_3）从而使精液pH呈碱性。测定精液pH应在精液液化后立即测定，因为精液放置时间较长会影响pH测定结果。另外，精液pH过低，可影响其对阴道pH的调节作用，影响精子在阴道及宫颈部的活力。

（二）显微镜检查

1. 精子活动率检测　正常精子的活力一般在Ⅲ级（即活动较好，有中速运动，但波形运动较多）以上。

临床意义：如果0级（死精子，无活动能力，加温后仍不活动）和Ⅰ级（活动不良，精子原地旋转、摆动或抖动，运动缓慢）精子在40%以上，常为男性不育症的重要原因之一。

2. 精子活动力检测　精子活动力是指精子活动的强度，活动不良或不活动的精子增多，是导致不育的重要原因之一。精子活动分级（WHO）如下。

0级　死精子。

Ⅰ级　活动不良，原地打转或向前运动微弱。

Ⅱ级　活动一般，曲线向前中等运动。

Ⅲ级　活动良好，呈直线向前快速运动。

临床意义：精子活动力下降常见于精索静脉曲张、泌尿生殖系统的非特异性感染（如大肠埃希菌感染），另外，某些代谢药、抗疟药、雌激素、氧氮芥等也可使精子活动力下降。

3. 精子计数　通过精子计数可求得精子浓度，乘以精液量还可求得一次射精排出的精子总数。正常成年男性的精子数量个体间差异较大，精子浓度为（50～100）$\times 10^9$/L，少于20×10^9/L为少精子症。正常人一次射精的排精总数≥400×10^6。精子计数少于20×10^9/L或一次排精总数少于100×10^6为不正常，见于精索静脉曲张、铅金属等有害物质污染、大剂量放射线及某些药物的影响。精液多次未查到精子为无精症，主要见于睾丸生精功能低下、先天性输精管与精囊缺陷、输精管阻塞。输精管结扎术2个月后精液中应无精子，否则说明手术失败。人从50岁开始精子数量减少以至逐步消失。

4. 精子形态检查　通常用于精子形态学检查的方法有两种，一种是制成新鲜湿片后用相差显微镜观察；另一种是将精子固定、染色后用亮视野光显微镜观察。两种方法检查的精子形态无明显差别，染色后精子头可能稍有缩小。精索静脉曲张患者的畸形精子增多，提示精子在成熟时已进入精液；或静脉回流不畅造成阴囊内温度过高和睾丸组织缺氧；或血液带有毒性代谢产物从肾或肾上腺静脉逆流至睾丸，上述原因均有损于精子形态。精液中凝集精子增多，提示生殖系统感染或免疫功能异常。睾丸曲细精管生精功能受到药物或其他因素影响或伤害时，精液中可出现较多未成熟的精细胞。

5. 精液细胞检查　正常精液中可见少量白细胞，但无红细胞。精液中白细胞增多，常见于精囊炎、前列腺炎及结核等。精液中红细胞增多，常见于精囊结核、前列腺癌等。精液中若查到癌细胞，对生殖系统癌症有诊断意义。

6. 精液酸碱度检查　精液pH测定值应在射精后1小时内完成，放置时间延长可致pH下降。正常精液偏碱性，pH为7.7～8.5。若精液pH<7.0多见于少精或无精症，常反映输精管阻塞、先天性精囊阙如或附睾病变等。若精液pH>8.0常见于泌尿系统的急性感染，如精囊炎、前列腺炎等。

（三）生化及免疫检查

1. 精液酸性磷酸酶（acid phosphatase，ACP）　精液中的酸性磷酸酶几乎全部来自前列腺，属前列腺酸性磷酸酶，因此，测定精液中ACP有助于了解前列腺功能和对前列腺疾病的诊断。精液酸性磷酸含量增高，常见于前列腺增生或早期前列腺恶性肿瘤患者。精液酸性磷酸酶含量降低，常见于前列腺炎患者。精液酸性磷酸酶检测是法医鉴定有无精液最敏感的方法。

2. 精浆果糖测定　精液中的果糖来自精囊液，由精囊所分泌，是精子的主要能量来源，其含量的高低直接影响精子的活力。精浆果糖含量的测定是诊断男性不育、评价附属腺功能和睾丸内分泌的指标之一。先天性两侧输精管或精囊腺缺如、两侧输精管完全阻塞或逆行射精患者的果糖为阴性；精囊炎和雄性激素分泌不足患者的精浆果糖含量降低，果糖不足导致精子运动能量缺乏，甚至导致不育。

3. 抗精子抗体（antisperm antibody，AsAb）测定　精子的抗原性很强，不仅可引起异种免疫和同种异体免疫，其器官特异性抗原尚可引起自身抗精子抗体的产生，当精管阻塞、睾丸损伤与炎症、附睾等副性腺感染时均可使精子抗原进入血液循环或淋巴系统，激活免疫系统而引起免疫应答，产生自身抗精子抗体。AsAb检测对不育原因的检查有重要意义。存在于血清或生殖道分泌液中的AsAb可抑制精子的活动，干扰精子的运行，阻碍精子穿透及精卵结合，使受精过程发生障碍。即使已经受精，也可能影响发育中的胚胎，造成免疫性流产。不育夫妇的AsAb阳性者占25%～30%。

4. 精液精子顶体酶　此酶存在于精子顶体内，是一种蛋白水解酶，在受精过程中起重要作用。精子顶体酶活力与精子密度及精子顶体完整率成正相关，其活力不足可导致男性不育。

5. 精液乳酸脱氢酶-X（lactate dehydrogenase-X，LDH-X）　精液中有6种乳酸脱氢酶的同工酶，其中 LDH-X活性最强，约相当于LDH总活性的1／3。LDH-X是存在于精原细胞、精子细胞和精子线粒体中的特异酶，具有组织特异性，对精子生成、代谢、获能、活动能力和受精过程均有重要作用。LDH-X具有睾丸及精子的组织特异性，是精子运动获能的关键酶，该酶检测可作为诊断男性不育症有价值的指标。睾丸萎缩患者LDH-X活性降低，服用棉酚也可抑制此酶活性。

三、前列腺液检查

（一）一般性状检查

正常前列腺液外观呈淡乳白色，半透明的液体。轻度前列腺炎时，外观常无明显变化。化脓所致的前列腺炎或精囊炎时，分泌物浓稠，外观呈脓性或脓血性液体。前列腺癌时常呈不同程度的血性液体。正常前列腺液，1次量为数滴至2mL，前列腺炎时，则显著减少甚至无液可采。正常前列腺液，为弱酸性，pH6.3～6.5；50岁以后pH略增高；如混入较多精囊液，pH可增高。

（二）化学检查

正常前列腺液，化学成分复杂。前列腺发生疾病时，可检测前列腺液某些化学成分，其含量的变化可用作鉴别诊断及疗效判断的依据。前列腺炎时，锌含量明显降低，其余检查结果均增高；前列腺肥大时，锌含量变化不大或稍有增高，其余结果均增高；

前列腺癌时，锌含量降低，而其余结果均明显增高；所以，检测前列腺液的化学成分，特别是锌含量的变化，可作为患者鉴别的依据之一。

（三）显微镜检查

1. 卵磷脂小体　正常前列腺液中卵磷脂小体呈圆形或卵圆形，折光性强，大小不均，均匀分布于满视野。前列腺炎时卵磷脂小体减少，分布不均，有成簇分布现象，严重者卵磷脂小体可消失，这是巨噬细胞吞噬大量脂类的结果。

2. 红细胞　正常前列腺液中偶见红细胞，少于5个／HP。在前列腺炎、结核、结石和恶性肿瘤时可见红细胞增多，但应排除前列腺按摩时导致的出血。

3. 白细胞　正常前列腺液中白细胞<10个／HP，呈散在分布。若>10个／HP，而且成簇分布，则为慢性前列腺炎的指征之一。超过15个／HP可结合临床症状诊断为前列腺炎。

4. 前列腺颗粒细胞　胞体较大，含卵磷脂颗粒较多，可能是吞噬了卵磷脂颗粒的巨噬细胞。正常前列腺液中此种细胞不超过1个／HP，前列腺炎时明显增多或伴有大量脓细胞，正常老年人的前列腺液中也可见此种细胞增多。

5. 滴虫　见于滴虫性前列腺炎。

6. 淀粉颗粒　为圆形或卵圆形，具有同心圆线纹的层状结构，颜色呈微黄色或褪色，其中心常含有碳酸钙沉积物。

淀粉颗粒如与胆固醇结合可形成结石。前列腺液中的淀粉样小体随年龄增长呈递增趋势，但无临床意义。

7. 精子　可能因精囊受挤压而排出，而非存在泌尿生殖系统疾病，因此并无临床意义。

8. 细菌　前列腺患者，其前列腺液内可以找到细菌。以葡萄球菌为常见，链球菌次之，此外，在前列腺结核患者，可以查到结核杆菌，如已确诊生殖系统结核时，不宜做此项检查，以防引起扩散。

第七章 生命体征监测

第一节 体温监测

一、体温形成的机制

人体不断地进行着能量代谢，而能量代谢和物质代谢紧密相关。糖、脂肪、蛋白质这三种营养物质，在代谢氧化过程中释放出大量的能量，其中50%左右的能量变为体热，以维持体温，并不断地以热能的形式散发于体外。另有45%的能量转移到三磷腺苷（adenosine triphosphate，ATP）的高能磷酸键中，以供机体利用。机体利用的最终结果仍转化为热能而散发于体外。由于上述代谢过程使机体的产热与散热保持着动态平衡，即正常体温。

二、体温调节的机制

正常情况下，人的体温保持在相对恒定的状态，通过大脑和丘脑下部的体温调节中枢的调节及神经体液的作用，使产热和散热保持动态平衡。人体产热主要是通过内脏器官尤其是肝脏的代谢和骨骼肌的运动而进行的，散热则是通过辐射、传导、对流、蒸发等方式进行的。

辐射散热：辐射散热是机体的热能以热射线（红外线）的形式，直接向周围温度较低的物体传递热能，不需要空气或其他介质传递，即在真空环境中也可进行传递，约占机体散热总量的60%。影响辐射散热的因素，主要是机体与环境之间的温度差。周围物体的温度越低，散热作用越大，反之则小。如果环境温度高于体温时，机体反而要接受高热物体的辐射热。其次与机体有效散热面积的大小相关，如四肢外侧及其末端的散热效应大于内侧及躯干，故皮温较低。

传导散热：传导散热是机体直接接触温度较低的物体时所进行的热能传递。体内深部组织器官的温热，就是经逐层组织向体表传递的。这种散热作用的大小与所接触物体之间的温度差和接触面积大小及其导热性有关。因此，胖人由于皮下脂肪层较厚，传导散热作用较差，故较瘦人略厌热。

对流散热：对流散热是机体附近的空气层接受机体辐射和传导的热能后膨胀上升而带走热能，外围较冷的空气继续补充流至身体附近。所以风速越大，散热作用越大。

蒸发：是液体变为蒸气的过程。蒸发散热占总散热量的20%～30%。在33.8～35℃气温中，蒸发是主要的散热方式。水分由肺脏和皮肤排出化为蒸气，无感蒸发占一定比例，人体每日约有300mL水分由皮肤蒸发，约500mL水分由肺蒸发。

机体以不同方式散热的比例，随着身体情况和环境的温、湿度而改变。与产热和散热有关的活动，包括血管舒缩、出汗、寒战与喘气。

三、影响体温的因素

人体内部温度虽然比较恒定，但在正常生理状况下，受昼夜、性别、年龄、肌肉活动及其他因素的影响，仍可产生一定幅度的波动。

1. 昼夜变化　体温一般在清晨2～6时最低，下午2～8时最高，但变化范围不超过1℃。这种周期性变化，可能与人体的昼夜周期活动规律有关。如长期上夜班工作的人，其体温就呈现夜间偏高，而白天偏低的变化。

2. 性别　女性体温比男性高约0.3℃，且女性的基础体温还随其月经周期波动，即在月经期和月经后至排卵前的时期内体温略偏低，排卵日的体温最低，排卵后至下次月经前的时期内，体温又略升高。女性在妊娠期体温也略高于孕前，这种变化可能与体内黄体酮或其代谢产物的作用有关。

3. 年龄　新生儿尤其是早产儿的体温调节功能及汗腺发育不完善，加之体表面积相对较大、皮下脂肪较薄、肌肉不发达、运动力弱等原因，其体温易受环境温度的影响而暂时变动，低时可达35℃或不升，高时可超过37℃。儿童由于代谢率高，体温略高于成人。老年人代谢率低，则体温偏低。

4. 进食及运动因素　进食后尤其进蛋白质食物后，机体代谢率增快，产热量增加，体温增高；当机体运动时，特别是剧烈运动时，由于体内热量骤增，大大超过散热量，也可使体温暂时升高。

5. 环境因素　无论何种原因造成的传导（传导是指机体的热量直接传至与之接触的物体上）、对流、辐射、蒸发等，某一散热机制发生障碍时，均可使体温升高。

6. 情绪因素　情绪激动和精神紧张，可使交感神经兴奋释放出肾上腺素、甲状腺素及肾上腺皮质激素，代谢率增高，而使体温一过性增高。

四、体温的监护

（一）正常体温及其变动范围

临床上正常体温通常用腋窝、口腔、直肠温度为标准。人体的正常温度比较恒定，但在身体不同部位测得温度略有不同，以上3个部位进行体温测量，其温度差一般不超过1℃。其正常值：口腔温度舌下为36.2～37.0℃；腋窝温度为36.0～36.6℃；直肠温度为36.5～37.5℃。

体温并不是固定不变的，体温可随性别、年龄、昼夜、运动和情绪的变化等各种因素而出现生理性变动，但在这些条件下，体温的改变往往在正常范围内或呈一过性改变，其变动范围应不超过1℃。

（二）异常体温

体温高于或低于正常为异常体温。

1. 发热　在致热原的作用下或体温调节中枢的功能障碍时，使产热增加，而散热不能相应地随之增加或散热减少，体温升高超过正常范围，称为发热。发热是临床常见的症状。临床上发热的原因大致可分为两类：感染性发热和非感染性发热。各种病原体如病毒、细菌、真菌、螺旋体、立克次体、支原体、寄生虫等感染引起的发热属于感染性发热。非感染性发热包括无菌性坏死性物质的吸收引起的吸收热、变态反应性发热、体温调节中枢功能失常引起的中枢性发热。

（1）根据体温升高的程度，可将发热分为低热（口腔温度不超过38℃）、中度热（口腔温度38.0～38.9℃）、高热（口腔温度39～40℃）、过高热（口腔温度40℃以上）。

（2）根据体温发热的过程，一般分为三个阶段。

体温上升期：其特点为产热大于散热。患者主要表现为畏寒、皮肤苍白、无汗，甚至寒战。

高热持续期：其特点为产热和散热在较高水平上趋于平衡，体温维持在较高状态。患者主要表现为颜面潮红、皮肤灼热、口唇干燥、呼吸和脉搏加快。

退热期：其特点为散热增加而产热趋于正常，此时体温恢复正常的调节水平。患者主要表现为大量出汗和皮肤温度降低。

（3）根据体温变动的特点，常见的热型有四种。

1）间歇热：发热期与正常或正常以下体温期交替有规律地进行，如疟疾等。

2）弛张热：体温在39℃以上，波动幅度大，24小时内温差达2℃以上，但在波动中始终未降到正常，常见于败血症。

3）稽留热：体温一直升高，而且波动的幅度很小，多见于急性传染病，如肺炎等。

4）不规则热：是一种常见热型，一日体温变化极不规则，且持续时间不定，常见于流行性感冒，肿瘤患者发热等。

发热时，体温突然退至正常，称为骤退；逐渐恢复至正常，称为渐退；体温降至正常后又有短期发热，称为复发。

2. 体温过低　体温在35℃以下称为体温过低，可见于早产儿及全身衰竭的危重患者。体温过低，开始时可出现寒战，当体温继续下降时，四肢开始麻木，并丧失知觉，血压下降，呼吸减慢，甚至意识丧失，出现昏迷。

五、温量体温的方法

（一）目的

通过观察体温的变化，了解患者的一般情况及疾病的发生、发展规律，协助医生做出正确诊断，为预防、治疗、护理提供依据。

（二）评估

1. 患者的一般情况，如年龄、性别、文化程度、意识、疾病类型、抗生素的使用等，判断适宜采用何种测体温的方法。

2. 30分钟内患者有无进食、活动、坐浴、冷热敷、情绪波动等影响体温的生理因素存在。

（三）计划

目标／评价标准

（1）患者能叙述测量体温的目的。

（2）患者能配合测量体温。

（3）患者能说出体温的正常范围及影响体温的生理因素。

（四）实施

将消毒的体温计用纱布擦干，甩水银柱至35℃以下，置容器内携至病房。对新入院患者应给予解释，根据病情选择测量方法。

1. 腋下测温法　为患者解开胸前衣纽，擦干腋下汗液，将体温计放于腋窝深处，紧贴皮肤，嘱患者屈臂过胸，10分钟后取出，查看度数，记录。

2. 口腔测温法　将口表水银端放于患者舌下，嘱患者闭口，勿用牙咬。3分钟后取出，擦净，查看度数，记录。

3. 直肠测温法　患者取屈膝侧卧位，肛表水银端涂以润滑剂，然后将肛表徐徐插入肛门3～4cm，3分钟后取出擦净，用卫生纸为患者擦净肛门，盖好被，安置患者躺卧舒适，查看度数，记录。

4. 注意事项

（1）测温前后，应检查体温计的数目，检查有无破损，水银柱是否甩至35℃以下，甩表时，切勿触及他物。

（2）测量体温部位周围，注意是否有冷、热源，如冰袋、热水袋等。患者是否吃过生冷、热食物，是否灌肠、坐浴、冷热敷等，如有上述情况须隔半小时后方可再测。

（3）凡精神异常、昏迷、小儿、口鼻手术、呼吸困难等患者不可测口表。测温时应守护在旁。

（4）凡腹泻、直肠或肛门手术等患者不可测肛表，极度消瘦患者不宜测腋表。

（5）体温与病情不符时，须在监护下重测，必要时可同时做肛表和口表对照，予以复查。

（6）测口温时，如体温计水银槽头被咬破水银误服，应立即口服牛奶、蛋清，或在不影响病情的情况下，服大量粗纤维及胶囊内装棉花吞服。

（7）测量完毕，将体温计甩至35℃以下，消毒备用。

5. 体温曲线的绘制

（1）将所测体温绘于体温单上，符号为：口温“●”，腋温“¤”，肛温“◎”。用蓝笔画于体温单相应格内，相邻两次温度用蓝笔相连。

（2）物理降温半小时后所测体温，画在降温前温度的同一纵格内，用红圈表示，以红虚线和降温前的温度相连。

（3）如体温和脉搏在体温单的同一点上，则先画上体温符号，再用红笔在其外划一圆圈。

6. 体温计的消毒与检查方法　体温计须每周消毒1次，遇有污染随时消毒，传染患者设专用体温计，用后单独消毒。

常用消毒溶液有：0.5%～1%过氧乙酸、70%酒精等。

消毒方法：将用过的体温计先浸泡于过氧乙酸液中，5分钟后取出冲净、擦干，再放入另一盛过氧乙酸消毒液的容器中浸泡半小时后取出，用水冲净、擦干、备用。口表、腋表、肛表应分别清洁、消毒。

检查方法：为保证体温计的准确性，应将全部体温计的水银甩至35℃以下，放入40℃以下的温水内，3分钟后取出检视，体温计之间相差0.2℃以上或水银头有裂痕者取出不用。

第二节　脉搏监测

一、脉搏的产生与生理变化

当心脏收缩时，动脉血管内压力增加，管壁扩张；心脏舒张时，血压下降，血管壁回缩。大动脉管壁这种有节律的舒缩，向外周血管传递，就产生了脉搏。因此在正常情况下，脉率和心率是一致的，当脉搏微弱难以测到时，应测心率。

（一）脉搏的速率

正常脉搏的速率与心率一致，在安静状态下每分钟60～100次（呼吸1次脉跳4次），男性60～80次／分钟，女性70～90次／分钟。正常人于饭后、体力劳动及情绪激动时均可使脉搏增快，所以检查时应在安静状态下进行。婴儿的脉率可达130次／分钟，至3岁左右约为100次／分钟。

病理情况下，脉搏可增快或减慢，成人脉搏每分钟超过100次／分钟，称为脉率增快，见于发热（体温每升高1℃，脉搏每分钟约增加10～15次）、甲状腺功能亢进、贫血、疼痛、休克、心脏疾病等。脉搏在60次／分钟以下，称为脉搏徐缓，见于颅内压增高（反射作用）、梗阻性黄疸（胆盐兴奋迷走神经）、完全性房室传导阻滞及迷走神经张力过高等，但脉搏徐缓也可见于久经锻炼的运动员和体力劳动者。

（二）脉搏的节律

脉搏的节律是心室收缩节律的反映，正常人的脉搏规则、强弱一致。健康的青年及儿童可出现呼吸性不整脉（窦性心律不齐），即吸气时脉搏加快，呼气时脉搏减慢。

当心脏的激动起源失常或激动传导失常时，可产生各种心律失常。在脉搏节律上表现为规则（快而规则或慢而规则）和不规则（快而不规则或慢而不规则），后者称为不整脉，见于频发期前收缩、心房颤动、室上性心动过速伴房室传导阻滞等。

（三）脉搏的强弱或大小

脉搏的强弱或大小决定于动脉充盈度和周围血管的阻力，即与心搏量和脉压大小有关。心搏量增加，周围动脉阻力较小时，则脉搏强而大，称为洪脉，见于高热、甲状腺功能亢进、主动脉瓣关闭不全等情况；反之，脉搏弱而小，称为细脉或丝脉，见于心功能不全、主动脉瓣狭窄。

（四）波形

波形是将血流通过动脉时动脉内压力上升和下降的情况用脉波计描记出来的曲线。临床上常见的脉波有：水冲脉，脉搏骤起骤降，急促而有力；交替脉，为一种节律正常而强弱交替出现的脉搏；奇脉，在吸气时脉搏明显减弱甚至消失。

二、异常脉搏的监护

（一）频率异常

1. 速脉（数脉）　成人脉率每分钟在100次以上称为心动过速，临床多见于发热、甲状腺功能亢进等患者。

2. 缓脉（迟脉）　成人脉率每分钟在60次以下称为心动过缓，临床多见于颅内压增高、房室传导阻滞等患者。

（二）节律异常

1. 间歇脉　常由期前收缩所致，在一系列正常均匀的脉搏中，出现一次提前的搏动，其后出现一补偿性间歇，称间歇脉，并可由有规律的间歇，形成二联律和三联律。中医学对数而不规则的间歇脉称促脉，缓而不规则的间歇脉称结脉，有规律的间歇脉称代脉。

2. 脉搏短绌　其特点是心律完全不规则，心率快慢不一，心音强弱不等，脉搏完全不规则，强弱不等，心率快于脉率，故临床上心房纤颤患者，须同时测量心率和脉率。

（三）脉搏强弱的改变

1. 丝状脉（细脉）　脉搏如丝，快而细微，多见于心力衰竭、休克的患者。

2. 洪脉　动脉充盈度和脉压较高，脉搏强大有力，多见于高热、高血压、甲状腺功能亢进等患者。

（四）脉搏紧张度的改变

动脉硬化时管壁变硬、失去弹性而且呈迂曲状，用手触摸有紧张条索感。

（五）异常脉搏的护理

1. 如果诊脉不能准确反映心脏动脉搏动次数时，应同时听诊，如绌脉患者需两人同时分别听心率与数脉率。

2. 如果患者首次出现脉搏异常又无法判明原因时，应行心电图检查，进行分析。

3. 诊脉不满意时，应改变诊脉肢体的姿势，保持放松或局部垫软垫以突出诊脉部位的动脉，可得到满意的诊脉效果。

4. 偏瘫患者患肢的脉搏若较难测得，应改在健侧肢体测量。

5. 脉搏异常的患者常心理负担较重，应针对性地做好解释和心理安慰，使其解除顾虑。

三、脉搏的测量

凡表浅靠近骨骼的大动脉均可以用来测量脉搏。常取的部位有桡动脉，其次为颞动脉、颈动脉、面动脉、肱动脉、股动脉、足背动脉及胫后动脉等。测量时护士应备有秒表和记录单。

（一）目的

通过观察脉搏的变化，可间接了解心脏的情况，观察疾病的发生、发展规律，为诊断、治疗、护理提供依据。

（二）评估

1. 患者的一般情况，如年龄、性别及目前病情和治疗情况。

2. 患者30分钟内有无剧烈活动、情绪波动等影响脉搏的生理因素存在。

3. 患者有无偏瘫、功能障碍。

（三）计划

1. 目标／评价标准

（1）患者能叙述测量脉搏的目的。

（2）患者能配合测量脉搏。

（3）患者能说出脉搏的正常范围及其生理变化。

2. 用物准备　治疗盘内备有秒针的表、笔、记录本、听诊器（必要时）。

（四）实施

1. 诊脉前使病人处于安静状态，手臂放在舒适的位置。

2. 用食指、中指、无名指的指端按桡动脉处，压力大小适中，以清楚触到脉搏为度，计数1分钟脉率。

3. 脉搏异常及心脏病患者复验，以求准确。

4. 注意事项

（1）不可用拇指测量，因拇指小动脉搏动易与患者的脉搏相混淆。

（2）脉搏细弱者，测量困难时，可改测心率代替触脉。若与病情不符应重测。

（3）如患者有脉搏短绌时，应由两人测量，一人数脉搏，一人听心率，同时数1分钟，以分数式记录：心率／脉率／分钟。

（4）7岁以下患者可免数脉搏。

5. 脉搏曲线的绘制　脉率以红点“●”表示，相邻的脉搏用红线相连。心率以红圈“○”表示。用骨棒制成上述符号，用红油印打印在体温单上，相邻的心率也用红线相连。在脉率和心率两曲线之间用红笔画线填满。

第三节　呼吸监测

一、呼吸产生的机制

呼吸是人体内、外环境之间进行气体交换的一种生理功能，主要是吸入氧气，呼出二氧化碳。呼吸运动是由呼吸肌的节律性收缩与舒张形成的。呼吸肌为骨骼肌，无自律性。呼吸的节律性活动受神经系统及化学、物理因素的调节。平静呼吸时，吸气肌、膈肌、肋间外肌收缩，肋骨、胸骨上抬，膈肌下降，胸腔容积变大，肺内压低于大气压，此时气体进入肺内，完成吸气动作；然后吸气肌松弛，胸廓被动回缩，膈肌上升，肺内压高于大气压，肺内气体排出，完成呼气动作。

二、呼吸的生理变化

健康人在平静状态下的呼吸运动具有稳定的节律，这是通过神经中枢及神经反射性调节来实现的。当二氧化碳浓度增高和缺氧时，可通过神经反射或直接作用于呼吸中枢。另外肺牵张反射，也可改变呼吸节律。呼吸运动还受颈动脉体和主动脉化学感受器的呼吸反射影响，当二氧化碳浓度高到一定程度或酸碱度降低时也会发生反应，影响正常的呼吸运动。此外，呼吸运动的节律还可受意识的支配。

正常健康人平静呼吸时，呼吸频率为16～20次／分钟，呼吸率与脉率之比为1∶4，新生儿的呼吸频率约44次／分钟，随着年龄的增长而减少。运动、情绪等因素也可影响呼吸频率。每次平静呼吸的气体交换量（即一次呼吸的气体容积）称为潮气量，正常人约为500mL。

三、异常呼吸的监护

（一）异常呼吸

1. 速率的改变　由于发热、缺氧等原因可使呼吸增至每分钟40次；某些药物中毒、颅内压增高等，可使呼吸减慢至每分钟10次以下。

2. 呼吸困难　由呼吸的速率、深浅度和节律的改变而造成，分为呼气性呼吸困难（见于支气管哮喘、肺气肿等）、吸气性呼吸困难（见于异物、白喉、肿瘤所造成的呼吸道狭窄）、混合性呼吸困难（吸气、呼气均费力，见于肺炎、肺不张、胸膜炎等）。

3. 潮式呼吸　潮式呼吸又称阵–施氏呼吸，是一种周期性呼吸异常，由于高度缺氧、呼吸中枢的兴奋性降低，使呼吸中枢受抑制。呼吸变浅变慢，以至呼吸停止。由于呼吸停止，血液中氧分压进一步下降，二氧化碳分压逐步升高，达到一定程度后，缺氧对颈动脉体与主动脉体的化学感受器刺激作用加强，二氧化碳分压的升高，则刺激延髓的二氧化碳敏感区，两者的共同作用，反射性的刺激呼吸中枢，开始了呼吸，使呼吸加深加快，达到高峰后，由于呼吸的进行血氧分压升高，二氧化碳分压又降低，减少了对呼吸中枢的刺激作用，呼吸又逐渐减弱以至暂停，从而形成了周期性的变化称潮式呼吸。

4. 间断呼吸　又称毕奥氏（Biol）呼吸，表现为呼吸和呼吸暂停现象交替出现。其特点是有规律的呼吸几次后，突然停止呼吸，间断一个短时间后，随即又开始呼吸，如此反复交替。间断呼吸产生的机制同潮式呼吸，为呼吸中枢兴奋性显著降低的表现，但比潮式呼吸更为严重，多在呼吸停止前出现，常见于颅内病变或呼吸中枢衰竭的患者。

5. 深度呼吸　又称库斯莫氏（Kussmaul）呼吸，是一种深而规则的大呼吸，多见于代谢性酸中毒，如糖尿病酮症酸中毒。

6. 浮浅性呼吸　是一种浅表性不规则的呼吸，有时呈叹息样，见于濒死的患者。

7. 蝉鸣样呼吸　即吸气时有一种高音调的音响，多由于声带附近阻塞，使空气进入发生困难所致，多见于喉头水肿痉挛、喉头异物时。

8. 鼾声呼吸　由于气管或大气管内有较多的分泌物潴积，使呼气时发出粗糙的鼾声，多见于深昏迷者。

（二）异常呼吸的护理

1. 评估患者目前的健康状况　如有无咳嗽、咳痰、咯血、发绀、呼吸困难及胸痛等主要症状。

2. 适当的休息与活动 如果病情需要卧床休息，护士应向患者解释其重要性，同时要创造一个良好的休息环境；如病情好转，允许增加活动量，要注意患者对增加的活动量的耐受程度，以能耐受不疲劳为度。

3. 保持一定的营养与水分 选择易于咀嚼和吞咽的食物，注意患者对水分的需要，记录24小时出入量。指导患者进餐不宜过饱，避免产气食物，以免膈肌上抬，影响呼吸。

4. 吸氧 保持呼吸道通畅。

5. 心理、社会支持 护士应发展和保持与患者之间的治疗性联系，多与患者沟通交流，同时重视患者对群体关系的需求。

6. 健康教育 戒烟限酒，养成规律的生活习惯；教会患者噘嘴呼吸、腹式呼吸等呼吸训练的方法。

四、呼吸的测量

（一）目的

测量患者每分钟的呼吸次数，观察、评估患者的呼吸状况。

（二）评估

1. 患者的一般情况，如年龄、性别、意识、目前病情和治疗情况。

2. 患者30分钟内有无剧烈活动、情绪波动。

（三）计划

1. 目标/评价标准

（1）患者能说出测呼吸的目的。

（2）患者能配合测量呼吸。

2. 用物准备 治疗盘内备秒表、笔、记录本、棉签（必要时）。

（四）实施

1. 在患者安静情况下测量，将手放在患者桡动脉处，似数脉搏状。但注意观察患者胸部和腹部的起伏，一呼一吸为1次。

2. 成人和7岁以上儿童数30秒后乘2，如呼吸不规则数1分钟。

3. 注意事项 观察患者呼吸的节律、频率及深浅度，危重患者呼吸微弱不易观察时，可用少许棉花置于患者鼻孔前，观察棉花吹动情况，记录1分钟呼吸次数。

4. 呼吸曲线的绘制 用蓝“O”表示，相邻的呼吸用蓝线相连。

第四节　血压监测

一、血压形成的原理及影响因素

（一）血压形成的原理

血压（Blood Pressure，BP）是指血管内血液流动时对血管壁所施的侧压力。压力来源于左心室收缩产生的推动力和血管对血流的阻力。当心脏收缩时，动脉血压达到最高值，称为收缩压（systolic pressure）；心脏舒张时，血压降低，在舒张末期血压降至最低值，称为舒张压（diastolic pressure），两者之差为脉压（pulse pressure）。测量的血压是判断心功能与外周血管阻力的最好方法。

（二）影响血压的因素

1. 心排血量　在安静状态下，心脏每分钟排血量约4L血液，当参加大运动量活动时，每分钟输出量可达30～40L。而当心排血量减少时，血压即下降。

2. 循环血量　如大出血致循环血量减少时，对动脉的压力亦相应减少，而使血压降低；增加循环血量时，如输血，可加大对动脉的压力，而致血压升高。

3. 心率　心率增快在一定限度内是一种加大排血量的因素，所以它与动脉血压成正比。在搏出量和外周阻力不变的条件下，心率越快，动脉血压也越高，不过此刻舒张压升高更明显。这是因为心室每收缩1次射入大动脉的血液有2／3左右是在心舒期流至外周。当心率增快时，心舒期缩短，致使大动脉中所增加的血液来不及全部流出，导致舒张期末大动脉血液容积与血管容积比值较之前增大。所以每当心率增快时，动脉血压的升高主要表现为舒张压升高，故脉压减小；反之亦然。

4. 外周阻力　是构成血流阻力的各种因素的总称，有妨碍血液从大动脉向外周血管流动的作用；相对而言，也可以将其认为是一种“增加”大动脉血液容积的因素，所以它也与动脉血压成正比。在排血量不变的条件下，外周阻力越大，动脉血压就越高，不过此刻舒张压升高比较明显。这是因为在这种情况下，大动脉血液流出困难，导致舒张末期大动脉血液容积与血管容积比值较前增大。所以每当外周阻力增加时，动脉血压的增高主要表现为舒张压升高，故脉压减小；反之亦然。

5. 大动脉管壁弹性　大动脉靠其弹性而具备被动扩张和弹性回缩的能力。射血期内大动脉扩张，血管容积扩大，血液对其管壁的侧压力降低，使收缩压不致过高；心舒期大动脉的弹性回缩，血管容积减小，推动血液向外周流出，防止了血液对其管壁的侧压力急剧下降，使舒张压不致过低。这是大动脉管壁弹性对动脉血压显示的缓冲作用的两个方面的表现。此外，大动脉管壁弹性在显示其缓冲作用的同时，大大降低了动脉血压的波动幅度（脉压），起到滤波作用，以保证输给组织的血流尽可能地平稳。

二、异常血压的监护

（一）异常血压

1. 高血压（hypertension） 未服抗高血压药情况下，成人收缩压≥140mmHg和（或）舒张压≥90mmHg。95%的患者为病因不明的原发性高血压，多见于动脉硬化、肾炎、颅内压增高等，最易受损的部位是心、脑、肾、视网膜。

2. 临界高血压 成人血压值在正常和高血压之间，如收缩压高于18.6kPa（140mmHg）而低于21.3kPa（160mmHg），或舒张压高于12kPa（90mmHg）而低于21.7kPa（95mmHg），称为临界高血压。

3. 低血压 成人收缩压低于12kPa（90mmHg），舒张压低于6.6kPa（60mmHg），称为低血压。

4. 脉压的变化 脉压增大，常见于主动脉瓣关闭不全、主动脉硬化等；脉压减小，可见于心包积液、缩窄性心包炎等。

（二）异常血压的护理

1. 密切监测血压 定时间、定部位、定体位、定血压计。

2. 观察病情 指导患者按时服药，观察药物的不良反应；注意有无潜在的并发症发生。

3. 休息与活动 注意休息，减少活动，保证充足的睡眠时间。

4. 环境 安静、舒适，温湿度适宜。

5. 情绪 保持稳定，减少导致患者情绪激动的因素。

6. 饮食 易消化、低脂、低胆固醇、高维生素，富含纤维素；根据血压的高低限制盐的摄入；避免刺激辛辣食物。

7. 健康教育 戒烟限酒；保持大便通畅，必要时给予通便剂；养成规律的生活习惯；学会观察有无高血压并发症的先兆。

三、测血压的方法（以测肱动脉血压为例）

（一）目的

通过观察血压的变化，可以了解循环系统的功能状况，为诊断、治疗、护理提供依据。

（二）评估

1. 患者的一般情况 如年龄、性别、意识以及目前的病情、治疗情况、合作程度。

2. 30分钟内患者有无吸烟、活动、情绪波动。

3. 患者有无偏瘫、功能障碍。

（三）计划

1. 目标／评价标准

（1）患者能叙述测量血压的目的。

（2）患者能配合测量血压。

（3）患者能说出血压的正常范围，并判断何为高血压、何为低血压。

2. 用物准备　治疗盘内备血压计、听诊器、笔、记录纸。

（四）实施

1. 测量前患者须休息片刻，取坐位或卧位。

2. 露出上臂伸直（袖口不宜过紧），掌心向上，使患者心脏、肱动脉与血压计零点处于同一水平。

3. 放平血压计，驱尽袖带内空气，将袖带平整地缠于上臂，使其下缘距肘窝2～3cm，松紧适宜。

4. 戴好听诊器，将其放在肘窝内侧，摸到肱动脉搏动处，用手固定。

5. 打开水银槽开关，关紧橡皮球气门，握住输气球向袖带内打气至肱动脉搏动消失。注意打气不可过猛、过高。

6. 微开气门，使水银柱缓慢下降，听到第一声搏动即为收缩压，以后搏动渐渐增大，至搏动声突然变弱或消失，即为舒张压。

7. 测毕，解去袖带并排尽空气，拧紧气门，关上开关，按要求将血压计放好。

8. 协助患者穿好衣袖，安置舒适的位置休息。

9. 记录结果，采取分数式，即收缩压／舒张压（kPa）。

10. 注意事项

（1）测量血压前，询问患者有无高血压病史。

（2）检查血压计水银有无破损，是否保持在“0”处，橡胶管及气球有无漏气。

（3）袖带不宜过宽或过窄，成人一般10～12cm，小儿袖带宽度为上臂的1／3～1／2。过宽测得血压偏低，反之偏高。松紧度适宜，过紧测得血压偏低，反之偏高。

（4）测量血压时，血压计“0”位与肱动脉、心脏在同一水平，以防肢体过高，测得血压偏低。肢体过低，则测得血压偏高。

（5）发现血压听不清或异常时，应重测，应使水银柱降至“0”度再测。

（6）对偏瘫的患者，应在健侧肢体测量；对上肢有大面积烧伤、脉管炎、血管畸形等病变时，可测量下肢腘窝动脉处。

（7）测量血压时，应将血压计放平，充气不宜过猛，勿使汞柱超过玻璃管最高刻度。

（8）测量完毕，必须将袖带内气体排尽，将血压计向水银槽方向倾斜45°，使水银全部进入水银槽内，关闭水银槽开关。携带时应保持水平位置，勿震动，应定期检测。

11. 电子血压计的使用方法　应用电子血压计测量血压时，将袖带平整无折地缠于上臂中部，使传感器位于脉搏明显处，开启电源开关，指示灯亮，按下打气电钮，袖带内即自动充气，这时电表指针移动，待稳定时，二指针所指读数分别为收缩压和舒张压，然后记录；如患者须定时测量血压，则按下计时电钮（如每5分钟、15分钟、30分钟……测1次），到时血压计能自动显示出读数。

第八章 休克

第一节 总论

休克（Shock）是机体有效循环血容量减少、组织灌注不足、细胞代谢紊乱和功能受损的病理过程，它是一个由多种病因引起的综合征。氧供给不足和需求增加是休克的本质，产生炎症介质是休克的特征，因此，恢复对组织细胞的供氧，促进其有效利用，重新建立氧的供需平衡和保持正常的细胞功能是治疗休克的关键环节。现代的观点将休克视为一个序贯性事件，是一个从亚临床阶段的组织灌注不足向多器官功能障碍综合征（multiple organ dysfunction syndrome，MODS）或多器官功能衰竭（multiple organ failure，MOF）发展的连续过程。因此，应根据休克不同阶段的病理生理特点采取相应的防治措施。

一、病因、分类和发病机制

（一）病因和分类

休克的种类很多，分类也不统一，最常用的分类方法是按病因分类。按病因，休克可分为失血性、烧伤性、创伤性、感染性、过敏性、心源性、神经源性和内分泌性休克，前3种休克均伴有血容量降低，可统称为低血容量性休克。而按血流动力学变化分类，又可分为以下四类。

1. 低血容量性休克　包括失血、失液、烧伤、毒素、炎性渗出等。

2. 心源性休克　包括急性心肌梗死、心力衰竭、严重心律失常、室间膈破裂等，即所谓心脏泵衰竭。

3. 血流分布性休克　包括感染性、神经源性、过敏性、内分泌性等。临床上可见高排低阻、低排高阻、低排低阻等类型。

4. 阻塞性休克　包括腔静脉压迫、心包压塞、心房黏液瘤、大块肺栓塞、张力性气胸、动脉瘤分离等。

上述分类较为简明，但由于休克病因不同，可同时具有两种以上血流动力学变化，如严重创伤的失血和剧烈疼痛引起的休克，可同时具有血流分布异常及低血容量，并随病情发展而发生变化，故休克的分型只是相对的，是可变的。

尽管发生休克的病因各不相同，但组织有效灌流量减少是不同类型休克的共同特点。保证组织有效灌流的条件是：①正常的心泵功能；②足够数量及质量的体液容量；③正常的血管舒缩功能；④血液流变状态正常；⑤微血管状态正常。

（二）发病机制与病理生理改变

1. 发病机制　根据血流动力学和微循环变化的规律，休克的过程分为三期。

（1）微循环缺血期机制：

1）在低血容量、内毒素、疼痛、血压下降等因素作用下，通过不同途径导致交感–肾上腺髓质系统兴奋，使儿茶酚胺大量释放。

2）交感神经兴奋、儿茶酚胺增多及血容量减少均可引起肾缺血，使肾素–血管紧张素–醛固酮系统活性增高，产生大量的血管紧张素Ⅲ，使血管强烈收缩。

3）血容量减少，可反射性地使下丘脑分泌抗利尿素，引起内脏小血管收缩。

4）增多的儿茶酚胺可刺激血小板，立即产生更多的缩血管物质血栓A_2，引起小血管发生收缩。

5）胰腺在缺血、缺氧时，其外泌腺细胞内的溶酶体破裂，释放出蛋白水解酶。毛细血管内静水压下降、组织间液回吸收增加，有助于恢复有效循环，并优先保证了心、脑等器官代谢和功能活动。

（2）微循环瘀血期机制：

1）微循环持续性缺血使组织缺氧而发生乳酸中毒。

2）组织缺氧、内毒素可激活凝血因子Ⅻ、$Ⅻ_a$促进凝血，同时可激活补体系统形成C_{3b}，形成大量的激肽。激肽物质具有较强的扩张小血管和使毛细血管增高的作用。

3）休克时，内啡肽在脑和血液中增多，对心血管系统有抑制作用。

4）由于缺氧、组织内某些代谢产物增多对微血管有扩张作用，使多数或全部毛细血管同时开放，扩大了血管床的总容积，导致回心血量、心排出量和血压进一步下降。

（3）微循环衰竭期：若病情继续发展，便进入不可逆性休克。瘀滞在微循环内的黏稠血液在酸性环境中处于高凝状态，红细胞和血小板容易发生聚集并在血管内形成微血栓，甚至引起弥散性血管内凝血。此时，由于组织缺少血液灌注，细胞处于严重缺氧和缺乏能量的状况，细胞内的溶酶体膜破裂，溶酶体内多种酸性水解酶溢出，引起细胞自溶并损害周围其他的细胞。最终引起大片组织，整个器官乃至多个器官功能受损。

2. 病理生理的改变

（1）微循环的改变：当循环血量锐减时，血管内压力发生变化，主动脉弓和颈动脉窦压力感受器所感知，通过反射延髓心跳中枢、血管舒缩中枢和交感神经兴奋，作用于心脏、小血管、肾上腺，使心跳加快，提高心排出量。肾上腺髓质和交感神经节纤维释放大量儿茶酚胺，毛细血管的血流减少，使管内压力降低，血管外液体进入管内，血量得到部分补偿，当循环血量继续减少时，长时间的、广泛的微动脉收缩和动静脉短路及直接通道开放，使进入毛细血管的血量继续减少，缺氧代谢产生的乳酸、丙酮酸增多，直接损害调节血液通过毛细血管的前括约肌。微动脉及毛细血管前括约肌舒张，引起大量血液滞留在毛细血管网内，同时组织缺氧后，全部毛细血管同时开放，毛细血管容积大增，血液停滞在内，使回心血量大减，心排出量降低，血压下降，在毛细血管内形成微细血栓，出现弥散性血管内凝血，消耗了各种凝血因子，且激活了纤维蛋白溶解系统，结果出现严重的出血倾向。

（2）体液代谢改变：儿茶酚胺能促进胰高糖素的生成，抑制胰岛素的产生和其外周作用，加速肌肉和肝内糖原分解，以及刺激垂体分泌促肾上腺皮质激素，故休克时血糖升高。丙酮酸和乳酸增多，引起酸中毒，蛋白质分解代谢增加，以致尿素氮、肌酐和尿酸增加，肾上腺分泌醛固酮增加，可使脑垂体后叶增加抗利尿激素的分泌，使血浆量增加，由于细胞缺氧，三磷酸腺苷减少，细胞被消化，产生自溶现象，造成组织坏死。特殊的代谢产物，如组织胺、5-羟色胺、肾素-血管紧张素、醛固酮、缓激肽、前列腺素、溶酶体酶产生增加。

（3）内脏器官的继发性损害：在严重休克时，可出现多种器官损害，心、肺、肾的衰竭是造成休克死亡的三大原因。

1）肺：休克时缺氧可使肺毛细血管内皮细胞和肺泡上皮受损，表面活性物质减少，复苏过程中，如大量使用库存血，则所含较多的微聚物可造成肺微循环栓塞，使部分肺泡萎陷和不张、水肿，部分肺血管嵌闭或灌注不足，引起肺分流和无效腔通气增加，严重时导致急性呼吸窘迫综合征（acute respiratory distress syndrome，ARDS）。高龄患者发生ARDS的危险性更大，超过65岁的老年患者死亡率相应增加。具有全身性感染的ARDS患者死亡率也明显增加。ARDS常发生于休克期内或稳定后48～72小时内。

2）肾：因血压下降、儿茶酚胺分泌增加使肾的入球血管痉挛和有效循环容量减少，肾滤过率降低，尿量减少，肾皮质内肾小管上皮变性坏死，引起急性肾衰竭。

3）心：当心排出量和主动脉压降低，舒张期血压也下降，可使冠状动脉灌流量减少，心肌缺氧受损。低氧血症、代谢性酸中毒及高钾血症也可损害心肌，引起心肌坏死。

4）肝脏及胃肠：内脏血管发生痉挛，肝脏血流减少，引起肝脏缺血、缺氧、血液瘀滞，肝血管窦和中央静脉内微血栓形成，引起肝小叶中心坏死，导致肝衰竭。

5）脑：持续性低血压引起脑的血液灌流不足，使毛细血管周围的胶质细胞肿胀，毛细血管的通透性升高，血浆外渗至脑细胞间隙，引起脑组织和颅内压增高。

（4）对内分泌的影响：休克早期促肾上腺皮质激素（adrenocorticotropic hormone，ACTH）、促甲状腺素、升压素分泌增加，晚期可发生肾上腺皮质功能不全。

（5）对血液系统的影响：休克后期，微循环的功能障碍加重，同时可释放白三烯、蛋白溶酶、血小板激活因子等，使弥散性血管内凝血（disseminated intravascular coagulation，DIC）形成。

二、病情评估

（一）病史

注意病史的收集，如有喉头水肿、哮鸣音以及用药或虫咬史，则应高度怀疑过敏性休克；有晕厥史且血红蛋白进行性下降应考虑失血性休克；有明确呕吐，腹泻史，失液量大或有急腹症合并休克者应考虑低血容量性休克；有颈静脉怒张、心音低、肝大者应考虑心源性休克；有颈椎损伤、四肢瘫痪，应考虑神经源性休克。

注意询问休克症状的发生时间、程度及经过，是否进行抗休克治疗，如静脉输液，液体成分是什么？是否应用升压药物，药物名称、剂量、治疗后反应等。注意询问伴随症状、出现时间及程度等。

（二）临床表现

根据休克的发病过程，将休克分为代偿期和抑制期，各期表现特点不同（详见表8－1）。

表8–1 休克的临床表现

分期	程度	神志	口渴	皮肤黏膜		脉搏	血压	体表血管	尿量	估计失血量
				色泽	温度					
休克代偿期	轻度	清楚，伴痛苦表情，精神紧张	明显	开始苍白	正常，发凉	100次/min以下，尚有力	收缩压正常或稍升高，舒张压增高，脉压缩小	正常	正常	<20%（<800mL）
休克抑制期	中度	尚清楚，表情淡漠	很明显	苍白	发冷	100～120次/min	收缩压为90～70mmHg，脉压小	表浅静脉塌陷，毛细血管充盈迟缓	尿少	20%～40%（800～1600mL）
	重度	意识模糊，昏迷	非常明显，可能无主诉	显著苍白，肢端青紫	厥冷（肢端更明显）	速而细弱，或模糊不清	收缩压<70mmHg或测不到	毛细血管充盈更迟缓，表浅静脉塌陷	少或无尿	>40%（>1600mL）

1. 休克代偿期　交感–肾上腺髓质系统兴奋可引起心率加快，心肌收缩力增强，心脑血流可不减少，但此期由于内脏血管收缩，血流减少，毛细血管前括约肌收缩，微循环灌流不足，所以组织缺氧已经存在。临床可表现为：精神兴奋，心率快，脉搏细弱，血压正常或稍低或略升，脉压降低，尿量减少，体温降低，面色苍白，皮肤湿冷等症状。在此期如能及时消除休克病因，并采取措施以补充有效循环血量，使交感. 肾上腺髓质系统兴奋状态逐渐缓解，从而机体血管调节和内环境的自稳定状态逐渐恢复，休克过程可停止发展，否则，将继续发展而进入休克进展期。

2. 休克抑制期　患者表现为神情淡漠，反应迟钝，甚至出现意识模糊或昏迷，皮肤和黏膜发绀，四肢厥冷，脉搏细数或模糊不清，血压下降，脉差缩小，尿量减少甚至无尿。若皮肤黏膜出现紫斑或消化道出血，则表示病情发展至DIC阶段。若出现进行性呼吸困难、烦躁、发绀，虽给予吸氧仍不能改善者，当警惕并发呼吸窘迫综合征。此期患者常继发多器官衰竭而死亡。

（三）实验室及其他检查

1. 血象　大量出血后数小时，红细胞、血红蛋白和血细胞比容即有明显下降。由于失水引起的休克则相反。白细胞总数和原虫、螺旋体等，可对病因提供线索。有出血倾向和DIC者，血小板计数可减少。

2. 尿常规　有酸中毒时尿呈酸性。比重高为失水，比重低而固定多为肾衰竭等。

3. 血液生化　血气分析可有低氧血症及酸中毒表现；肾功能减退时有尿素氮、肌酐升高；DIC时凝血酶原时间延长，纤维蛋白原定量减少，以及纤维蛋白原降解产物升高等。

4. 微生物学检查　疑有细菌感染时，应在使用抗生素前行血培养、痰培养等，并做药敏试验。

5. 心电图检查　对各种心脏、心包疾病及电解质紊乱和心律失常的诊断，皆有价值。

6. 放射线检查　对诊断心、肺、胸腔、心包、纵隔、急腹症等疾病有帮助。

7. 其他检查　如血流动力学、动脉压、中心静脉压、肺毛细血管嵌楔压、心排血量、心脏指数、外周血管阻力测定等。

（四）诊断

休克是由一组临床症状组成的综合征。各型休克既有其特殊临床表现，也有共同的临床表现。当患者在严重创（烧）伤、感染、过敏、急性心力衰竭或神经（精神）等因素作用下，有效循环血量不足，导致组织灌流及回心血量减少而出现面色苍白、大汗淋漓、四肢厥冷、脉搏细速、血压下降、尿量减少、神志淡漠等症状时，即可诊断为休克，此时须分析引起休克的病因，并将其分类后再进行治疗。

三、处理

（一）休克的监测

1. 一般监测

（1）精神状态：精神状态的变化能反映脑组织血液灌流情况和缺氧程度。休克早期，脑细胞轻度缺氧，患者烦躁不安；当缺氧加深时，即转为抑制，患者表情淡漠，反应迟钝，或意识模糊，甚至昏迷。

（2）皮肤色泽和温度：可反映出体表灌流的情况。休克时，四肢皮肤常苍白、湿冷，轻压指甲或口唇时颜色变苍白，松压后恢复红润缓慢或呈发绀。若皮肤由苍白、发绀转为红润，肢端由厥冷转为温暖，说明微循环好转。

（3）脉搏和血压：休克早期即有脉搏细速，收缩压降至10.64kPa（80mmHg）以下，脉压低于3.99kPa（30mmHg），即可诊断为休克；在休克代偿期，血压可略高于正常或接近正常。血压在下降过程中常出现波动，须反复测量。血压回升，脉压增大，表明休克有好转。

（4）尿量变化：尿量可反映出肾的灌流情况，是诊断休克不可缺少的一项指标。正常成人尿量每小时多于30mL；小儿每小时多于20mL。如果少于上述情况，即提示有休克可能。

（5）呼吸变化：注意呼吸频率及强度。代谢性酸中毒时呼吸深而快；发生休克或心力衰竭时，呼吸更加困难。

2. 特殊监测

（1）中心静脉压（central venous pressure，CVP）：系指近右心房的上、下腔静脉压力［正常值为0.59～1.18kPa（6～12cmH_2O）］。如和血压结合观察，则能反映出患者的血容量、心功能和血管张力的综合状况。中心静脉压低于0.49kPa（5cmH_2O），表示血容量不足，需要加速输血或输液；如高于1.47kPa（15cmH_2O）而血压低者，则提示心功能不全，静脉血管床过度收缩或肺循环阻力增加达1.96kPa（20cmH_2O）以上时，则有心力衰竭，应控制输液量。

（2）肺毛细血管楔压（pulmonary capillary wedge pressure，PCWP）：应用Swan-Ganz飘浮导管可测得肺动脉压（pulmonary artery pressure，PAP）和PCWP，可反映肺静脉、左心房和左心室压。PAP的正常值为1.3～2.9kPa（10～22mmHg）；PCWP的正常值为0.8～2kPa（6～15mmHg），与左心房内压接近。PCWP低于正常值反映血容量不足（较CVP敏感）；PCWP增高常见于肺循环阻力增高，例如肺水肿时。因此，临床上当发现PCWP增高时，即使CVP尚属正常，也应限制输液量以免发生或加重肺水肿。此外，还可在作PCWP时获得血标本进行混合静脉血气分析，了解肺内动脉分流或肺内通气/灌流比的变化情况。但必须指出，肺动脉导管技术是一项有创性检查，有发生严重并发症的可能（发生率3%～5%），故应当严格掌握适应证。

（3）其他指标：休克时通过Swan-Ganz导管和相应的计算公式，还能测得多个血流动力学参数。在休克的诊治中，特别是严重的休克患者，具有重要的参考价值。如心排出量（cardiac output，CO）、心排指数（cardiac index，CI）、体循环（周围循环）阻力（systemic vascular resistance，SVR）和体循环（周围循环）指数（systemic vascular resistance index，SVRI）等。

（二）急救

1. 一般紧急措施　取平卧位，不用枕头，腿部提高30°；心力衰竭患者可采用半卧位；注意保暖和安静。建立静脉通道，周围静脉萎陷而穿刺有困难时，可考虑做周围大静脉穿刺插管。有条件者，尽快行血流动力学监测指导治疗。

2. 供氧　大多数休克患者一开始即应给氧，但必须采用高流量法给氧，临床有效的高流量法包括未插管患者的Venturi面罩与插管患者的呼吸器。随休克的进展，患者常需机械通气支持增加氧供。休克患者处理中机械通气的适应证如下。

（1）无呼吸或通气衰竭（急性呼吸性酸中毒）；

（2）用高流量法不能充分氧合；

（3）装有机械夹板的连枷性胸壁；

（4）作为其他干预的辅助治疗。

精神状态的改变也是气管插管的指征，重要的晚期体征，如发绀、严重呼吸急促／过缓、呼吸时需要辅助呼吸、精神反应迟钝等，常表明此时需要通气支持治疗。

3. 疼痛控制　休克患者常有疼痛，因而可能惊恐或不安，通常，审慎地给予可逆性麻醉剂，如吗啡（2～4mg静脉注射）极易控制严重的疼痛。但要注意由此所带来的血流动力学影响。

4. 病因治疗　消除引起休克的原因，是治疗休克的关键。首先找出发生休克的原因，予以积极的处理，才能使休克向好的方向转化。

（1）出血性休克：外出血应即进行创口止血。内出血一经确诊，一面进行输血补液以补充失血量，增加血容量，同时选择有利时机进行手术。不同的患者具体对待，如内出血速度慢，原则上应在血容量基本补足、患者休克初步纠正之后进行手术；但如内出血速度快，不除去原发病因，无法纠正休克时，应在积极补充血容量的同时，果断地进行手术，以免失去抢救时机。

（2）感染性休克：必须积极处理感染病灶，脓胸、腹膜炎、化脓性胆管炎、肠扭转坏死和软组织严重感染，应明确感染部位后，尽早给予手术及应用细菌培养敏感的、针对性强的抗生素，否则不能根本性抗休克。

（3）心源性休克：是泵衰竭或者心功能不全，心肌梗死是主要的病因。急性心肌梗死时的剧痛对休克不利，剧痛本身即可导致休克，宜用吗啡、哌替啶等止痛，同时用镇静剂以减轻患者紧张和心脏负担，其次是适当地保持冠状动脉血流量和氧的供应。必要时可采用高压氧治疗。也可使用机械循环辅助，如主动脉内气囊反搏术及体外反搏术，也可使用抗休克裤。对急性心包填塞，可做心包穿刺和手术等。

（4）过敏性休克：应立即皮下注射0.1%肾上腺素0.3～0.5mL，肾上腺素对抗部分Ⅰ型速发反应的介质释放，有快速舒张气管痉挛的作用。及早静脉注射琥珀氢化可的松200～400mg，或甲泼尼龙100mg，或地塞米松10～30mg。肌内注射抗组织胺药，如氯苯那敏10mg或异丙嗪25～50mg。

（5）其他：对呼吸道梗阻、呼吸障碍昏迷的患者，应吸出呼吸道分泌物，疏通气管，做气管插管或气管切开术。对胸壁严重伤有多根多处骨折，肋骨胸壁浮动者，必须纠正反常呼吸，可做肋骨牵引。对大量血胸、血气胸、张力性气胸者，应尽快作胸腔穿刺排气或闭式引流。

5. 补充血容量　任何原因引起的休克，血容量总是相对不足，要尽快恢复循环血量。发生休克时间不长，特别是低血容量性休克，通过及时补充血容量，可较快得到纠正，不需再用其他药物。不仅要补充已丧失的血容量（全血、血浆和水电解质丧失量），还要补充扩大的毛细血管床所需的液体，故补充的血液和液体量有时很大。休克时间愈长，症状愈严重，需要补充血容量的液体也愈多。确定补液量、速度和液体的成分必须根据临床表现、中心静脉压和实验室有关检查结果，补液不足不能纠正休克，补液过多、过快可引起心力衰竭和肺水肿。

6. 血管活性药物的应用　血管活性药物是指血管扩张剂和收缩剂两类。如何选择应用，一般根据休克类型及微循环情况而定。对温暖型休克或表现为外周血管扩张为主者，以及部分早期休克，选用血管收缩剂，反之选用血管扩张剂。对于暂时难以弄清楚休克类型和微循环情况者，可采用血管扩张剂与收缩剂联用。

（1）血管收缩药：能迅速增加周围血管阻力和心肌收缩，借以提高血压，然而又可使心肌耗氧增加，甚至心搏出量减少。各种器官的血管对这些药物效应不一，血液分布发生变化，心、脑等的灌流可保持，而肾、肠、胃等的灌流常降低。缩血管药物的选择如下。

1）阿拉明（间羟胺）：为首选药物，每次10～20mg，肌内注射；必要时30分钟后重复一次肌内注射。继之给予10%葡萄糖液500mL加阿拉明50～100mg静脉点滴，每分钟30滴（极量每次100mg）。

2）多巴胺：大剂量兴奋β受体，使血管收缩及血压回升。一般剂量兴奋β受体使心肌收缩力增强，心排血量增加，肾血管扩张，肾血流量增加，即使心、肾功能改善，又可回升血压。10%葡萄糖液500mL加多巴胺20～40mg静脉点滴，每分钟20滴，极量每分钟0.5mg。

3）去甲肾上腺素：2～16mg加10%葡萄糖液250～500mL静脉点滴。

4）新福林（去氧肾上腺素）：每次2～10mg，肌内注射，必要时30分钟重复1次，继之10%葡萄糖液500mL加新福林10～50mg静脉点滴。

5）恢压敏（甲基丁胺）：每次15～20mg，肌内注射，必要时30分钟重复1次，继之10%葡萄糖液500mL加恢压敏50～150mg静脉点滴。

6）升压素（血管紧张素Ⅱ）：1～2.5mg加10%葡萄糖液500mL静脉点滴。

（2）血管扩张药：

1）多巴胺：不但有血管收缩作用，也有扩血管作用，主要与剂量有关。小剂量时每分钟2～5μg/kg（40mg加入500mL液体中，每分钟20～50滴），主要表现为扩张内脏血管，同时兴奋$β_1$受体，有强心作用，特别适于心功能不全和少尿的患者；中等剂量每分钟5～10μg/kg，有兴奋α受体和β受体作用，适用于休克伴有心力衰竭者。

2）多巴酚丁胺：是多巴胺类药，特别适用于心源性休克。

用量：每分钟5～20μg／kg，最大量每分钟40μg／kg（250mg加入5%葡萄糖液250～500mL，每分钟25～50滴）。

3）抗胆碱受体药：可改善微循环，主要用于感染性休克。654-2：成人每次10～20mg，肌内注射，必要时15～30分钟重复一次，至血压回升稳定后为止。对654-2中毒者（高热、皮肤潮红、心率快、抽搐）给予毛果芸香碱每次0.5～1mg肌内注射，必要时10～20分钟重复一次，1～2小时后可以缓解。东莨菪碱：对呼吸中枢有兴奋作用，更适合有中枢性呼吸衰竭患者。每次0.6～1.2mg，静脉注射，每5～15分钟1次。心率每分钟高于100次、体温超过40℃、青光眼、前列腺肥大者，禁用抗胆碱受体类药物。

4）异丙基肾上腺素：1～2mg加入10%葡萄糖液500mL静脉点滴，原则上慎用或不用，因易诱发心动过速及严重的心律失常，故当心率＞120次／分钟时禁用。

5）α受体阻滞剂：酚妥拉明每分钟0.3mg静脉滴注，用药后立即起效，但持续时间短（30分钟）。苯苄胺比酚妥拉明起效慢，但作用时间长，按0.5～1mg／kg的剂量加入5%～10%葡萄糖液250～500mL中1小时滴完。本类药物有扩血容改善微循环作用，在补足血容量基础上，可增加心排血量，并有间接拟交感作用。但本类药物有明显而迅速的降压作用，故临床用于治疗休克应谨慎。

6）吡布特罗：是一种相对选择的β_2受体兴奋剂。因为对心脏有正性肌力作用，使心排血量增加，降低心室充盈压，所以特别适用于心源性休克患者。用法：20mg口服，每日3次。

（3）两种血管活性药物的联合应用：临床可以酌情应用两种血管活性药的联合，取长补短。例如：先用中等剂量的多巴胺，以增加心搏出量和组织灌流，如血压仍较低，则可加用间羟胺，如收缩压上升达12.0kPa以上，但肢端循环不良，尿量很少，则可加用硝普钠，维持血压低于原有水平0.6～1.3kPa，仍能改善组织灌流。也可用酚妥拉明10mg、间羟胺20mg、多巴胺40mg加入100mL液体中静脉滴注，每分钟15～30滴；或酚妥拉明10mg、去甲肾上腺素3mg合用。其优点是阻断α受体兴奋，保留β受体兴奋，既改善微循环，又有强心作用，对严重低血压、少尿患者尤为适宜，常取得满意的疗效。应用血管活性药物应注意如下问题。

1）除非患者血压极低，一时难以迅速补充血容量，可先使用血管收缩剂暂时提高血压以保证重要脏器供血外，无论何种类型休克首先必须补充血容量，在此前提下才酌情使用血管活性药物，特别是应用血管扩张剂更应如此，否则会加剧血压下降，甚至加重休克。

2）必须在使用血管活性药物同时，进行病因治疗及其他治疗措施。

3）必须及时纠正酸中毒，因为血管活性药物在酸性环境下，不能发挥作用。

4）使用血管收缩剂量用量不宜过大。

5）原无高血压者，维持收缩压在12.0～13.3kPa（90～100mmHg），高血压病史者，收缩压维持在13.3～16.0kPa（100～120mmHg），脉压维持在2.67～4.0kPa

（20 ~ 30mmHg）为宜，切忌盲目加大剂量，导致血压过度升高。

6）在应用血管扩张剂的初期可能有血压下降，常降低1.33 ~ 2.67kPa（10 ~ 20mmHg），若休克症状并无加重，可稍待观察，待微循环改善后血压多能逐渐回升，如观察0.5 ~ 1小时，血压仍偏低，患者烦躁不安，应适当加用血管收缩剂。

7. 纠正酸碱平衡紊乱　根本措施是恢复有效循环血量。常用药物为5%碳酸氢钠，可直接提供碳酸氢根，作用迅速确切。首次可于半小时至1小时内静脉滴入100 ~ 200mL，以后再酌情决定是否继续应用。输碱性药物过多、过快时，可使血钙降低，发生手足搐搦，可补以10%葡萄糖酸钙。

8. 肾上腺皮质激素　尤其对过敏性休克，用激素可改善机体反应能力，提高升压疗效，改善血管通透性，解除血管痉挛及抗过敏作用。方法：氢化可的松200 ~ 600mg或地塞米松20 ~ 40mg加10%葡萄糖液500mL静脉滴注。若停用升压药时应同时停用激素。因易诱发水、电解质紊乱，故一般不超过连续3天用药。

9. 改善心功能　根据心电监护情况选择用药，注意补液速度及有无心血管疾病史。窦性心动过速可用普萘洛尔或毛花苷C，室性心动过速可用利多卡因或普鲁卡因胺，房颤可用毛花苷C或胺碘酮，室颤可用利多卡因或电除颤法。近年来用维拉帕米或硫氮䓬酮，可改善冠脉血流，降低外周血管阻力和延长房室传导。对左室衰竭者要用多巴酚丁胺，以改善心输出量 。血压低而CVP增高达1.5kPa或PAWP2.4kPa，提示心功能不全或输液相对过多，此时应用呋塞米或依他尼酸，以降低心的前负荷，同时联合用毛花苷C、多巴胺、呋塞米等，促使排尿增多后，要注意血钾水平。

10. DIC的防治　脓毒性休克易发生血管内凝血，应及早发现和治疗。如血小板减少，虽无临床特殊表现和其他化验异常，但应警觉凝血系统改变，及早恢复有效循环血量，输入小分子右旋糖酐，以改善微循环，如血小板低于50×10^9／L，出现某些意识和呼吸方面的症状，但未发生纤维蛋白原溶解加速和出血现象，应考虑使用肝素，如果肝素使用后发生出血，可以鱼精蛋白拮抗。除了肝素，可用抗凝血酶Ⅲ0.2 ~ 0.7U／kg，以提高血中抗凝血酶的活性，如发生出血症状，则应用6–氨基己酸或氨甲苯酸等，并适当输入新鲜血液和纤维蛋白原。此时，合并有肺、脑、胃肠等器官的衰竭，需进行相应的治疗。

11. 预防肾衰　急性肾衰竭的基本原因是缺血和肾毒物质作用。为此，在扩容的基础上，可选用β_2受体药，如小剂量多巴胺、普萘洛尔、普鲁卡因以增加肾灌流，用呋塞米或依他尼酸钠增加尿量，用碳酸氢钠使尿液碱化，以利毒物排出。

12. 急性呼吸窘迫综合征预防

（1）输液不可过量，无论电解质液和白蛋白都不应过多输入。

（2）输血（尤其是库血）超过4000 ~ 5000mL，最好用40μm滤器，以减少微栓输入。

（3）老年人或原有心功能不全的患者，扩容过程中要控制输液速度。

（4）患者呼吸频率达每分钟25次以上，并有呼吸窘迫感时，及时地加吸氧气比例和施行间歇性强制通气。

13. 抗生素的应用　休克为危重表现，机体抵抗力降低，适当采用抗生素对防治局部和全身感染均有益，当肾功能不全而出现尿少时，应减少剂量，以防蓄积中毒，并应选用对肝、肾、造血、胃肠道和神经系统等无损害的抗生素。应用广谱抗生素需警惕霉菌二重感染。

14. 纳洛酮的应用　吗啡受体阻滞剂——纳洛酮有提高血压与增加心排血量作用，可作为治疗严重感染性休克患者的权宜药物，并可应用于心肺复苏。一般首次0.4mg溶于1mL生理盐水中静脉推注，每5分钟一次，直至总剂量为8mg。该药不良反应很少，值得临床推广应用，并不断总结临床经验。此外，新鲜冷冻血浆可提高纤维连接蛋白水平和单核-巨噬细胞的吞噬功能。自由基清除剂和钙通道阻滞剂在实验动物中也具有抗休克作用。

四、护理要点

（一）一般护理

1. 不同病因引起的休克，患者有不同的心理状态　如突然发病或创伤引起的休克，起病突然、凶险，患者多缺乏心理准备，有强烈的求生欲望，同时也容易出现对急性起病转归不利的心理反应，因此，掌握休克患者心理护理的时机很重要。因为只有患者意识清楚时（休克早期）才有可能接受心理护理。要求护士在抢救休克过程中，做到情绪稳定，技术熟练，以取得患者的充分信赖，减轻患者心理压力，安定患者情绪。用通俗易懂的语言解释休克的可治性和采取各项护理措施的必要性，使患者克服依赖心理，以良好的心态安全度过休克兴奋期。

2. 及时清除气道分泌物　帮助患者翻身、拍背，鼓励深呼吸和咳嗽，呼吸道梗阻者，应及时行气管插管或气管切开。严重低氧血症（$PaO_2<8\sim9.3kPa$）、高碳酸（$PaCO_2<6.6kPa$）、合并颅脑伤患者宜及早在监护下应用机械辅助呼吸，并调整好呼吸参数。

3. 饮食上可给予高热量、高维生素的流质饮食，不能进食者可给予鼻饲。消化道出血休克时，应禁食，出血停止后给予温流质。

4. 对神志不清患者应摘除假牙，防止误吸。每日做口腔护理，动作要轻柔，棉球蘸水不可过多，严防将溶液吸入呼吸道，对所用纱布或棉球要清点数目，防止遗留在口腔内。对长期应用抗生素患者，必须警惕口腔黏膜霉菌感染。

5. 保持床铺清洁、干燥，定时翻身，受压处用气圈、棉垫等保护，防止发生压疮。

（二）病情观察与护理

1. 一般情况的观察　注意观察患者的神志变化，早期休克患者处于兴奋状态，烦躁而不合作，应耐心护理，并注意患者的安全，必要时加以约束。当缺氧加深，从兴奋转化为抑制，出现表情淡漠，感觉迟钝时，应警惕病情恶化。如经过治疗，患者从烦躁转为安静，由昏迷转为清醒，往往是休克好转的标志。

2. 观察体温　休克时体温大多偏低，但感染性休克可有高热。应每小时测量1次，对高热者应给予物理降温，一般要降至38℃以下即可，不要太低。注意不宜采用药物降温，以防出汗过多，加重休克。体温低于正常应予保温，但不要在患者体表加温（如热水袋），因体表加温将使皮肤血管扩张，破坏了机体的调节作用，减少器官的血液供应，对于抗休克不利。

3. 观察血压与脉搏　根据病情每15～30分钟测1次脉搏，注意脉搏的频率、节律与强度。脉搏过快提示血中儿茶酚胺增多；脉搏快而细，血压低，表示心脏代偿失调，趋向衰竭。相反，脉搏由快变慢，脉压由小变大，说明周围循环阻力降低，表示休克好转。血压应每15～30分钟测量1次，加以记录。休克最早表现为脉压缩小，如收缩压降至12kPa，或脉压降至4kPa时，应引起注意。

4. 观察尿量的变化　尿量能正确反映组织灌流情况，是观察休克的重要指标。危重及昏迷患者需要留置尿管（注意保持通畅，预防泌尿系统逆行感染），记录每小时尿量。成人尿量要求每小时30mL（小儿每小时20mL），如能达50mL则更好；倘尿量不足30mL时，应加快输液；如过多，应减慢输液速度。倘输液后尿量持续过少，且中心静脉压高于正常，血压亦正常，则必须警惕发生急性肾功能衰竭。

5. 观察周围循环情况　观察面颊、耳垂、口唇、甲床、皮肤，如患者皮肤由苍白转为发绀，表示从休克早期进入中期。从发绀又出现皮下瘀点、瘀斑，则提示有弥散性血管内凝血可能；反之，如发绀程度减轻并转为红润、肢体皮肤干燥温暖，说明微循环好转。如四肢厥冷表示休克加重，应保温。

6. 血流动力学的监测　可帮助判断病情和采取正确的治疗措施。

（1）CVP：可作为调整血容量及心功能的标志，这对于指导输液的质和量以及速度，指导强心剂、利尿剂及以血管扩张剂的使用有重要意义。CVP正常值为0.49～1.18kPa（5～12cmH_2O），CVP降低常表明血容量不足，CVP增高常见于各种原因所致的右心功能不全或血容量过多。由于CVP只能反映胸腔上下腔静脉和右心房的情况，而不能反映左心功能状态。对左心的监测现在采用PAWP测定，适用于心源性休克以及各型休克合并左心衰竭者，指导输液、强心药及利尿剂的使用。方法是用一种特制导管，自右肘静脉插入，通过上腔静脉达右心，再到肺动脉，“楔入”肺动脉的分支，可以监测左心功能状态，正常值为1.07～1.60kPa。

（2）肺动脉楔压：中心静脉压不能直接反映肺静脉、右心房、左心室的压力，因此，可测定肺动脉压和肺动脉楔压，可了解肺静脉和左心房的压力，以及反映肺循环阻力情况。根据测定压力的结果，可以更好地指导血容量的补充，防止补液过多，以免引起肺水肿。导管留在肺动脉内的时间，一般不宜超过48～72小时，在抢救严重的休克患者才采用此法，肺动脉楔压的正常值为0.8～2.0kPa，增高表示肺循环阻力增加。肺水肿时，肺动脉楔压超过4kPa。

（3）心排出量和心脏指数：休克时，心排出量一般降低，但在感染性休克时，心排出量可比正常值高，必要时需测定，可指导治疗。心脏指数的正常值为3.21／min·m^2，总外周血管阻力正常值为1000～1300达因·秒／厘米^5。

（4）动脉血气分析：动脉血氧分压（arterial partial pressure of oxygen，PaO_2）正常值为10～13.3kPa，动脉血二氧化碳分压（partial pressure of carbon dioxide in arterial blood，$PaCO_2$）正常值为5.33kPa，动脉血pH正常为7.35～7.45。休克时$PaCO_2$一般都较低或在正常范围。如超过6.09kPa或6.65kPa而通气良好，往往是严重肺功能不全征兆。

（5）动脉血乳酸盐测定：正常值为1～2mmol／L。休克时间愈长，血液灌流障碍愈严重，动脉血乳酸盐浓度也愈高，乳酸浓度持续升高，表示病情严重。

7. 其他　根据休克类型及病情还需进行心电监测、电解质、肝肾功能以及有关DIC的各项检查，有些项目需动态才能及时了解病情，以指导治疗。

（三）用药护理

根据医嘱给药。因休克时用药较多，须注意配伍禁忌；由于循环不良，吸收障碍，为保证疗效及防止药物蓄积中毒，一般不宜采用肌内及皮下注射，而采用静脉给药法；及时记录输入药物的名称、输入通路、滴速及患者的情况。

1. 血管活性药物　使用时从小剂量、慢滴速开始；准确记录给药时间、剂量、速度、浓度及血压变化；保证液体的均匀输入，停药时要逐步减量，不可骤停，以防血压波动过大；患者平卧，每15分钟观察一次血压、脉搏、呼吸，据此调整滴速；使用血管收缩剂时要防止药物外渗，以免引起局部组织坏死，尽量选择大静脉给药，外周给药时应经常更换静脉，一旦发生外渗，可用盐酸普鲁卡因或扩血管药物局部封闭。

2. 强心苷类药物　使用前了解患者近2周内是否有强心苷类药物服用史；准确把握药物剂量；密切观察心率和心律的变化；严防低血钾发生。

3. 抗生素　抗生素的选用须考虑对肾功能的影响；青霉素类药物使用前要询问过敏史并做过敏试验；严格按给药方法使用，保证药物在血液中的有效浓度以充分发挥疗效；注意观察使用过程中的不良反应。

第二节　低血容量性休克

低血容量性休克（hypovolemic shock）是指各种原因引起的急性大量出血导致的循环衰竭。当有效循环血量急剧减少20%以上，超过机体的代偿能力时补充时，组织灌注不足，即发生失血性休克。休克的程度与失血量和速度有关，血容量减少约20%，失血量在800～1000mL，为轻度休克；血容量减少20%～40%，失血量在1200～1700mL，为中度休克；血容量减少大于40%，失血量在1700～2000mL，可致重度休克。

失血性休克

失血性休克属于低血容量性休克，是外科最常见的休克。多见于大血管损伤所致的肝、脾破裂，胃、十二指肠溃疡出血，门静脉高压症并发胃底、食管曲张静脉破裂出血等。

一般来说，突然丧失血量为全身血容量的20%（约800mL）时，即可发生休克。其失血的速度与休克发生有密切关系，若在数天内出血1000mL或更多，常不发生休克。严重的失水，如大面积严重烧伤后有效循环血流量减少，也可引起低血容量性休克。

一、病情评估

（一）临床表现

有各种引起急性大出血的疾病。一般成人失血量在800～1000mL，可出现面色苍白、口干、烦躁、出汗，收缩压降至10.0～12.0kPa（80～90mmHg），心率约每分钟100次（轻度休克）；失血量在1200～1700mL，上述症状加剧，表情淡漠、四肢厥冷、尿少，收缩压降至8.00～9.33kPa（60～70mmHg），脉压差小，心率每分钟100～120次（中度休克）；失血量在1700～2000mL，即面色灰白、发绀、呼吸急促、四肢冰冷、表情极度淡漠，收缩压降至5.33～8kPa（40～60mmHg），心率超过每分钟120次，脉细弱无力。失血量超过2000mL，收缩压5.33kPa（40mmHg）以下或测不到，CVP极度下降或呈负值，脉微弱或不能扪及、意识不清或昏迷、无尿、四肢冰冷、唇指明显发绀。红细胞、血红蛋白早期可正常，以后下降，尿比重升高。重度休克者尿素氮、转氨酶、乳酸升高，血小板下降。

（二）诊断和鉴别诊断

1. 诊断标准

（1）有体内、外急性大量失血病史。

（2）有口渴、兴奋、烦躁不安，进而出现神情淡漠、神志模糊至昏迷等。

（3）表浅静脉萎陷、肤色苍白至发绀、呼吸浅快。

（4）脉搏细速、皮肤湿冷、体温下降。

（5）收缩压低于12.0～10.6kPa（90～80mmHg），或高血压者血压下降20%以上，脉压差在2.6kPa（20mmHg）以下，毛细血管充盈时间延长，尿量减少（每小时尿量少于30mL）。

2. 鉴别诊断 应与其他类型休克鉴别。

二、处理

治疗的最主要环节为止血和补充血容量，须根据失血、失水或失血浆情况补充相应的液体。

（一）补充血容量

根据血压和脉率变化估计失血量。补充血容量是指快速扩充血容量，可先经静脉在45分钟内快速滴注等渗盐水或平衡盐溶液1000～2000mL，观察血压回升情况。然后，再根据血压、脉率、中心静脉压及血细胞比容等监测指标情况，决定是否补充新鲜血或浓缩红细胞。

（二）止血

积极的止血处理对失血性休克患者极为重要。否则，尽管补充了晶体液、胶体液，仍难以维持循环稳定，休克不可能被纠正。有效的、迅速的止血措施具有重要的临床意义。一般可先采用暂时的止血措施，待休克初步纠正后，再进行根本的止血措施。例如，用指压法控制体表动脉大出血，用三腔双气囊管压迫控制门静脉高压症、食管静脉曲张破裂大出血等，可为进行彻底的手术治疗赢得宝贵的时间。

对于多数内脏器官出血，手术止血才是根本性的处理。对已处在休克状态下的患者来说，手术无疑是一个打击，可使危险性增加。但是不止血，休克将无法纠正。因此，不能只看到手术可使休克加重的一面，还应看到出血不止时休克将难以控制的一面。遇到此种情况时，应在积极补充血容量的同时做好手术准备，及早施行手术止血，决不能因患者血压过低、状态不好，便犹豫不决，以致失去抢救时机。

（三）呼吸循环功能的维持

严重休克、昏迷者应给予气管插管正压人工呼吸，并注意保持呼吸道通畅。心泵和血管张力的维持对稳定血压至关重要。失血性休克时，血管活性药物的应用须适时、适当，在补充血容量的同时，应尽量选用兼有强心和升压作用，同时兴奋α和β受体的药物，如间羟胺、多巴胺。当血容量已补足、休克好转时，为改善微循环和组织灌注量可应用舒血管药物，如酚妥拉明、氯丙嗪、海得琴等。出现心力衰竭时，应给予强心药物，如毛花苷C、毒毛花苷K。快速扩容引起肺水肿、心力衰竭时，应给予利尿药物，如呋塞米。

（四）纠正酸中毒

失血性休克历时较长而严重者，同样有内脏、血管和代谢的变化，多有酸中毒。在休克比较严重时，可考虑输液碱性药物，以减轻酸中毒对机体的损害。酸中毒的最后纠正，有赖于休克的根本好转。常用碱性药物为4%或5%的碳酸氢钠溶液。

创伤性休克

创伤性休克（traumatic shock）也属于低血容量性休克，多见于严重的外伤，如复杂性骨折、挤压伤或大手术等。与失血性休克相比，创伤性休克的病理生理过程有一定的复杂性。此时，可有血液或血浆的丧失，加之损伤处又有炎性肿胀和体液渗出，这些体液不再参与循环。另外，受损机体内可产生组胺、蛋白酶等血管活性物质，引起微血管扩张和通透性增高，又使有效循环血量进一步降低。损伤还可刺激神经系统，引起疼痛和神经-内分泌系统反应，影响心血管功能。有的创伤本身可使内环境紊乱，如胸部伤可直接影响心肺功能，截瘫可使回心血量暂时减少，颅脑伤可使血压下降等。

一、病因和发病机制

一般认为与下列因素有关。

1. 剧烈疼痛　除皮肤痛觉敏感外，胸膜、腹膜、骨膜都是非常灵敏的内感受器；受刺激后产生的剧痛，可引起反射性血管扩张，使有效循环血量锐减，常导致创伤后原发性休克。

2. 血容量丧失　伤后外出血、内出血、创面渗出，以及伤处肿胀（属“第3间隙异常”，肿胀部位聚集的体液，暂时不能加入有效循环），均可造成血容量减少。

3. 组织坏死产物和细菌毒素的作用　受伤组织坏死和崩解后生成的组胺、缓激肽等，能引起微血管扩张及管壁通透性增加，有效循环血量因而进一步下降。其机体抵抗力往往减退，一旦并发感染，特别是革兰阴性菌产生的内毒素直接损害，将使创伤后继发性休克易于发生或不断变深。

二、病情评估

患者有严重创伤的病史，与失血性休克相似，属低血容量性休克。但情况复杂多样，易有成人ARDS、应激性溃疡、肾功能衰竭及DIC、并发感染等并发症。

根据损伤不同，有血钾升高、尿少、肾功能不全时，尿比重低。血小板减少，凝血酶原、纤维蛋白原异常可提示DIC。大面积烧伤可有血液浓缩，白细胞升高。

三、处理

（一）一般治疗

保暖、吸氧、记录尿量、监测生命体征，做好一切术前准备。剧痛者可选用强有力的镇痛剂如哌替啶等，但对意识不清或昏迷者禁用。局部疼痛可使用封闭疗法。

（二）补充血容量

对创伤性休克者的低血容量程度的判断有一定难度，除可见的外出血之外，创伤区域的组织内出血、水肿和渗出等都是导致血容量降低的原因。因此，常常会对实际的失液量估计不足。为此，应强调对补充血容量后的结果做认真的监测和分析，然后修正治疗方案。这样才能避免因补液不足休克时所产生的不能纠正的问题。至于补充血容量的具体方法和成分，与失血性休克基本相同。

（三）纠正酸碱失调

创伤后早期因患者疼痛所致的过度换气以及神经-内分泌反应所致的钠排钾，常会发生碱中毒。但在后期，由于组织缺氧和继发感染，产生大量酸性代谢产物，代谢性酸中毒转而替代了早期的碱中毒。临床上有时会对创伤患者早期应用碱性药物，以对抗酸中毒，这种做法是不恰当的，因为当时实际上很可能并不存在酸中毒。所以，有1个原则必须强调：凡应用碱性药物，都应具有动脉血气分析的依据。

（四）手术治疗

首先应根据创伤的性质和种类，决定是否需要进行手术；其次是选择手术时间。如果不需紧急手术，可待休克纠正后进行；如果需要紧急手术，则对手术时间的选择与纠正休克的关系，可参照失血性休克的治疗。

第三节　感染性休克

感染性休克（septic shock）是外科多见和治疗较困难的一类休克。本病常继发于以释放内毒素为主的革兰阴性杆菌的感染，如急性腹膜炎、胆道感染、绞窄性肠梗阻及泌尿系统感染等，称为内毒素性休克。内毒素与体内的补体、抗体或其他成分结合后，可刺激交感神经引起血管痉挛并损伤血管内皮细胞。同时，内毒素可促使组胺、激肽、前列腺素及溶酶体酶等炎性介质释放，引起全身性炎症反应，结果导致微循环障碍、代谢紊乱及器官功能不全等。

一、病因和发病机制

引起感染性休克的最常见病原体是革兰阴性细菌，其分泌的内毒素在休克的发生中起重要作用，又称内毒素性休克。革兰阳性菌的外毒素也可诱发感染性休克综合征。此外，其他的病原体包括真菌、病毒、立克次体、原虫、支原体、衣原体等也可引起感染性休克。

病原体及其毒素激活多种炎症细胞（单核-吞噬细胞、中性粒细胞、内皮细胞等）和成分（补体、激肽、凝血和纤溶系统）而产生大量的内源性炎症介质、细胞因子，激活凝血系统，由此，引发外周血管阻力增高、心排血量降低的低排高阻型休克。感染性休克是机体防御能力与微生物病原体相互作用的结果。其轻重程度由微生物的数量、毒力与机体免疫反应能力的强弱决定。

二、病情评估

（一）临床表现

感染患者有下列情况时，应警惕有发生休克的可能：①老年体弱与婴幼患者。②原来患有白血病、恶性肿瘤、肝硬化、糖尿病、尿毒症、烧伤等严重疾病者。③长期应用肾上腺皮质激素等免疫抑制药物发生感染者。④感染严重者。⑤并非胃肠道感染而吐泻频繁或胃肠道出血，非中枢神经系统感染而有神志改变、大量出冷汗、心率快或出现心房颤动者。按程度大致可分为早、中、晚3期。

1. 早期　表现为交感神经活动兴奋，如面色苍白、口唇和肢端轻度发绀、湿冷、脉速、烦躁、精神紧张等，血压正常或偏低，尿量减少。部分患者可表现为休克。

2. 中期　意识尚清醒，表情淡漠，表浅静脉萎陷，口渴，心音低钝，脉细速，收缩压8.0～10.7kPa，呼吸浅表，急促，尿量每小时少于20mL。

3. 晚期　意识和表现由兴奋转为抑制，甚至昏迷，面色青灰，口唇及肢端发绀，皮肤湿冷和出现花斑，脉细弱或摸不清，血压低于8kPa或测不出，脉压差显著缩小，尿闭，呼吸急促或潮式呼吸，可发生DIC、出血倾向、酸中毒以及心、脑、肝、肾等重要器官衰竭。

（二）实验室及其他检查

1. 血常规　可见白细胞计数增多，以中性粒细胞增多尤为明显，核左移严重，可见中毒颗粒、核变性等。细菌感染时白细胞的硝基四唑氮试验阳性，尤其是细菌性脑膜炎。

2. 病原学检查　可根据病情进行血、痰、尿、胆汁、创面分泌物、体液等培养，必要时做厌氧菌及特殊培养，并做药敏试验。若怀疑内毒素性休克可做鲎溶解试验。

3. 其他　根据需要选择做尿常规、肝功能、肾功能、电解质、血气分析以及有关血流变学、微循环各项指标、凝血因子及心电图检查等。

（三）诊断

诊断感染性休克的主要依据：

1. 有明确的感染灶，或实验室检查有病原微生物存在的证据。
2. 有系统性炎症反应综合征的临床表现。
3. 有低血压、外周血管阻力降低、微循环灌注不足等休克的症状和体征。

三、处理

救治感染性休克的关键是：在救治休克的同时，要进行积极有效地抗感染治疗。

（一）一般紧急处理

主要是呼吸、循环支持和血流动力学监测，包括吸氧、建立静脉通道、补液、血压和血气分析监测。

（二）补充血容量

感染性休克的患者，休克发生前往往因血容量不足出现发热、呕吐、不能进食等症状。休克发生后，微血管扩张，部分血液滞留在末梢，其水分可能进入组织间隙，血容量更显减少，故迅速纠正有效循环血量不足是治疗的关键。输液一般以平衡盐溶液为主，有时也可输血浆或新鲜血，血容量补充不足时休克难以纠正，但由于细菌或毒素可能对心肌和肾功能造成损害，故补液过多又会导致不良后果。因此，一般应监测血压、CVP和尿量，以调节输液量和输液速度。

（三）病因治疗

1. 积极处理原发性感染病变。
2. 静脉合理应用抗生素。
3. 改善患者一般情况，增强抵抗力。

感染病灶的存在是感染性休克发生的关键，原发病灶的尽早处理（如急性梗阻性化脓性胆管炎的减压引流、坏死肠管切除、腹膜炎引流等）是纠正休克和巩固治疗效果的基础。因此，经短期积极抗休克治疗后，即使休克未见好转，也应手术治疗。首先，可根据感染的种类、部位、脓液性状和涂片结果，采取大剂量、广谱和联合应用抗生素。此后，再根据细菌培养和药物敏感试验结果调整药物，但应注意防治二重感染，尽量避免对肝、肾功能有损害的药物。

（四）纠正酸碱失衡

感染性休克的患者，常伴有严重的酸中毒，且发生较早，需及时纠正。一般在补充血容量的同时，经另一静脉通路滴注5%碳酸氢钠200mL，并根据动脉血气分析结果，再做补充。

（五）心血管药物的应用

经补充血容量、纠正酸中毒而休克未见好转时，应采用血管扩张药物治疗，还可与以α受体兴奋为主、兼有轻度兴奋β受体的血管收缩剂和兼有兴奋β受体作用的α受体阻滞药联合应用，以抵消血管收缩作用，保持、增强β受体兴奋作用，而又不致使心率过于增速。如山莨菪碱、多巴胺等或者合用间羟胺、去甲肾上腺素，或去甲肾上腺素和酚妥拉明的联合应用。

感染性休克时心功能常受损害。改善心功能可给予强心苷（毛花甙C）和β受体激动剂（多巴酚丁胺）。

（六）糖皮质激素治疗

糖皮质激素能抑制多种炎性介质的释放和稳定溶酶体膜，但应用限于早期，用量宜大，可达正常用量的10～20倍，维持不宜超过48小时。否则有发生急性胃黏膜损害和免疫抑制等严重并发症的危险。

（七）抗内毒素疗法

抗内毒素疗法可分为特异性抗内毒素抗体和非特异性拮抗内毒素疗法两大类。

1. 特异性抗内毒素抗体　国外报告用抗生素加抗毒血清以灭活或中和内毒素。Shine用抗G^-杆菌内毒素血清作为抗生素的辅助疗法，降低了感染性休克的死亡率。还有应用多克隆或单克隆抗体直接对抗内毒素的研究报告。

2. 非特异性拮抗毒素治疗

（1）黏菌素：已证实对内毒素有拮抗作用，但因其对神经系统及肾有损害，临床应用受限。

（2）鹅去氧胆酸：有抗内毒素作用，口服250～750mg／d。胆盐亦有抗内毒素作用，并可保护肾功能，无明显不良反应。

（3）西咪替丁：已证明其有抗内毒素作用，可口服或静脉给药。

（4）纳洛酮（naloxone）：为阿片类药物和内源性阿片样物质（β内啡肽）的特异拮抗剂。Holaday等给大鼠注入4mg内毒素使血压下降，发生休克后静脉注射纳洛酮，5分钟内血压回升。如预先注入纳洛酮再注射内毒素，休克不致发生。Reymold在狗的内毒素休克实验中也取得类似结果。以上实验结果表明：纳洛酮有良好的抗内毒素作用。一般用0.8～2mg静脉注射，血压回升后以间量加入5%葡萄糖液500mL中静脉滴注，可有效纠正休克。

（5）前列腺素E_2（prostaglandin E_2，PGE_2），：具有阻断内毒素对微血管的损害作用，舒张血管和稳定溶酶体膜减轻溶酶的损害作用等多项生理活性。PGE_2用2mg无水乙醇灭菌液和1mg碳酸氢钠溶液及10mL等渗盐水，混合摇匀后加入5%葡萄糖溶液中静脉滴注。

（6）激素：皮质类激素已被证明有抗内毒素作用，常用氢化可的松或地塞米松。

（八）其他治疗

营养支持，对重要器官功能不全的处理等。

第九章　重要脏器功能衰竭监护

第一节　急性心力衰竭

急性心力衰竭是指由于某种原因使心肌收缩力降低或心室前后负荷突然增加，而导致心排出量急剧下降所致组织器官灌注不足和急性瘀血的临床综合征。其中以急性左心衰竭最常见，表现为急性肺水肿，严重者发生心源性休克及心搏骤停等。急性右心衰竭比较少见，多由大块肺栓塞引起，也可见于右室心肌梗死。

一、病因

（一）急性左心衰竭

1. 急性弥漫性心肌损害　如急性心肌炎、急性广泛性心肌梗死或心肌缺血等，可致心肌收缩无力。

2. 急性容量负荷过重　如急性瓣膜穿孔、高血压、梗阻性肥厚型心肌病、静脉输液过多、过快等。

3. 急性机械性阻塞　如严重的二尖瓣或主动脉瓣狭窄、左室流出道梗阻致使心脏压力负荷过重，排血受阻，而导致急性心力衰竭。

（二）急性右心衰竭

主要见于大面积右心室梗死、急性大块肺栓塞、大量快速输液输血等。右心衰竭时体循环静脉回流受阻，左心室充盈压不足，使左心室排血量下降，导致低血压或休克。

二、护理评估

（一）主要症状

1. 50%～90%的心衰有诱发因素，最常见的有感染、心律失常、体力过劳、情绪激动、输液过多过快、电解质紊乱、酸碱平衡失调、妊娠、贫血、药物应用不当等。

2. 急性左心衰竭主要表现为急性肺水肿，典型表现为突发呼吸困难、端坐呼吸、咳嗽、咳粉红色泡沫样痰、烦躁、大汗、面色苍白、口唇发绀和皮肤湿冷。

3. 急性右心衰竭主要表现为低血压、休克、脉搏细速、尿少（每小时少于20毫升）、颈静脉怒张、烦躁、出冷汗、口唇发绀。

（二）主要体征

1. 急性左心衰竭　两肺可闻及哮鸣音与湿啰音，心率增快，心尖部听诊到奔马律，第一心音低钝，第二心音亢进，伴心源性休克时可出现相关的体征。

2. 急性右心衰竭　有低血压和休克的体征，肝大并有压痛，肝颈静脉回流征阳性，右心室扩大，胸骨左缘第4、5肋间听诊可闻及收缩期杂音。

（三）实验室检查

1. 胸部X射线　可见心影扩大、肺动脉段突出，肺野可见云雾状阴影，靠近肺门处更显著，往往呈蝴蝶状，这是左心衰竭肺水肿时特有的X射线征象。

2. 血流动力学测定　可发现肺动脉楔压（pulmonary arterial wedge pressure，PAWP）升高，常高于30mmHg（3.99kPa），肺动脉平均压升高，左心室舒张末压（left ventricular end-diastolic pressure，LVEDP）升高，心排指数（CI）降低。

3. 血气分析　pH和$PaCO_2$可作为反映肺泡呼吸和代谢的适应性呼吸性酸碱平衡指标，肺泡-动脉血氧张力的压差是肺泡瘀血改善或恶化的早期灵敏指标。

4. 心电图　根据病因不同而异，急性心肌梗死时可见心梗图形，通常会有ST-T改变和V导联P波终末向量负值增大。

三、急救措施

1. 体位　立即将病人置于端坐位或半卧位，两腿下垂，减少静脉回心血量。

2. 纠正缺氧　一般用鼻导管或面罩给氧，流量为5～6L／min，供氧浓度约为40%～60%。氧气湿化瓶内可放入30%～50%的酒精或加甲基硅油消泡剂，降低肺泡表面张力，以改善通气。如病人反应迟钝，血气分析结果显示$PaCO_2$>70mmHg（9.31kPa），PaO_2<60mmHg（7.98kPa），即应给予气管插管呼吸机辅助呼吸，可以使用PEEP，以增加肺的功能残气量，减轻肺泡萎陷并可抑制静脉回流。

3. 建立静脉通道，准备做进一步处理。

4. 药物治疗。

（1）吗啡：5～10毫克皮下或静脉注射，可减轻烦躁不安和呼吸困难，并可扩张周围静脉，减少回心血量。已有呼吸抑制者或慢性肺病者应避免使用，低血压者应避免静脉用药。

（2）快速利尿：可选用呋塞米20～40毫克静脉注射。必要时4～6小时再重复给药一次，可大量快速利尿，减少血容量。

（3）血管扩张剂：可减轻心室前负荷及降低后负荷以改善心功能，减低氧耗，增加心搏量和心排出量，常用的药物有硝普钠、硝酸甘油、酚妥拉明及亚宁定。

（4）强心剂：近期未用过洋地黄药物者，可将毛花苷C（西地兰）0.2～0.4毫克缓慢静脉注射。

（5）氨茶碱：氨茶碱0.25克放入生理盐水溶液250毫升中静滴，以减轻支气管痉挛，并有强心利尿作用。

（6）肾上腺皮质激素：激素可降低周围血管阻力，减少回心血量和解除支气管痉挛，可用地塞米松10～20毫克静脉注射。

5. 积极治疗原发病。

四、护理措施

1. 生命体征监测　给予病人心电监测，注意观察体温、脉搏、呼吸、血压的变化。及时发现心力衰竭的早期征兆，夜间阵发性呼吸困难是左心衰竭的早期症状，应予以警惕。当病人出现血压下降、脉率增快时，应警惕心源性休克的发生。

2. 观察神志变化　由于心排血量减少，脑供血不足、缺氧及二氧化碳增高，可导致头晕、烦躁、迟钝、嗜睡、晕厥等症状，应及时观察，特别是使用吗啡时应注意观察神志及有无呼吸抑制情况。

3. 做好护理记录，准确记录24小时出入量，尤其是每小时尿量。

4. 保持呼吸道通畅，及时清除呼吸道分泌物。

5. 保持床单清洁，及时为病人更换潮湿衣物。

6. 药物应用观察

（1）应用强心剂时，注意有无中毒症状如恶心、呕吐、厌食等胃肠道症状；心律失常；头痛、失眠、眩晕等神经系统症状及黄视、绿视。应监测电解质变化及酸碱平衡，纠正低钾、低钙及酸中毒。

（2）应用血管扩张剂时，应从小剂量、低速度开始，根据血压变化调整滴速，并严密观察用药前后血压、心率的变化，若血压明显下降，心率显著增快并伴有出汗、胸闷、气急等症状时应及时报告医生，立即停药，将双下肢抬高。静脉滴注时还应注意观察注射局部有无血管炎及外渗引起的组织坏死。

（3）应用利尿剂时注意观察尿量的变化，若用药后24小时尿量大于2500毫升为利尿过快，病人可出现心率加快、血压下降等。全身软弱无力、腱反射减弱、腹胀、恶心呕吐等症状可能为低钾、低钠的征象。

7. 判断治疗有效的指标　自觉气急、心悸等症状改善，情绪安定，发绀减轻，尿量增加，水肿消退，心率减慢，血压稳定。

8. 避免诱发因素　做好心理护理，解除病人的焦虑，避免过分激动和疲劳；做好生活护理，防治呼吸道感染；控制输液量及速度，防止静脉输液过多过快。

第二节　急性呼吸衰竭

急性呼吸衰竭是指由各种原因引起的肺通气和（或）换气功能严重不全，以致不能进行有效的气体交换，导致缺氧和（或）二氧化碳潴留，从而引起一系列生理功能紊乱及代谢不全的临床综合征。

一、病因

1. 脑部疾患　急性脑炎、颅脑外伤、脑出血、脑肿瘤、脑水肿等。

2. 脊髓疾患　脊髓灰质炎、多发性神经炎、脊髓肿瘤、颈椎外伤等。

3. 神经肌肉疾患　重症肌无力、周围神经炎、呼吸肌疲劳、破伤风、有机磷中毒等。

4. 胸部疾患　血气胸、大量胸腔积液、胸部外伤、胸腔和食管肿瘤手术后、急性胃扩张、膈运动不全等。

5. 气道阻塞　气道肿瘤、异物、分泌物及咽喉、会厌、气管炎症和水肿。

6. 肺疾患　ARDS、肺水肿、急性阻塞性肺疾患、哮喘持续状态、严重细支气管和肺部炎症、特发性肺纤维化等。

7. 心血管疾患　各类心脏病所致心力衰竭、肺栓塞、严重心律失常等。

8. 其他　电击、溺水、一氧化碳中毒、严重贫血、尿毒症、代谢性酸中毒、癔症等。

二、病理生理

通气与血流灌注比例失调为此类呼吸衰竭的主要病理基础。根据供氧后$PaCO_2$的反应，将此类呼吸衰竭分为两类。

1. 吸氧后低氧血症可改善的呼吸衰竭。引起这种变化的病理生理基础是通气／血流比例失调，肺内存在较广泛的低氧合血流区域。例如：慢性阻塞性肺疾患、肺不张、肺梗死、肺水肿或气胸等。

2. 吸氧后仍难纠正的低氧血症。此类呼吸衰竭的病理生理基础是肺内存在巨大的左右分流（正常值低于5%），例如ARDS。ARDS的主要病理特点是肺间质和肺泡水肿。

（1）肺泡水肿阻碍了肺泡通气，即使灌注相对充足，而这些流经无通气肺泡的血流未经氧合就进入肺循环，分流为其低氧血症的首要因素。

（2）由于ARDS病人其肺泡表面活性物质受损或缺乏，因而导致广泛的肺泡塌陷，从而加重低氧血症的程度。

（3）ARDS病人的肺间质水肿和透明膜形成造成弥散功能减退，为低氧血症进一步恶化的原因。

三、护理评估

1. 分类

（1）换气功能不全（Ⅰ型呼吸衰竭）：以低氧血症为主。

（2）通气功能不全（Ⅱ型呼吸衰竭）：以高碳酸血症为主。

2. 主要症状　呼吸衰竭表现为低氧血症、高碳酸血症或二者兼有，可使机体各器官和组织受到不同程度的影响。主要表现为呼吸困难、呼吸频率加快、鼻翼扇动、辅助呼吸肌活动增强、呼吸费力，有时出现呼吸节律紊乱，表现为陈一施呼吸、叹息样呼吸，重症病人可出现意识不全、烦躁、定向力不全、谵妄、昏迷、抽搐、全身皮肤黏膜发绀、大汗淋漓，可有腹痛、恶心、呕吐等症状。

3. 主要体征　早期心率加快，血压升高；严重时可有心率减慢、心律失常及血压下降。严重高血钾时出现房室传导阻滞、心律失常，甚至心脏骤停。

4. 实验室检查

（1）血气分析：PaO_2<60mmHg（7.98kPa）时即可诊断为呼吸衰竭。

（2）电解质测定：注意血钾水平。

（3）胸部X射线：如胸片上表现为弥漫性肺浸润，主要见于ARDS、间质性肺炎、肺水肿等；如表现为局限性肺浸润阴影，可见于重症肺炎、肺不张等。

四、急救措施

1. 氧疗　Ⅰ型呼吸衰竭者给予中、高流量吸氧，流量为4～6L／min，Ⅱ型呼吸衰竭者应给予低流量吸氧，氧流量为1～2L／min。

2. 清除呼吸道分泌物　根据病情稀释痰液，气道湿化，刺激咳嗽，辅助排痰，也可给予肺部物理治疗，如有支气管痉挛者，可给予支气管扩张剂如氨茶碱等。

3. 机械通气　吸氧浓度高于40%、血气分析示PaO_2<60mmHg（7.98kPa）时，应尽早给予气管插管，人工呼吸机辅助呼吸。

4. 控制感染　肺和支气管感染是引起呼吸衰竭的主要原因，因此迅速而有效地控制感染是抢救呼吸衰竭的最重要措施，一般根据既往用药情况与药物敏感试验选用抗生素。

5. 呼吸兴奋剂　呼吸衰竭经常规治疗无效，PaO_2过低，$PaCO_2$过高，或出现肺性脑病表现或呼吸节律、频率异常时，可考虑使用呼吸兴奋剂。常用尼克刹米，可直接兴奋呼吸中枢，使呼吸加深加快，改善通气。

6. 监测通气和血氧饱和度的变化　动态监测血气，指导临床呼吸机各种参数的调整和酸碱紊乱的处理，持续血氧饱和度监测敏感、方便，以便指导临床。

7. 并发症的防治　保持水电解质和酸碱平衡，及时纠正酸碱平衡失调和电解质紊乱，纠正休克和防治弥散性血管内凝血（disseminated intravascular coagulation，DIC）。同时防止心衰与脑疝的发生，及时治疗肺性脑病。

五、护理措施

1. 一般护理

（1）将病人放在坐位或半坐卧位，以利于呼吸和保证病人舒适。

（2）做好心理护理，安慰病人，消除紧张情绪。

（3）清醒病人给予高蛋白、高热量、高维生素、易消化饮食。

（4）做好口腔、皮肤护理，防止细菌感染。

2. 建立静脉通道，用于药物治疗。

3. 病情观察

（1）注意观察病人的神志、呼吸频率与节律、有无发绀，监测氧饱和度及动脉血气值的变化。

（2）监测血压、脉搏、心律及体温的变化，观察原发病的临床表现。

（3）观察神经系统的表现，如神志、头疼、瞳孔的变化，及时发现脑水肿及颅内压增高。

（4）监测和记录液体出入量。

（5）观察氧疗的效果。

（6）注意控制静脉用药的滴速，及时监测血钾等电解质的变化。

4. 清除痰液，保持呼吸道通畅。鼓励病人深呼吸，有效的咳嗽和咳痰，必要时给予吸痰。协助病人翻身、叩背，必要时给予肺部物理疗法。

5. 机械通气病人的护理

（1）保持呼吸机正常运转。

（2）保持呼吸机管路接口紧密。

（3）监测呼吸机各参数，并了解通气量是否合适。

（4）及时发现并防治机械通气治疗的并发症。

6. 用药的观察与护理

（1）呼吸兴奋剂：使用呼吸兴奋剂时要保持呼吸道通畅，液体给药不宜过快，用药后注意观察呼吸频率、节律及神志变化，若出现恶心、呕吐、烦躁、面部抽搐等药物反应，应及时与医生联系，出现严重肌肉抽搐等反应，应立即停药。

（2）肾上腺皮质激素：应加强口腔护理，防止口腔真菌感染。

第三节　急性肾衰竭

急性肾衰竭是指各种原因引起的肾功能急骤、进行性减退而出现的临床综合征，主要表现为肾小球滤过明显降低所致的进行性氮质血症，以及肾小管重吸收和排泄功能低下所致的水、电解质和酸碱失衡。

一、病因

（一）肾前性衰竭

肾前性衰竭是指肾脏血液灌注不足，导致肾小球滤过率下降，一旦补足血容量，肾功能立即恢复，肾脏无结构损坏，但如果治疗不及时，可发展为缺血性急性肾小管坏死，即使改善肾脏灌注，也不能逆转。常见病因有：

1. 急性血容量不足　主要为细胞外液丢失如呕吐、腹泻、烧伤、过度利尿、大出血等。

2. 心排血量减少　常见于充血性心力衰竭、急性心肌梗死、严重快速性心律失常、心包填塞、手术后低心排血量综合征、急性肺栓塞。

3. 周围血管扩张　见于感染性休克、过敏性休克、麻醉或使用降压药。

4. 肾血管阻力增加　见于应用血管收缩药、前列腺素抑制剂等。

（二）肾实质性衰竭

肾实质性衰竭是指由原发性或继发性肾内血管、肾小球、间质及肾小管病变引起的肾衰。主要原因如下。

1. 急性肾小管病变　常见于急性肾缺血、急性肾毒性损害（常见有药物、化学毒素、生物毒素、造影剂及内源性毒素如异型输血、挤压伤、创伤引起的血红蛋白、肌红蛋白沉积肾小管）。

2. 急性肾小球病变　各种病因引起的急性肾小球肾炎、急进性肾炎、恶性小动脉性肾硬化症及肾皮质坏死。

3. 肾血管病变　恶性或急进性高血压、肾动脉栓塞或血栓形成。

4. 急性间质性肾炎　常见的原因有药物性、感染性及代谢性引起。

（三）肾后性衰竭

肾后性衰竭是指因排尿器官（输尿管、膀胱和尿道）梗阻引起的少（无）尿。主要病因如下。

1. 尿路梗阻　尿道损伤及炎症水肿、狭窄、膀胱肿瘤、前列腺肿大。

2. 双侧输尿管梗阻　结石、血块阻塞、腹膜后纤维化。

二、护理评估

（一）病史

急性肾衰竭的临床表现有时隐匿，有时进展迅速，常见的临床表现可因发病原因不同而异，仔细询问病史，辨别致病因素，评价容量状态具有重要意义。

（二）临床表现

可分为少尿期、多尿期和恢复期三个阶段。

1. 少尿期　尿量骤减或逐渐减少。主要表现如下。

（1）高氮质血症：当受损肾单位的总和未达到80%以上时，可不出现高氮质血症。根据血清尿素氮递增的速度将肾衰竭分为轻、中、重三度。轻度每天递增<15毫克，中度每天递增在15～30毫克，重度每天递增>30毫克。

（2）高钾血症：血清钾>5.5mmol／L，称高钾血症。

（3）酸中毒、低钠血症。

（4）神经系统表现：嗜睡、头痛、烦躁及昏迷，可能与脑水肿有关。

（5）消化系统症状：恶心、呕吐、厌食等，部分病人出现急性胃黏膜损伤而引起消化道出血。

（6）贫血：急性肾衰竭中晚期常伴有贫血。

2. 多尿期　每天尿量可达4000毫升甚至更多，多尿期早期（3～7天以内），尽管尿量 增多但肾小管功能并未迅速恢复，血尿素氮水平可继续上升。

3. 恢复期　尿量正常，尿毒症症候群消失，随意饮食下尿素氮、肌酐值在正常范围。

（三）辅助检查

1. 实验室检查

（1）尿比重与尿渗透压：正常尿比重为1.015～1.025之间，当肾小管功能受损时，重吸收能力下降，尿比重降低。正常尿渗透压为40～120mOsm／（kg·H_2O），比尿比重更能反映肾脏浓缩和稀释功能。

（2）血尿素氮、肌酐：两者均为体内代谢产物，在肾功能下降50%左右时，才开始出现血浓度升高，因此不是反映肾脏早期受损的敏感指标。

2. 影像学检查

（1）B超：对危重肾脏病人的肾脏、尿路系统器质性改变的诊断和监护具有独特价值。常用于观察肾脏大小、有无占位、肾盂积水、尿路结石、肾周围脓肿或血肿、肾动脉狭窄等。

（2）尿路平片与静脉肾盂造影：可以显示肾脏大小、位置、有无结石、占位、尿路梗阻及尿路畸形等，静脉肾盂造影还可用于判断肾脏功能状态。

（3）CT和MRI：两者均有分辨率高和无创性的优点，可以显示微小病灶，对肾功能不良者亦可使用。

3. 肾穿刺活检　是获取肾脏标本的重要手段之一。大约有20%的急性肾衰需要活检明确病因诊断。

三、急救措施

（一）病因治疗

积极治疗原发病是抢救成功的关键，对肾前性肾衰者，可给予扩容、补充血容量、控制心衰以改善肾血流和肾功能。解除尿路梗阻有利于肾后性肾衰的缓解。

（二）尿期的治疗

1. 饮食　给予无盐低蛋白饮食，禁食含钾高的水果。

2. 限制入量　原则上量出为入，每天需液体量-显性失水量（包括尿、大便、呕吐物、创口渗出液）+500毫升（为不显性失水减去代谢内生水）。定期检查血红蛋白、血细胞比容、血钠等，及有无血液浓缩现象，每天测体重，监测中心静脉压，以了解血容量的情况，同时密切观察颈静脉是否怒张，下肢有无水肿等情况。

3. 纠正电解质平衡失调

（1）高血钾：是少尿期致死的主要原因。高钾导致心律失常时，应立即给予10%的葡萄糖酸钙20～30毫升缓慢静脉注射，存在传导阻滞时应用阿托品。其次是促使钾向细胞内转移，如用5%碳酸氢钠100～200毫升静脉滴注，或5%～10%葡萄糖加胰岛素静脉滴注，还可应用排钾利尿剂如呋塞米、氢氯噻嗪（氢氯噻嗪）等。血液透析或腹膜透析的效果较好。

（2）高血镁：10%葡萄糖酸钙10毫升静脉注射，必要时1～2小时后重复，透析为治疗高血镁的主要方法。

（3）纠正代谢性酸中毒：常用的碱性药物有5%碳酸氢钠、11.2%乳酸钠。

4. 利尿剂的应用　可用大剂量的呋塞米以利尿，200～1000mg／d，分4～6次，稀释于50%葡萄糖中静脉滴注。

5. 预防和控制感染　加强呼吸道和口腔护理，选用合适的抗生素，即对肾脏无毒性、不主要经肾排出、在透析时不被透析出。

6. 血液透析治疗　是急性肾衰竭的重要治疗方法。

（三）多尿期的治疗

1. 饮食　仍需控制蛋白质的摄入量。

2. 出入量平衡　初期不宜大量补水，因少尿期常有水潴留，多尿后期可发生脱水，应适当补充，补液量应比出液量少500～1000毫升，以保持水平衡。

3. 电解质的监测　多尿期可发生高血钠及高血氯，应定期检查血钾、钠、氯，发现异常及时调整。

（四）恢复期

此期的治疗原则是避免使用对肾脏有害的药物，不宜妊娠、手术，注意营养。

（五）急性肾衰竭紧急透析的指征

（1）血钾≥7mmol／L。

（2）二氧化碳结合力≤15mmol／L。

（3）pH≤7.25。

（4）血尿素氮大于54mmol／L。

（5）血肌酐大于884mmol／L。

（6）急性肺水肿。

四、护理措施

1. 卧床休息　应绝对卧床休息，以减轻肾脏负担，昏迷病人应定时翻身，每2小时1次。

2. 饮食护理　对能进食的病人，鼓励进食低蛋白、高热量饮食。限制饮食中钾及钠的含量，以避免高钾血症及水潴留。危重病人禁食，给予胃肠内营养或静脉高营养。

3. 心理护理　安慰病人，减轻其恐惧及焦虑情绪。

4. 病情观察

（1）尿的观察：密切观察尿量及尿比重的变化。

（2）准确记录出入量。

（3）每日测定电解质及肌酐。

（4）注意观察氮质血症及酸中毒的表现：如恶心、腹泻及呼吸深大等。

（5）严密监测心电图的变化，注意有无高血钾的表现。

5. 血液透析的护理

（1）透析前向病人说明透析的目的、过程和可能出现的情况，以避免病人紧张、焦虑。嘱病人排尿，并测量体重及生命体征。

（2）透析过程中应注意观察病人有无低血压、热原反应、头痛，有无凝血现象；透析装置各部件运转是否正常等。

（3）透析后2～4小时内避免各种注射、穿刺、侵入性检查，并注意观察有无出血倾向、低血压、心力衰竭及局部有无渗血等。

第四节　急性肝衰竭

肝衰竭是由多种因素引起肝细胞严重损害，导致其合成、解毒和生物转化等功能发生严重障碍，出现以黄疸、凝血功能障碍、肝性脑病和腹腔积液等为主要表现的一种临床综合征。其中以急性起病，2周以内出现肝衰竭临床表现病人，称之为急性肝衰竭。

一、概述

（一）病因

引起肝衰竭的病因有多种。在我国，肝衰竭的主要原因是病毒性肝炎（以乙型肝炎为主），其次是药物及有毒物质（包括药物、酒精及化学品等）。在欧美国家，药物是引起急性、亚急性肝衰竭的常见原因；酒精性肝损害是引起慢性肝衰竭的主要原因。在儿童病人，遗传代谢性肝损害是引起肝衰竭的主要病因。

（二）分类

根据肝衰竭病理组织学的特征和病情发展的速度，可将肝衰竭分为急性肝衰竭、亚急性肝衰竭和慢性肝衰竭。其中急性和亚急性肝衰竭是由于肝脏功能急剧减退导致以明显黄疸、凝血功能障碍和肝性脑病为主要表现的综合征；慢性肝衰竭是由于肝细胞损害慢性进行性加重所致，以腹腔积液或其他门脉高压、凝血功能障碍和肝性脑病为主要表现的肝功能失代偿状态。

在慢性肝病基础上发生的急性肝衰竭，国外将其称为慢加急性肝衰竭，国内称之为慢性重型肝炎。对于慢加急性肝衰竭的归属问题，目前国内外学者尚有不同意见，有些学者认为属于急性（亚急性）肝衰竭，也有学者认为应该归于慢性肝衰竭，还有认为应单独分为一类。

急性肝衰竭：急性起病，2周以内出现肝衰竭的临床表现。

亚急性肝衰竭：起病较急，15天～24周出现肝衰竭的临床表现。

慢性肝衰竭：在慢性肝病、肝硬化基础上，肝功能进行性减退。

二、肝衰竭的分期

根据病人临床表现的严重程度，可将肝衰竭分为早期、中期和晚期。

（一）早期

1. 极度乏力，并有明显厌食、频繁呕吐和顽固性腹胀等严重消化道症状。
2. 黄疸进行性加深（血清总胆红素>171μmol/L或每天上升≥17μmol/L）。
3. 有出血倾向，30%≤凝血酶原活动度（prothrombin time activity，PTA）<40%。
4. 未出现肝性脑病及明显腹腔积液。

（二）中期

在肝衰竭早期表现基础上，病情进一步发展，出现以下两条之一者。

1. 出现Ⅱ级或以上肝性脑病，和（或）明显腹腔积液。
2. 出血倾向明显，且20%≤PTA<30%。

（三）晚期

在肝衰竭中期表现基础上，病情进一步加重，出现以下三条之一者。

1. 有难治性并发症，例如肝肾综合征、上消化道大出血、严重感染和难以纠正的水电解质紊乱等。

2. 出现Ⅲ级或以上肝性脑病。

3. 有严重出血倾向，PTA<20%。

三、肝衰竭的诊断

（一）临床诊断

肝衰竭的临床诊断需要依据病史、临床症状和辅助检查等综合分析而确定。

1. 急性肝衰竭　急性起病，在两周内出现以下表现者：

（1）极度乏力，并有明显厌食、腹胀，频繁恶心、呕吐等严重消化道症状和（或）腹腔积液。

（2）短期内黄疸进行性加深（血清总胆红素>171μmol／L或每天上升≥17μmol／L）。

（3）出血倾向明显，PTA<40%，且排除其他原因。

（4）有不同程度的肝性脑病。

（5）肝脏进行性缩小。

2. 亚急性肝衰竭　急性起病在15天～24周出现以上急性肝衰竭的主要临床表现。

3. 慢性肝衰竭　是指在慢性肝病、肝硬化基础上，肝功能进行性减退。其主要诊断要点：

（1）有腹腔积液或其他门脉高压表现。

（2）肝性脑病（C型）。

（3）血清总胆红素增高，清蛋白<30g／L。

（4）有凝血功能障碍，PTA≤40%。

（二）辅助诊断

1. 总胆红素升高。

2. 清蛋白或前清蛋白明显下降。

3. 谷草转氨酶／谷丙转氨酶（alanine aminotransferase／Alanine aminotransferase，AST／ALT）比值>1。

4. 血清胆碱酯酶活力显著降低。

5. PTA<40%。

6. 支链氨基酸／芳香氨基酸比值显著下降。

7. 血氨水平明显升高。

8. 血内毒素水平升高。

9. 影像学检查提示肝脏体积进行性缩小。

10. 血胆固醇水平明显降低。

（三）组织病理学诊断

组织病理学检查在肝衰竭的诊断、分类及预后判定上具有重要价值，但由于肝衰竭病人的凝血功能严重降低，实施肝穿刺具有一定的风险，在临床工作中应该慎重对待。肝衰竭的病理变化随病因不同而有所差异。由肝炎病毒引起者主要表现为肝组织弥漫性炎症坏死；药物引起者主要为肝脏中央带坏死。免疫抑制状态下发生肝衰竭的病理变化主要为汇管区周围纤维化，肝内胆汁淤积和肝细胞气球样变，大块或亚大块坏死性病变少见。

1. 急性肝衰竭的主要病理特征　肝细胞呈一次性坏死，坏死面积≥肝实质的2／3；或亚大块坏死，或桥接坏死，伴存活肝细胞严重变性，窦壁网架不塌陷或少量非完全性塌陷。

2. 亚急性肝衰竭的主要病理特征　肝组织呈新旧不等的亚大块坏死或桥接坏死；较陈旧的坏死区网状纤维塌陷，或有胶原纤维沉积；残留肝细胞呈程度不等的再生，再生肝细胞团的周边部可见小胆管样增生和胆汁淤积。

3. 慢性肝衰竭的主要病理特征　主要为弥漫性肝脏纤维化以及异常结节形成，可伴有分布不均的肝细胞坏死。

四、急救治疗

目前，针对急性肝衰竭的内科治疗尚缺乏特效的药物和手段，应强调早期诊断、早期治疗，针对不同病因采取相应的综合治疗措施，并积极防治各种并发症。

（一）一般支持治疗

1. 绝对卧床休息，减少体力消耗，减轻肝脏负担。

2. 加强病情监护。

3. 高糖、低脂、适当蛋白饮食，进食不足者，每天静脉补给足够的液体和维生素，保证每天1500千卡以上总热量。

4. 适当补充清蛋白或新鲜血浆，纠正低蛋白血症，并补充凝血因子。

5. 注意纠正水电解质及酸碱平衡紊乱，特别要注意纠正低钠、低氯、低钾血症和碱中毒。

6. 注意消毒隔离，预防医院感染发生。

（二）针对病因和发病机制的治疗

1. 病因治疗　针对不同病因采取不同措施，例如药物性肝衰竭应停用致肝损害药物；对乙肝病毒的脱氧核糖核酸（hepatitis B virus DNA，HBV-DNA）阳性的肝衰竭病人，可早期酌情使用拉米夫定100mg／d。

2. 免疫调节治疗

（1）肾上腺糖皮质激素：目前对于肾上腺糖皮质激素在肝衰竭治疗中的应用尚存争议。对于急性肝衰竭早期，病情发展迅速的病人，可酌情使用肾上腺糖皮质激素治疗。

（2）胸腺素制剂：为调节肝衰竭病人机体的免疫功能，可使用胸腺素α1等免疫调节剂。

3. 控制肝细胞坏死，促进肝细胞再生，可选用促肝细胞生长素和前列腺素E1等药物。

4. 其他治疗　应用肠道微生态调节剂，使用乳果糖或拉克替醇，酌情选用改善微循环药物，抗氧化剂如还原型谷胱甘肽和N-乙酰半胱氨酸等治疗。

（三）并发症的防治

1. 肝性脑病

（1）去除诱因，如严重感染、出血及电解质紊乱等。

（2）限制饮食中的蛋白摄入。

（3）应用乳果糖或拉克替醇，口服或高位灌肠，可酸化肠道，促进氨的排出，同时抑制肠道蛋白分解菌群，减少肠源性毒素吸收。

（4）视病人的血电解质和酸碱情况酌情选择精氨酸、鸟氨酸-门冬氨酸等降氨药物。

（5）酌情使用支链氨基酸或支链氨基酸+精氨酸混合制剂等纠正氨基酸失衡。

（6）人工肝支持治疗。

2. 脑水肿

（1）高渗性脱水剂，如20%甘露醇或甘油果糖，肝肾综合征病人慎用。

（2）襻利尿剂，一般选用呋塞米，可与渗透性脱水剂交替使用。

3. 肝肾综合征

（1）大剂量襻利尿剂冲击，可用呋塞米持续泵入。

（2）限制液体入量，控制在尿量500～700mL／24h以上。

（3）肾灌注压不足者可应用清蛋白扩容加特利加压素等药物。

（4）液体负荷试验：对于疑有肾前性少尿的病人，应行快速补液试验，即在30分钟内输入500～1000毫升晶体液或300～500毫升胶体，同时根据病人反应性（血压升高和尿量增加）和耐受性（血管内容量负荷过多）来决定是否再次给予快速补液试验。

4. 感染

（1）肝衰竭病人容易并发感染的常见原因是机体免疫功能低下和肠道微生态失衡等。

（2）肝衰竭病人常见感染包括原发性腹膜炎、肺部感染和败血症等。

（3）感染的常见病原体为大肠杆菌、其他革兰阴性杆菌、葡萄球菌、肺炎球菌、厌氧菌等细菌以及白色念珠菌等真菌。

（4）一旦出现感染，应首先根据经验用药，选用强效抗生素或联合用药，同时加服微生态调节剂，及时进行病原体检测及药敏试验，并根据药敏结果调整用药。

5. 出血

（1）门脉高压性出血：①降低门脉压力，首选生长抑素类药物，也可使用垂体后叶素，或联合应用硝酸酯类药物。②用三腔管压迫止血。③可行内镜硬化剂或套扎治疗止血。④内科保守治疗无效时采用急诊外科手术。

（2）弥漫性血管内凝血：①给予新鲜血浆、凝血酶原复合物、纤维蛋白原等补充凝血因子，血小板显著减少者可输血小板。②可选用低分子肝素或普通肝素；③可应用氨甲环酸等抗纤溶药物。

五、护理措施

（一）病情观察

1. 观察病人的神志及言行表现　因肝性脑病为肝衰竭后期的主要表现及致死原因，因此要特别注意观察病人的神志是否清楚，性格和行为有无异常，如无故大哭大笑，衣服上下倒穿，表情淡漠，突然沉默寡言或喋喋不休等，常为肝性脑病的先兆；如病人由躁动不安转入昏睡状态，对周围环境反应迟钝，强刺激才能唤醒，常提示为肝性脑病的先兆；如病人表情淡漠、面色苍白、大汗淋漓等，常为大出血或休克的先兆，应及时报告医生处理。

2. 观察病人的呼吸有无异常　呼吸异常常出现在肝性脑病、出血或继发感染时，因此，应密切注意观察病人呼吸情况，注意观察病人的呼吸频率、节律及呼吸的气味等，如闻及病人呼出的气味有肝臭味时，常为肝性脑病的先兆，应立即通知医生及时救治。

3. 观察病人体温的变化　肝衰竭病人因肝细胞的坏死常会出现持续低热，如病人的体温逐渐并持续升高，常常提示有继发感染的可能，用物理降温或药物退热者，应每半小时测体温一次并做记录，为治疗提供依据。

4. 观察血压、脉搏的变化　如病人的血压明显下降、脉搏加快、细速，常提示有大出血或休克的可能，如脉搏缓慢、洪大有力，同时伴有血压升高。呼吸深慢时，常为颅内高压的先兆，对于肝衰竭病人，做肝穿刺或腹腔穿刺放腹腔积液时和处理后，需专人观察，定时测量血压并做记录。

5. 准确记录每日出入液量　注意观察尿量的变化及尿的颜色和性质，如病人的尿量突然减少或无尿，常为合并肾功能不全的征象或大出血和休克的先兆，应及时报告医生处理。

（二）一般护理

1. 饮食护理　应以适量蛋白质、糖和丰富的维生素为基本原则。避免食用粗糙、坚硬、油炸和辛辣食物，以免损伤食管黏膜诱发出血。因肝脏功能多严重损伤，清除氨的能力下降，故蛋白质饮食要适当控制，特别是含芳香氨基酸多的鸡肉、猪肉等，以防诱发肝性脑病，出现肝性脑病时，应严禁蛋白质饮食，同时控制钠盐和水的摄入量。

2. 心理护理　由于病人大多病情危重，抢救治疗难度大，常会使病人产生悲观、恐惧、绝望等不良情绪，护理人员除做到勤巡视、细观察外，还应重视并满足病人的心理需求，可选择适当的语言进行安慰，多向病人说明治疗的进展情况以及相应的护理程序，使病人明白必须主动配合才能得到最佳疗效，才能战胜疾病，尽可能消除其恐惧、悲观、绝望等消极情绪，帮助病人树立战胜疾病的信心。

3. 其他护理　保持床铺整洁干净，加强病人的皮肤护理，经常按摩受压部位，防止压疮的发生；保持病人的呼吸道通畅、勤翻身、叩背、吸痰，以防止呼吸道感染及坠积性肺炎的发生；做好口腔护理，对神志清楚者可督促其进食后漱口，早晚刷牙，对病重生活不能自理者，可按病情需要适当增加口腔护理的次数，昏迷病人禁止漱口，可用开口器协助擦洗护理。

（三）并发症护理

1. 肝性脑病　肝性脑病是严重肝病引起的、以代谢紊乱为基础、中枢神经系统功能失调为表现的临床综合征，高蛋白饮食是诱因之一，因此，发病初期数天内应禁食蛋白质，避免氨基酸在肠道内分解产生氨而加重肝性脑病。病情好转或清醒后，每隔2～3天增加10克蛋白质，逐渐增加至30～60g／d，以植物蛋白为主，因其含支链氨基酸较多，甲硫氨酸、芳香氨基酸较少，且含有非吸收性纤维而被肠菌酵解产酸，有助于氨的排除和通便。

以碳水化合物为主的食物，如蜂蜜、葡萄糖，既可以减少组织蛋白质分解产氨，又可促进氨与谷氨酸结合形成谷氨酰胺而降低血氨。昏迷者可用鼻胃管供食，鼻饲液最好用25%的蔗糖或葡萄糖液，或静脉滴注10%葡萄糖溶液，长期输液者可深静脉或锁骨下插管滴注25%葡萄糖溶液和维持营养。避免快速输注大量葡萄糖液，防止产生低钾血症、心力衰竭和脑水肿。脂肪每日供给50克左右，不宜过高，以免延缓胃的排空，增加肝脏的负担。

无腹腔积液者每天摄入钠量3～5克，显著腹腔积液者，钠量应限制在0.25g／d，入水量一般为前一天的尿量+1000毫升，防止血钠过低、血液稀释。低钾血症时，要补充氯化钾和含钾多的食物，如浓果汁、香蕉、香菇、黑木耳等；高血钾时，避免食用含钾多的食物。

饮食应选用柔软的食物纤维，以利通便，因便秘可促进细菌分解产氨，使血氨浓度增高，因此保持大便通畅可减少肠道毒素的吸收。伴有肝硬化食管胃底静脉曲张的病人，避免刺激性、坚硬、粗糙食物，不宜食用多纤维、油炸、油腻食物，应摄入丰富的维生素，但不宜用维生素B_6，因其可使多巴在周围神经处转为多巴胺，影响多巴进入脑组织，减少中枢神经系统的正常传导递质。

肝性脑病时，病人可取仰卧位，头偏向一侧，以保持呼吸道通畅；给予持续低流量吸氧，以改善机体的缺氧情况，防止脑缺氧；鼻饲饮食，以保持机体足够的营养代谢。有躁动时应专人护理，以防止坠床，仔细观察并记录病人的意识状态、瞳孔大小、对光反应、角膜反射及压眶反应等。

一般肝性脑病病人常伴有尿失禁或尿潴留，应留置尿管，定时间歇放尿，一般为4小时一次，记录尿量，观察尿的颜色、性质等，定期送尿检查；保持外阴的清洁，注意肛周及会阴皮肤的保护。

2. 上消化道大出血的护理　病人因为肝严重损伤致凝血因子合成障碍，病人常有明显的出血倾向，上消化道大出血是导致重症肝炎病人死亡的重要原因之一。对少量出血无呕吐，或仅有黑便，或无明显活动性出血者，可选用温凉、清淡无刺激性流食。

对食管、胃底静脉曲张破裂出血、急性大出血伴恶心呕吐者应禁食，不恰当的进食水有加重或引发再次出血的可能。出血停止后1～2天改为半流质饮食，渐渐改为软食。开始少量多餐，以后改为正常饮食。给营养丰富易消化的食物，限制钠和蛋白质摄入，避免诱发和加重腹腔积液与肝性脑病。不食生拌菜及粗纤维多酸蔬菜，不食酸辣、刺激性食物和饮料、硬食等，应细嚼慢咽，避免损伤食管黏膜而再次出血。

绝对卧床休息，应保持去枕平卧位，头偏向一侧，以免误吸。持续低流量吸氧，机体缺氧会严重地损伤本已衰退的肝脏功能，为抢救带来困难。

详细记录出血量及性质，密切观察病人的一般情况，如脉搏、血压、神志、甲床、四肢温度等，以判断出血情况，如病人出现面色苍白，心慌、大汗、烦躁，脉细速等，为再次大出血的先兆，应立即通知医生，并做好抢救准备。

注意观察大便的颜色、次数及量以判断有无继续出血的迹象。为了清除肠道内积血，减少病人肠内血氨吸收，可用弱酸溶液灌肠，严禁用碱性溶液灌肠。

做好病人的心理护理，突然出现的大量的呕血、便血常会极大地刺激病人，使之产生恐惧、忧郁、绝望甚至濒临死亡等消极情绪，应做好解释安慰工作，尽可能地消除病人的消极情绪，帮助其树立战胜疾病的信心。

第五节　多器官功能不全综合征

多器官功能不全综合征（multiple organ dysfunction syndrome，MODS）是急诊危重病人发病和死亡的一个主要原因，既不是一个独立疾病，又不是单一脏器演变过程，乃是涉及多个器官的病理变化。这主要是由于人体遭严重侵袭（创伤、休克、感染和炎症等）后组织系统发生串联效应，在疾病早期可存在多系统器官功能不全，晚期则相继进入衰竭状态。了解MODS的病理生理，对开展预见性护理十分重要。

一、概 述

（一）概念

MODS为同时或相继发生两个或两个以上急性器官功能不全临床综合征，在概念上强调：

1. 原发致病因素是急性的，继发受损器官可在远隔原发伤部位，不能将慢性疾病器官退化失代偿时归属于MODS。

2. 致病因素与发生MODS必须间隔一定时间（>24小时），常呈序贯性器官受累。

3. 机体原有器官功能基本健康，功能损害是可逆性的，一旦发病机制阻断，及时救治后器官功能可望恢复。

MODS病死率可高达60%，四个以上器官受损几乎100%死亡，故是当前危重病医学中一个复杂棘手难题。

（二）病因

1. 感染　为主要病因，尤其脓毒血症、腹腔脓肿、急性坏死性胰腺炎、肠道功能紊乱、肠道感染和肺部感染等较为常见。

2. 组织损伤　严重创伤、大手术、大面积深部烧伤及病理产科。

3. 休克　创伤出血性休克和感染性休克，凡导致组织灌注不良，缺血缺氧均可引起MODS。

4. 心脏呼吸骤停复苏时造成各脏器缺血、缺氧；复苏后又可引起“再灌注”损伤。

5. 诊疗失误

（1）高浓度氧持续吸入，可使肺泡表面活性物质破坏，肺血管内皮细胞损伤。

（2）在应用血液透析和床旁超滤吸附中造成不均衡综合征，引起血小板减少和出血。

（3）在抗休克过程中使用大剂量去甲肾上腺素等血管收缩药，继而造成组织灌注不良，缺血缺氧。

（4）手术后输液：输液过多引起心肺负荷过大，微循环中细小凝集块出现，凝血因子消耗，微循环不全等均可引起MODS。

二、发病机制

（一）微循环不全

炎症刺激物使补体系统激活，后者再激活中性粒细胞和巨噬细胞，造成内皮细胞损伤，血小板激活，以及细胞微血管的白细胞黏附造成广泛微血栓形成和微循环阻塞，组织缺氧能量代谢不全，溶酶体酶活性升高，造成细胞坏死，再度释放新的炎症刺激物，形成恶性循环。

（二）“缺血再灌注”损伤

当心脏骤停、复苏、休克发生时器官缺血，血流动力学改善后，但对器官产生“缺血再灌注”，细胞线粒体内呼吸链受损氧自由基泄漏，中性粒细胞激活后发生呼吸爆发，产生大量氧自由基；此外“再灌注”时次黄嘌呤经黄嘌呤氧化酶作用分解为尿酸，在此过程中生成大量氧自由基和毒性氧代谢物，造成细胞膜或细胞内膜脂质过氧化引起细胞损伤。当细胞蛋白质受自由基攻击表观膜流体性丧失，继而细胞器或整个细胞破坏，引起Ca^{2+}内流，细胞进一步损伤。

（三）炎性反应

致病微生物及其毒素直接损伤细胞外，主要通过炎性介质如肿瘤坏死因子（tumour necrosis factor，TNF）、白介素（interleukin，IL-1，4，6，8）、血小板激活因子（platelet activating factor，PAF）、花生四烯酸、白三烯、磷脂酶A_2（phospholipase A_2，PLA_2）、血栓素A_2、β内啡肽和血管通透性因子等作用下，机体发生血管内皮细胞炎性反应、通透性增加、凝血与纤溶、心肌抑制、血管张力失控，导致全身内环境紊乱，称“全身炎症反应综合征（SIRS）”，常是MODS的前期表现。

（四）胃肠道损伤

胃肠道是细菌和内毒素储存器，是全身性菌血症和毒血症发源地。现已证实：

1. 机械通气相关性肺炎，其病原菌多来自胃肠道。

2. 胃肠道黏膜对低氧和缺血再灌注损伤最为敏感。

3. 小肠上皮的破坏会使细菌移居和毒素逸入到血流。

4. 重症感染病人肠道双歧杆菌、拟杆菌、乳酸杆菌和厌氧菌数量下降，创伤、禁食、营养不良、制酸药和广谱抗生素应用更易造成黏膜屏障功能破坏。

正常小肠蠕动是防止肠革兰阴性杆菌过度繁殖的重要条件，胃肠黏膜易受炎性介质的攻击而损害。

（五）基因诱导假说

缺血再灌注和SIRS能促进应激基因的表达，通过热休克反应、氧化应激反应、紫外线反应等促进创伤、休克、感染、炎症等应激反应，细胞功能受损导致MODS发生。细胞凋亡是由细胞内固有程序所执行的细胞“自杀”过程，表现细胞肿胀、破裂、内容物溢出并造成相邻组织炎症反应。细胞凋亡相关基因如胸腺细胞ICE基因在伤后1小时开始表达，6小时最高，与细胞凋亡增强相一致。在MODS发病过程中既有缺血再灌注、内毒素等攻击细胞受损形成“他杀”而死，亦有细胞内部基因调控“自杀”而亡。

（六）“两次打击”假说

认为早期创伤、休克等致伤因素视为第一次打击，此时非常突出特点是炎性细胞被激活处于一种“激发状态”，如果感染等构成第二次打击，即使强度不大，亦可激发炎性细胞释放超量炎性介质和细胞因子，形成“瀑布样反应”，出现组织细胞损伤和器官功能不全。此假说初步阐明MODS从原发打击到器官衰竭的病理过程，基本符合临床演变规律。

（七）凝血系统紊乱在多器官功能不全综合征发病中的作用

弥散性血管内凝血是一种以全身血管内凝血系统激活及血液循环中广泛纤维蛋白沉积为特征的综合征。研究显示，炎症和凝血系统激活的交叉是临床DIC的标志，可能是MODS的真正原因。事实上，用敏感的实验室检查可以检测到所有革兰阴性杆菌感染病人都有凝血系统的广泛激活，但临床上只有30%～50%出现持续性血小板减少、凝血因子消耗，检测到可溶的纤维蛋白和纤维蛋白降解产物等显示DIC存在的指标。因此，可以假说是：炎症反应中凝血级联的激活是宿主对感染反应的重要组成部分，凝血系统紊乱在引起多器官功能不全或危重病人死亡中有一定作用。

三、诊断标准

MODS的演变常为序贯性变化，多以某一器官开始，尔后其他器官发生病变，呈多米诺效应。

在1980年弗赖伊提出MOF诊断标准：

1. 肺：机械通气支持5天或5天以上，维持FiO_2>40%。
2. 肝：血清总胆红素>3μmol／L，AST、ALT>正常值2倍。
3. 肾：血肌酐>176.8μmol／L，不论其尿量多少。
4. 胃肠道：上消化道出血100毫升以上。

此标准简单易操作但不能反映MODS时各器官变化的多样性和动态变化。后来柯林斯又提出较为全面MODS诊断标准，认为心血管系统、呼吸系统、肾脏、血液、神经和肝脏存在一项以上异常者，即考虑诊断MODS。

准确地评价MODS病人的病情严重程度，以便适时地预测结局，指导治疗，对于有效地降低和控制MODS相关的高病死率和医疗费用，具有极为重要的意义。戈里斯还曾提出评价MODS的严重程度的计分法以器官功能正常为“0”分，中等不全为“1”分，严重不全为“2”分，其总分最低为0分，最高为14分。随着病情演变，有学者又将MODS的病程分为4期，以指导治疗和预后判断。

四、治疗

以祛除病因，控制感染，消除触发因子，有效地抗休克，改善微循环，重视营养支持，维持机体内环境平衡，增强免疫力，防止并发症，实行严密监测，注意脏器间相关概念实行综合防治。

（一）改善心脏功能

1. MODS常发生心功能不全，血压下降，微循环瘀血，动静脉短路开放血流分布异常，组织氧利用不全，故应对心功能及其前、后负荷和有效血容量进行严密监测。

2. 确定输液量与输液速度，注意晶体与胶体、糖液与盐水、等渗与高渗液的比例。

3. 清蛋白、新鲜血浆应用，不仅补充血容量有利于增加心搏量，而且维持血压胶体渗透压，防止肺间质和肺泡水肿，可增加免疫功能。

4. 全血的使用宜控制血球压积在40%以下为好。

5. 使用血管扩张剂有利于减轻心脏前、后负荷，增大脉压差，促使微血管管壁黏附白细胞脱落，疏通微循环。

（二）加强呼吸支持

1. 肺是敏感器官，ALI、ARDS时肺泡表面活性物质破坏肺内分流量增大，肺血管阻力增加，肺动脉高压，肺顺应性下降，导致PaO_2降低、随着病程迁延、炎性细胞浸润和纤维化形成，治疗更棘手。

2. 呼吸机辅助呼吸应尽早使用，PEEP是较理想模式，但需注意对心脏、血管、淋巴系统的影响，压力宜渐升缓降。一般不宜超过15cmH_2O（1.5kPa）。潮气量宜小，防止气压伤和肺部细菌和其他病原体向血液扩散。

3. 吸氧浓度不宜超过60%，否则可发生氧中毒和肺损害。

4. 为了保证供氧维持一定PaO_2水平，而$PaCO_2$可以偏高，即所谓“允许性高碳酸血症”。

5. 加强气道湿化和肺泡灌洗，清除呼吸道分泌物，防治肺部感染，保护支气管纤毛运动。

（三）肾衰竭的防治

1. 注意扩容和血压维持，避免或减少用血管收缩药，保证和改善肾血流灌注，多巴胺和硝普钠等扩张肾血管药物，可能具有保护肾脏功能的作用。

2. 床旁血液透析和持续动静脉超滤及血浆置换进行内毒素清除，可具有一定效果。

3. 呋塞米等利尿药，对防治急性肾衰有一定疗效，但注意过大剂量反而有损于肾实质。

（四）胃肠功能的保护

1. 传统采用西咪替丁、雷尼替丁等H_2受体拮抗剂防治消化道出血，可降低胃酸，反而促使肠道细菌繁殖，黏膜屏障破坏，毒素吸收，细菌移居引起肠源性肺损伤和肠源性脓毒血症，从而加剧MODS发展，所以在使用该类药物治疗时，要注意时机和用量。

2. MODS病人肠道中双歧杆菌、拟杆菌、乳杆菌明显低于正常人，专性厌氧菌与黏膜上皮细胞紧密结合形成一层“生物膜”，有占位性保护作用。大量应用抗生素，可破坏这层生物膜，导致肠道菌群失调，故应用微生态制剂可能是有益的。

（五）凝血系统紊乱的治疗

1. 理论上，肝素诱导的ATⅢ活性增加可以抑制凝血级联的所有的丝氨酸蛋白酶凝血因子，防止凝血系统激活进展为DIC或DIC的进一步发展，但全身感染病人的ATⅢ明显下降，限制了这种治疗方法的效果。普通肝素还可能会加重与DIC有关的出血倾向，进一步降低ATⅢ的水平；几乎没有证据显示普通肝素能改善感染病人的器官的功能。

2. 尽管输注低分子量肝素对全身感染病人有一定好处，但支持其应用的客观临床资料还很少。

3. 也有学者认为有出血倾向应尽早使用肝素，因MODS各器官损害呈序贯性而DIC出现高凝期和纤溶期可叠加或混合并存，故肝素不仅用于高凝期，而且亦可在纤溶期使用，但剂量宜小，给药方法采用输液泵控制静脉持续滴注，避免血中肝素浓度波动。

（六）营养与代谢管理

1. MODS机体常处于全身炎性反应高代谢状态，热能消耗极度增加，采用营养支持的目的是补充蛋白质及能量过度消耗；增加机体免疫和抗感染能力；保护器官功能和创伤组织修复需要。

2. 热卡分配　非蛋白热卡30kcal／（kg·d），葡萄糖与脂肪比为（2～3）：1。支链氨基酸比例增加，如需加大葡萄糖必须相应补充胰岛素，故救治中需增加胰岛素和氨基酸量。

3. 新近发现，此类患者体内生长激素和促甲状腺素均减少，适当补充可有较好效果。

4. 中长链脂肪乳剂可减轻肺栓塞和肝损害，且能提供热能防治代谢衰竭；还要重视各类维生素和微量元素补充。

5. 深静脉营养很重要，但不能完全代替胃肠营养，现已认识创伤早期胃肠道麻痹主要在胃及结肠，而小肠仍存在吸收功能，故进行肠内营养有利于改善小肠供血，保护肠黏膜屏障。肠黏膜营养不仅依赖血供，50%小肠营养和80%结肠黏膜营养来自肠腔内营养物质。

6. MODS肠内营养如采用持续胃内滴注，可使胃酸分泌减少，pH升高，致细菌繁殖，故有学者认为应以间断法为宜；空肠喂养可避免胃pH升高。

7. 代谢紊乱除缺乏营养支持有关，主要与休克、低氧和氧耗／氧供失衡关系密切，故要重视酸碱平衡和水电解质紊乱和低氧血症的纠正。

（七）免疫与感染控制

1. MODS病人细胞、体液免疫、补体和吞噬系统受损易产生急性免疫功能不全，增加感染概率。

2. 控制院内感染和增加营养。

3. 应选用抗革兰阴性杆菌为主广谱抗菌药，并注意真菌防治。

4. 血清蛋白和丙种球蛋白使用，可能有利于增强免疫机制。

五、护理措施

（一）评估

诊断依据有诱发因素、全身炎症反应综合征（脓毒血症或免疫功能不全的表现）、多器官功能不全。其中诱发因素可通过体检和病史询问较易获得，而早期准确的判断全身炎症反应综合征和多器官功能不全是及时诊断MODS的关键。

（二）护理

1. 了解发生病因，应了解严重多发伤、复合伤、休克、感染等是常见发病因素，掌握病程发展的规律性并有预见性地给予护理。

2. 严密观察病情

（1）生命体征监测：严密监测病人的生命体征，包括体温、脉搏、呼吸及神志。MODS早期常无特殊表现，待症状出现时病情常难以逆转，因此，早期评价各脏器功能识别MOF有重要意义。监测呼吸时要注意是吸气性还是呼气性呼吸困难，有无“三凹征”；脉搏细数或缓慢提示可能存在心力衰竭；血压过低提示可能合并休克；意识及瞳孔变化多提示中枢神经系统病变。

（2）内环境监测：注意胶体或晶体渗透压平衡，水、电解质平衡，凝血与抗凝血系统平衡，氧合、通气指标，血酸碱度，肠道菌群平衡等。观察尿量、尿的颜色及比重，有无血尿。注意观察皮肤颜色、湿度、弹性，有无出血点、瘀斑等，观察有无缺氧、脱水、过敏及DIC等现象。加强皮肤护理，防止压疮发生。准确记录出入量，及时发现应激性溃疡所致的上消化道出血。

3. 保证营养与热量的摄入　病人多处于代谢和分解亢进状态，热量需要提高，应给予病人充分的营养支持，维持正氮平衡，长期静脉营养时应注意导管的护理，防止导管败血症的发生。合理调配饮食，增加病人的抵抗力。

4. 防止感染　病人免疫功能低下，抵抗力差，极易发生感染，尤其是肺部感染。为此最好安排病人住单人房间，严格执行床边隔离和无菌操作，防止交叉感染。室内空气要经常流通，定时消毒，医护人员注意洗手，杜绝各种可能的污染机会。加强各种导管的护理，定时更换，确保引流通畅。手术及外伤病人注意伤口敷料有无渗血、渗液；做好皮肤、口腔护理。定时翻身叩背，防止压疮发生。长期卧床者注意下肢活动，避免下肢深静脉血栓形成；对糖尿病者注意监测血糖，防止高血糖或低血糖的发生。

5. 用药的观察

（1）血管活性药物：常用多巴胺，其不良反应有胸痛、呼吸困难、心律失常等，长期应用时可能会出现手足疼痛或手足发冷，外周血管长期收缩可能导致局部坏死或坏疽，应注意观察及时发现。

（2）皮质激素类：常见的不良反应有厌食、头痛、嗜睡等，长期使用或用量较大时可以导致胃溃疡、血糖升高、骨质疏松、肌肉萎缩以及诱发感染等，因此应注意观察。

（3）蛋白酶抑制剂：常用乌司他丁，主要的不良反应为恶心、呕吐、腹泻、肝功能损害，注射部位出现疼痛、皮肤发红、瘙痒及皮疹等，偶见过敏时应立即停药并给予适当处理。

6. 脏器功能支持

（1）对心功能不全者要注意输液速度，最好用输液泵，同时注意观察血压、心率、心律变化；注射洋地黄制剂或抗心律失常药应在心电监护下进行。

（2）保持呼吸道通畅，加强气道湿化和吸痰，翻身叩背有利于痰液引流。

（3）避免使用肾损害药物，注意监测尿量、尿常规和血肌酐变化，对肾衰竭少尿期病人注意防止低钾或脱水。

（4）及时纠正休克，防止血压过高；使用甘露醇、呋塞米等利尿剂时将病人置于头高脚低位，以减轻脑水肿；昏迷者使用亚低温进行脑复苏时，应将体温控制在32℃左右，并随时监测，复温时要逐渐升温。

（5）监测肝功能变化，肝性脑病病人禁用肥皂水灌肠。

（6）留置胃管者注意观察胃液量、颜色、pH变化，注意肠道排泄物性状，保证每日排便，必要时清洁灌肠。

第六节　心血管系统功能监测

心血管系统功能监测（function monitoring ofcardiovascular system）反映心血管系统的功能状况，包括心脏、血管、血液、组织氧的供应与消耗及心脏电生理等方面的功能指标，为临床危重症患者的病情观察、救治与护理工作提供重要依据。

一、无创监测

无创监测（nomnvasive monitoring）是应用非机械性损伤的方法来获得各种心血管系统的功能指标，使用安全方便，并发症少，目前已被广泛应用于各种急危重症或生命体征不平稳的患者。

（一）无创血流动力学监测

血流动力学监测（hemodynamic monitoring）是指根据物理学定律，结合病理和生理学概念，对循环系统中血液运动的规律进行定量、动态、连续的测量和分析，得到的数据不仅为危重症患者提供诊断资料，而且能及时反映患者的治疗效果，从而使患者得到及时、正确而合理的救治。常用的无创血流动力学监测有无创动脉血压监测与无创心排血量监测。

1. 无创动脉血压监测　手动测压法不能连续监测动脉血压及设定报警限，且可因听诊等因素而产生误差，在急危重症患者监测中并不适宜。目前，在急诊与ICU广泛应用的是自动测压法。自动测压法分为：

（1）自动间断测压法：又称自动无创伤性测压（automated noninvasive blood pressure，ANIBP或 NIBP），是临床应用最为广泛的一种动脉血压监测方法，主要采用振荡技术，通过充气泵定时地使袖带充气和放气来测定血压，能自动定时显示出收缩压、舒张压、平均动脉压和脉率，且当血压超过预设的报警上限或低于报警下限时能自动报警，其对伪差的检出较可靠，如肢体抖动时袖带充气即暂停，继而自动重新开始进行充气测压。

（2）自动连续测压法：主要是通过红外线、微型压力换能器或光度测量传感器等实现对瞬时血压的测量，可以反映每个心动周期动脉血压的变化，但因需要与标准的NIBP法校对，因而尚未在临床得到广泛应用。

2. 无创心排血量监测　心排血量（cardiac output，CO）是指一侧心室每分钟射出的血液总量。正常人左右心室的射血量基本相等。CO是反映心脏泵血功能的重要指标，对评价心功能、补液与药物治疗均具有重要意义。依据测压原理可分为：

（1）胸腔生物阻抗法（thoraac electrical bioimpedance，TEB）：采用生物电阻抗技术测量每个心动周期胸腔电阻抗值的变化，其改变主要与心脏、大血管血流的容积密切相关。通过公式计算可以得出CO值。该方法操作简单，使用安全，可长时间连续监测，但其抗干扰能力较差，易受患者呼吸、心律失常、血流动力学不稳定等因素影响，有时测量误差较大，很难进行鉴别，因而在一定程度上限制了其在临床的广泛应用。

（2）多普勒心排血量监测：通过多普勒超声技术测量红细胞的移动速度来计算主动脉血流，进而计算出CO，实现连续性的CO监测。根据超声探头放置位置不同可分为经食管和经气管两种途径。此法测定CO的前提是升主动脉与降主动脉的血流分配比例恒定。为保证测量的准确性，探头的声波方向与血流方向的夹角不能超过20°，对探头的放置位置要求较高，躁动及不合作的患者不适宜采用此法。此外，有严重出血倾向及气管或食管疾病患者亦不适合。

（二）心电图监测

心电图（electrocardiography，ECG）监测是各种危重症患者的常规监测手段。

1. 心电图监测的意义

（1）持续观察心电活动。

（2）持续监测心率、心律变化，监测有无心律失常。

（3）观察心电波形变化，诊断心肌损害、心肌缺血及电解质紊乱。

（4）监测药物对心脏的影响，并作为指导用药的依据。

（5）判断起搏器的功能。

2. 心电图监测的分类

（1）12导联或18导联心电图：是用心电图机进行描记而获得的即时心电图，12导联心电图包括3个标准肢体导联，即Ⅰ、Ⅱ和Ⅲ导联；3个加压肢体导联，即aVR、aVL和aVF导联；6个胸导联，即V_1、V_2、V_3、V_4、V_5、V_6导联。18导联心电图是在12导联心电图基础上增加了6个胸导联，即V_{3R}、V_{4R}、V_{5R}、V_7、V_8、V_9导联。

（2）动态心电图：可进行24～48小时的动态心电图监测，常用于心律失常及心肌缺血患者，尤其是无症状性心肌缺血的诊断与评估。但由于心电异常只能通过回顾性分析，不能反映出即时的心电图变化，因此，不能用于危重症患者连续、实时的心电图监测。

（3）心电示波监测：是通过心电监护仪连续、动态反映心电图的变化，对及时发现心电图异常起非常重要的作用，是ICU最常用的心电图监测方法。由多台床旁心电监护仪、计算机、打印机及心电图分析仪等构成心电监护系统。

3. 标准心电导联电极放置位置

（1）标准肢体导联：属于双电极导联，Ⅰ导联为左上肢（+），右上肢（-）；Ⅱ导联为左下肢（+），右上肢（-）；Ⅲ导联为左下肢（+），左上肢（-）。

（2）加压肢体导联：属于单极导联，aVR、aVL与aVF导联探查电极分别置于右腕部、左腕部及左足部。

（3）胸导联：属于单极导联，导联V_1电极置放于胸骨右缘第4肋间，V_2置放于胸骨左缘第4肋间，V_4置放于左侧锁骨中线与第5肋间相交处，V_3导联电极位于V_2与V_4的中点，V_5位于左侧腋前线与V_4同一水平，V_6位于左腋中线与V_4、V_5同一水平，V_7位于左腋后线与第5肋间相交处，V_8位于左肩胛线与第5肋间相交处，V_9位于第5肋间同水平脊柱左缘，V_{4R}位于右锁骨中线与第5肋间相交处，V_{3R}在V_1与V_{4R}的中点，V_{5R}位于右腋后线与第5肋间相交处。

4. 监护仪导联电极放置位置　相对于标准心电图导联而言，监护导联是一种模拟的、综合的导联形式。常用的心电监护仪有3个电极、4个电极和5个电极三种类型。每种监护仪器都标有电极放置示意图，可具体参照执行。常用的综合监护导联：

（1）综合Ⅰ导联：左锁骨中点下缘（+），右锁骨中点下缘（-），无关电极置于剑突右侧，其心电图波形近似标准Ⅰ导联。

（2）综合Ⅱ导联：左腋前线第4肋间（+），右锁骨中点下缘（-），无关电极置于剑突右侧，其心电图振幅较大，波形近似V_5导联。

（3）综合Ⅲ导联：左腋前线第5肋间（+），左锁骨中点下缘（-），无关电极置于剑突右侧，其心电图波形近似于标准Ⅲ导联。

（4）改良的胸导联（CM导联）：为双电极导联，是临床监护中常选用的导联连接方法。正极置于胸导联（$V_1 \sim V_6$）位置，负极置于胸骨上缘或右锁骨附近。CM_5、CM_6因其不影响手术切口消毒，成为手术患者监护的理想导联选择，同时也是监测左心室壁心肌缺血的理想监护导联。除上述的导联外，还有食管心电图导联、气管心电图导联、心内心电图导联、希氏束心电图导联等方法。新型心电监护仪安置7个胸部电极，可获得与标准12导联心电图极为近似的心电图曲线。

二、有创监测

有创血流动力学监测（invasive hemodynamic monitoring）是指经体表插入导管或监测探头至心脏或血管腔内，以精准测定心血管系统的各项生理功能，操作相对复杂，有发生并发症的危险，临床应用时需掌握好适应证。

（一）有创动脉血压监测

有创动脉血压监测（invasive arterial blood pressure monitoring）是动脉穿刺置管后通过压力测量仪进行实时的动脉内测压，能够准确反映每个心动周期动脉收缩压、舒张压和平均动脉压的变化数值与波形，是一种常用的有创血流动力学监测方法，其抗干扰能力较无创动脉血压监测好，测量结果可靠，尤其适于严重低血压、休克、周围血管收缩或痉挛等患者的动脉血压监测。

1. 测压途径　桡动脉因其表浅、易于固定及穿刺成功率高而成为首选途径，但穿刺前需做Allen实验以判断尺动脉的循环是否良好，若Allen实验阳性则不宜选用桡动脉穿刺。除桡动脉外还可选择肱动脉、腋动脉、尺动脉、足背动脉或股动脉途径。

2. 测压方法

（1）测压器材与仪器准备：包括动脉穿刺针、换能器、测压管道系统、肝素稀释液、加压袋及压力测量仪或多功能监测仪等。

（2）动脉穿刺置管与测压：动脉穿刺成功后连接已经排气及肝素化的测压管道系统，并通过换能器与压力测量仪相连，即可显示出动脉压的波形与数值。测压前应对压力测量仪进行校零，换能器应置于第4肋间腋中线水平，位置相当于右心房水平。

3. 并发症的防治　最常见的并发症是血栓形成或栓塞，严重时可引起肢体缺血、坏死。除此之外，还可能发生出血、感染和动静脉瘘等。预防并发症的措施有：选择的动脉穿刺针不宜太粗，操作时注意严格无菌技术，尽可能减少动脉损伤；穿刺置管时间不宜过长，一般不超过7天；定时用肝素稀释液加压冲洗测压管道系统。

（二）中心静脉压监测

中心静脉压（central venous pressure，CVP）监测是指监测胸腔内上、下腔静脉的压力，严格地说是指腔静脉与右心房交界处的压力，反映右心收缩前负荷，主要适用于各种严重创伤、休克、急性循环衰竭等危重症患者的监测。

1. 正常值　$5 \sim 12cmH_2O$（$0.49 \sim 1.18kPa$）。

2. 临床意义　小于5cmH_2O表示右心房充盈不良或血容量不足；大于10cmH_2O表示心功能不全；15～20cmH_2O表示右心功能不良或血容量超负荷。CVP监测对了解循环血量和右心功能具有十分重要的意义，可作为指导临床治疗的重要参考。但当患者出现左心功能不全时，单纯监测CVP则失去意义。

3. 测压途径　常用的途径有右颈内静脉、锁骨下静脉、颈外静脉和股静脉等。

4. 测压方法

（1）测压器材与仪器准备：包括中心静脉穿刺用物、压力测量仪或多功能监测仪，也可用简易的测压装置。

（2）中心静脉穿刺置管与测压：中心静脉穿刺后静脉导管通过三通一端与测压装置连接进行测压，另一端可连接静脉输液。注意换能器或简易测压装置的零点应置于第4肋间腋中线水平。

5. 并发症的防治　熟悉解剖结构及严格遵守操作规程可避免出现气栓、血栓、气胸、血胸、神经损伤等并发症；穿刺时注意无菌操作，置管期间加强观察与护理，以减少感染；穿刺时若误入动脉应局部压迫止血，防止发生出血和血肿。

（1）Swan-Ganz导管监测：又称漂浮导管监测或肺动脉压监测（pulmonary arterial pressure monitoring），是能够提供较多生理参数的循环系统监测方法。左心室舒张末压（left ventricular end diastolic pressure，LVEDP）代表左心室收缩前负荷，但直接测量较为困难，而中心静脉穿刺置入Swan-Ganz导管，监测肺动脉楔压（pulmonary arterial wedge pressure，PAWP）可间接反映左心功能状况。利用原理是心室舒张期末，主动脉瓣和肺动脉瓣均关闭，而二尖瓣开放，在肺动脉瓣与主动脉瓣间可视为一个密闭的液体腔，如血管阻力正常，则LVEDP≈左心房压（left atrial pressure，LAP）≈肺动脉舒张压（pulmonary artery diastolic pressure，PADP）≈PAWP，除测量PAWP外，还可测得右心房压（right atrial pressure，RAP）、右心室压（right ventricular pressure，RVP）和PAP（肺动脉压）等参数指标，并可采用热稀释法进行有创心排血量（cardiac output，CO）监测。

（2）脉搏指示连续心排血量（pulse-indicated continuous cardiac output， PiCCO）监测：是一种微创血流动力学监测技术，通过动脉穿刺置管和中心静脉穿刺置管，使用PiCCO监测仪，利用经肺温度稀释法与动脉搏动曲线分析技术结合对心排血量进行连续测量，并监测胸腔内血容量、血管外肺水、脉搏连续心排血量、每搏量及动脉压力等指标。与Swan-Ganz导管监测相比， PiCCO无需置管到肺动脉及肺小动脉，可以减少Swan-Ganz导管的一系列并发症，能够更准确地反映心脏前负荷和肺水肿类型。

第七节　呼吸系统功能监测

呼吸系统功能监测的主要目的是对患者的呼吸运动、呼吸容量状态、呼吸力学、呼出气体分析及动脉血气分析等方面进行评估，了解危重症患者通气与换气功能的动态变化，便于病情观察和调整治疗方案及对呼吸治疗的有效性做出合理评价等。

一、呼吸运动监测

（一）呼吸频率

呼吸频率（respiratory rate，RR）是指每分钟的呼吸次数，反映患者通气功能及呼吸中枢的兴奋性，是呼吸功能监测中最简单、最基本的监测项目。正常成人RR为10～18次／分，小儿随年龄减小而增快，8岁儿童约为18次／分，1岁为20次／分，新生儿为40次／分左右，如成人RR<6次／分或>35次／分均提示呼吸功能障碍。

（二）呼吸幅度

一般男性及儿童以腹式呼吸为主，女性以胸式呼吸为主。正常胸式呼吸时两侧胸廓同时起伏，幅度一致。呼吸幅度可以大致反映潮气量的大小。胸式呼吸不对称时常提示一侧胸腔积液、气胸、血胸或肺不张等；胸式呼吸增强常因腹部病变或疼痛限制膈肌运动而引起；胸式呼吸减弱或消失可见于两侧胸部均有损伤或病变，亦可见于高位截瘫或肌松剂作用所致；胸式呼吸与腹式呼吸不能同步常提示有肋间肌麻痹。

（三）呼吸节律

正常呼吸节律自然而均匀。观察呼吸节律的变化可及时发现异常呼吸类型，提示病变部位，如伴有喘鸣和呼气延长的呼吸状态，多由慢性阻塞性肺疾病所致；呼吸频率快、潮气量小、无气道狭窄和阻塞却有呼吸急促表现，可见于肺、胸廓限制性通气障碍、急性呼吸窘迫综合征、心脏疾病和其他心肺以外疾病。

（四）呼吸周期的吸呼比率

吸呼比是一个呼吸周期中吸气时间与呼气时间之比。正常吸呼比为1：（1.5～2.0），吸呼比的变化反映肺的通气与换气功能。可通过直接目测或使用人工呼吸机（非控制呼吸时）呼吸活瓣的运动情况进行评估，精确测量时需通过呼吸功能监测仪来测定。

（五）常见的异常呼吸类型

1. 哮喘性呼吸　发生在哮喘、肺气肿及其他喉部以下有阻塞者，其呼气时间较吸气时间明显延长，并有哮鸣。心源性哮喘是哮喘性呼吸困难的一种，以左心室病变引起者为多，表现为阵发性端坐呼吸，呼吸困难常在夜间及劳累后出现，可持续数分钟到数小时之久。

2. 紧促式呼吸　呼吸运动浅促而带有弹性，多见于胸膜炎、胸腔肿瘤、肋骨骨折、胸背部剧烈扭伤，颈胸椎疾病引起疼痛者。

3. 深浅不规则呼吸　常以深浅不规则的方式进行呼吸，多见于周围循环衰竭、脑膜炎或各种因素引起的意识丧失。

4. 叹息式呼吸　呼吸呈叹息状，多见于神经质、过度疲劳等患者，有时亦可见于周围循环衰竭者。

5. 蝉鸣样呼吸　因会厌部发生部分阻塞，空气吸入发生困难使患者在吸气时发生高音调啼鸣声，吸气时患者的肋间及上腹部软组织内陷。

6. 鼾音呼吸　在患者呼吸期间可闻及大水泡音，主要是上呼吸道有大量分泌物潴留，当空气进出气管时形成，多见于昏迷或咳嗽反射无力者。

7. 点头式呼吸　因胸锁乳突肌收缩所致，在吸气时下颏向上移动，而在呼气时下颏重返原位，类似点头样，多见于垂危患者。

8. 潮式呼吸　是一种交替出现的阵发性的急促深呼吸及此后出现的一段呼吸暂停。

二、呼吸容量监测

（一）潮气量（V_T）

潮气量（tidal volume，V_T）是平静呼吸时一次吸入或呼出的气体量。V_T可用肺功能监测仪或肺量仪直接测定，是呼吸容量中最常用的测定项目之一。正常值为8～12mL／kg，平均约为10mL／kg，男性略大于女性。V_T反映人体静息状态下的通气功能，在使用人工呼吸机时还可通过测定吸气与呼气V_T的差值反映出呼吸管道的漏气状况。

（二）分钟通气量（MV或V_E）

分钟通气量（minute ventilation，MV或V_E）是静息状态下每分钟呼出或吸入的气体量，是肺通气功能最常用的测定指标之一。$V_E=V_T\times RR$。正常值为6～8L／min，成人$V_E>10\sim12$L／min常提示通气过度，$V_E<3\sim4$L／min则提示通气不足。

（三）生理无效腔容积（V_D）

生理无效腔容积（volume ofphysiological dead space，V_D）是解剖无效腔与肺泡无效腔的容积之和。解剖无效腔（anatomical dead space）指从口、鼻、气管到细支气管之间的呼吸道所占空间；肺泡无效腔（alveolar dead space）是指肺泡中未参与气体交换的空间。健康人平卧时解剖无效腔与生理无效腔容积近似相等，疾病时生理无效腔容积可增大。V_D/V_T的比值反映通气的效率，正常值为0.20～0.35，主要用于评价无效腔对患者通气功能的影响，可帮助寻找无效腔增加的原因。

（四）肺泡通气量（V_A）

肺泡通气量（alveolar ventilation，V_A）是静息状态下每分钟吸入气量中能到达肺泡进行气体交换的有效通气量。$V_A=(V_T-V_D)\times RR$。正常值为4.2L／min，它反映真正的气体交换量。

三、呼气末二氧化碳监测

呼气末二氧化碳（end-tidalcarbon dioxide，$ETCO_2$）监测包括呼气末二氧化碳分压（pressure of end-tidal CO_2，$P_{ET}CO_2$）、呼气末二氧化碳浓度（concentration of end tidal CO_2，$C_{ET}CO_2$）、呼出气体二氧化碳波形及其趋势图监测，属于无创监测，可反映肺通气功能状态和计算二氧化碳的产生量，另外，也可反映循环功能、肺血流情况等。$P_{ET}CO_2$监测现已成为临床常用的监测方法，在手术室、ICU和急诊科均有广泛的应用，可用于监测气管插管的位置是否正确、自主呼吸是否恢复、机械通气时参数设置是否合理及心肺复苏是否有效等。

（一）$P_{ET}CO_2$监测的原理

根据红外线光谱原理、质谱原理或分光原理来测定呼气末部分气体中的CO_2分压，其中红外线光谱法应用最广泛，主要利用CO_2能吸收波长为4.3μm的红外线，使红外线光束量衰减，其衰减程度与CO_2浓度成正比。

（二）$P_{ET}CO_2$监测的临床意义

1. 判断通气功能　$P_{ET}CO_2$正常值是35～45mmHg，无明显心肺疾病的患者，$P_{ET}CO_2$高低常与动脉血二氧化碳分压（partial pressure of carbon dioxide in arterial blood，$PaCO_2$）数值相近，因此，可以根据$P_{ET}CO_2$的监测结果来判断患者的通气功能状况，并可据此调节通气量，避免通气过度或通气不足。

2. 反映循环功能　低血压、低血容量、休克及心力衰竭时，随着肺血流量减少$P_{ET}CO_2$也降低，呼吸心跳停止时$P_{ET}CO_2$迅速降为零，复苏后逐步回升。

3. 判断人工气道的位置与通畅情况　通过$P_{ET}CO_2$监测可以帮助判断气管插管是否在气管内及判断气管-食管导管（esophageal tracheal combitube，ETC）的正确位置。气管插管移位误入食管时 $P_{ET}CO_2$会突然降低接近于零；ETC双腔导管中随呼吸$P_{ET}CO_2$有明显变化的应为气管腔开口。另外，通过$P_{ET}CO_2$监测可了解气管与气管内导管的通畅情况，当发生阻塞时，$P_{ET}CO_2$与气道压力均升高。

四、脉搏血氧饱和度监测

脉搏血氧饱和度（pulse oxygen saturation，SpO_2）监测是通过动脉脉搏波动分析来测定血液在一定氧分压下氧合血红蛋白占全部血红蛋白的百分比，属于无创监测。

（一）SpO_2监测原理

血红蛋白具有光吸收的特性，但氧合血红蛋白与游离血红蛋白吸收不同波长的光线，利用分光光度计比色的原理，可以测得随着动脉搏动血液中氧合血红蛋白对不同波长光线的吸收光量，从而间接了解患者SpO_2的高低，判断氧供情况。

（二）SpO_2监测方法

小儿监测时多采用耳夹法，成人多用指夹法，如果患者指甲较厚或末梢循环较差时应选用耳夹法。

（三）SpO_2监测的临床意义

SpO_2的正常值为96%～100%，临床上SpO_2与动脉血氧饱和度（oxygen saturation in arterial blood，arterial oxygen saturation，SaO_2）有显著的相关性，常用于监测呼吸暂停、发绀和缺氧的严重程度。SpO_2<90%时常提示有低氧血症。但一氧化碳中毒时由于碳氧血红蛋白与氧合血红蛋白的吸收光谱非常近似，可能会因正常的SpO_2监测结果而掩盖严重的低氧血症，因此，一氧化碳中毒时不能以SpO_2监测结果来判断是否存在低氧血症。

经皮CO_2分压监测是呼气末CO_2监测以外对CO_2分压进行监测的一种无创方法，主要是通过运用固态CO_2电极或结合O_2电极测定渗逸到皮肤表面的CO_2来预测$PaCO_2$，该方法不受肺部疾病的影响。存在的主要缺点：①可能导致皮肤烫伤；②当通气突然改变时，测得的CO_2分压变化较$P_{ET}CO_2$有较长的滞后；③经皮CO_2分压监测技术复杂且价格昂贵，因而，在临床的应用受到一定限制。

五、呼吸力学监测

呼吸力学监测包括与呼吸相关的压力、阻力、顺应性及呼吸做功等参数的监测，是诊断与确定呼吸治疗的重要手段。

（一）呼吸压力监测

1. 经肺压　是指气道开口压与胸膜腔压之间的差值，反映了在相应的肺容量时需要克服肺的阻力大小，也是产生相应的肺容量变化消耗于肺的驱动压力。胸膜腔压力一般通过食管气囊导管法测量食管中下三分之一交界处的压力。

2. 经胸壁压　是指胸膜腔压与体表压力的差值，反映了在相应的容量时胸廓的阻力，也是产生相应的胸廓容量变化所需消耗的驱动力。当呼吸肌肉完全放松时，由于体表压力为标准大气压（参照零点），胸膜腔压能反映出经胸壁压。

3. 经呼吸系统压　是指呼吸运动过程中所需要克服的整体压力，是经肺压与经胸壁压的总和。

4. 气道压　是指气道开口处的压力。在呼吸运动的动态变化过程中，常用峰压、平台压与平均气道压等指标来描述气道压力变化，是机械通气时最常用的监测指标。

（1）峰压：是整个呼吸周期中气道内压力的最高值，在吸气末测定，正常值为

$9 \sim 16cmH_2O$。

（2）平台压：是指吸气后屏气时的压力，正常值为$5 \sim 13cmH_2O$。

（3）平均气道压：是指连续多个呼吸周期中气道内压力的平均值，它反映了对循环功能的影响程度。平均气道压越高，对循环的抑制就越重。一般平均气道压小于$7cmH_2O$时对循环功能无明显影响。

5. 最大吸气压力　是反映呼吸肌吸气力量的指标，正常男性$< -75cmH_2O$，女性$<-50cmH_2O$。

6. 最大呼气压力　是反映呼吸肌呼气力量的指标，正常男性$>100cmH_2O$，女性$>80cmH_2O$。

7. 呼气末正压（positive end-expiratory pressure，PEEP）　正常情况下呼气末肺容量处于功能残气量时，肺和胸壁的弹性回缩力大小相等，而力的方向相反。因此，呼吸系统的弹性回缩压为零，肺泡压也为零。但病理情况下，呼气末肺容量可高于功能残气量，使呼吸系统的静态弹性回缩压与肺泡压均升高，会产生内源性PEEP，机械通气时还可以人为地设置外源性PEEP。

（二）气道阻力监测

气道阻力监测是指气流通过气道进出肺泡所消耗的压力，用单位流量所需的压力差来表示，通常分为以下几种。

1. 吸气阻力　正常值为$5 \sim 15cmH_2O/(L \cdot sec)$。

计算公式：吸气阻力=（峰压-平台压）/吸气末流量。

2. 呼气阻力　正常值为$3 \sim 12cmH_2O/(L \cdot sec)$。

计算公式：呼气阻力=（平台压-呼气早期压）/呼气早期流量。

（三）顺应性监测

顺应性是指单位压力改变所产生的容量变化，是反映弹性回缩力大小的指标，根据测量方法不同可分为：

1. 静态顺应性（static compliance，Cst）　是指在呼吸周期中阻断气流的条件下测得的顺应性，正常值$100mL/cmH_2O$，计算公式：Cst=潮气量/（平台压-P_{PEEP}）。

2. 动态顺应性（dynamic compliance，Cdyn）　是指在呼吸周期中不阻断气流的条件下通过寻找吸气末与呼气末的零流量点而测得的顺应性，正常值$50 \sim 800mL/cmH_2O$，其结果不仅与呼吸系统的弹性有关，还受气道阻力影响，故Cdyn<Cst，计算公式：Cdyn=潮气量/（峰压-P_{PEEP}）。

六、动脉血气分析监测

动脉血气分析反映肺泡与肺循环之间的气体交换情况，是危重症患者呼吸功能监测的常用指标之一。

（一）动脉血氧分压（arterial partial pressure of oxygen，PaO_2）

PaO_2是指溶解在血浆中的氧产生的压力。正常人PaO_2约为80～100mmHg，并随着年龄的增加而下降。血氧分压与组织供氧有直接关系，氧向组织释放主要取决于PaO_2的高低，弥散动力是二者的氧分压差。因此，在临床上主要用PaO_2衡量有无缺氧及缺氧的程度。$PaO_2$60～80mmHg提示轻度缺氧，$PaO_2$40～60mmHg提示中度缺氧，$PaO_2$20～40mmHg提示重度缺氧。此外，PaO_2还作为诊断呼吸衰竭的重要指标和诊断酸碱失衡的间接指标，具有重要的临床意义。

（二）SaO_2

SaO_2是指血红蛋白被氧饱和的程度，以百分比表示，即血红蛋白的氧含量与氧容量之比乘以100%。正常值为96%～100%。血氧饱和度与血红蛋白的多少没有关系，而与血红蛋白和氧的结合能力有关。氧与血红蛋白的结合与氧分压有关，受温度、CO_2分压、H^+浓度等影响，也与血红蛋白的功能状态有关，如碳氧血红蛋白、变性血红蛋白就不再具有携氧能力。

（三）动脉血氧含量（oxygen content in arterial blood，CTO_2）

CTO_2是指100mL动脉血中所含氧的量，除了溶解于动脉血中的氧量以外，还包括与血红蛋白结合的氧量。1g血红蛋白完全与氧结合，可结合氧1.34mL。CTO_2正常值为16～20mL／dL。CTO_2与氧分压之间存在一定的关系，但是当血氧分压超过100mmHg时，随氧分压的增高血红蛋白的携氧量将不再继续增加，而呈平行的比例关系。

（四）$PaCO_2$

$PaCO_2$是指溶解在动脉血中的CO_2所产生的压力，是反映通气状态和酸碱平衡的重要指标。正常值为35～45mmHg。$PaCO_2$降低表示肺泡通气过度；$PaCO_2$增高表示肺泡通气不足，出现高碳酸血症。$PaCO_2$增高是诊断Ⅱ型呼吸衰竭必备的条件。

（五）二氧化碳总量（total plasma carbon dioxide content，TCO_2）

TCO_2是指存在于血浆中一切形式CO_2的总和。正常值为28～35mmol／L。一般在$PaCO_2$增高时TCO_2增高；而血中HCO_3^-增高时TCO_2亦增高。

第八节　神经系统功能监测

对危重症患者，尤其是颅脑损伤或颅脑疾病患者，监测神经系统功能非常重要，一般为避免单一指标的局限性，常需结合临床表现、神经系统检查、仪器监测结果进行综合分析，做出及时有效的判断。

一、神经系统体征动态监测

神经系统体征主要包括意识状态、眼部体征、神经反射、肌张力及运动功能等。

1. 意识状态　是神经系统功能监测时最常用、最简单、最直观的观察项目，可直接反映大脑皮层及其联络系统的功能状况。正常人意识清醒，当神经系统损伤或发生病变时，将可能引发意识障碍。一般将意识障碍分为嗜睡、昏睡、浅昏迷与深昏迷四个级别。

2. 眼部体征　主要观察瞳孔变化及眼球位置的变化。正常人瞳孔等大同圆，对光反射灵敏。一侧瞳孔散大，常提示可能发生脑疝。瞳孔对光反射的灵敏程度与昏迷程度成反比。观察眼球位置时应注意有无斜视、偏视或自发性眼颤。通过观察眼球的运动情况可以进一步帮助判断脑干的功能状况。

3. 神经反射　主要包括正常的生理性反射及异常的病理性反射两部分。生理性反射的减弱或消失及病理性反射的出现均提示神经系统功能发生改变。通过检查神经反射可以帮助判断疾病的性质、严重程度及预后。

4. 体位与肌张力　去大脑强直时四肢可呈现伸展体位，有时可呈角弓反张姿势。两侧大脑皮层受累时可见去皮质强直状态。肌张力的变化在一定程度上可反映出病情的转归。

5. 运动功能　主要观察患者的自主活动能力，判断是否存在瘫痪及瘫痪的类型。

二、颅内压监测

颅内压（intracranial pressure，ICP）是指颅内容物对颅腔壁产生的压力。ICP监测是诊断颅内高压最迅速、客观与准确的方法，同时，也是观察危重症患者病情变化、指导临床治疗与预后判断等的重要手段。

（一）监测方法

1. 脑室内测压　在无菌条件下进行颅骨钻孔，将头端多孔的硅胶管插入侧脑室，经三通管连接传感器和监护仪进行ICP监测。

主要优点是：

（1）测压准确可靠。

（2）可经导管放出适量脑脊液以降低ICP。

（3）可经导管取少量脑脊液进行化验检查或注入药物。

（4）根据脑室容量压力反应了解脑室的顺应性。

缺点是：

（1）当颅内病变使中线移位或脑室塌陷时穿刺难度较大。

（2）有颅内感染的危险，一般置管不超过一周。

2. 脑膜下测压　在无菌条件下颅骨钻孔，打开硬膜，拧入特制的中空螺栓与蛛网膜紧贴，螺栓内注入液体，外接监护仪进行ICP监测。

优点：可多处选择测压点，不穿透脑组织。

缺点：硬膜开放增加了感染的机会，并且影响因素较多，不易保证测压的准确性。

3. 硬膜外测压　是将传感器直接置于硬膜与颅骨之间进行ICP监测的方法。该法保持了硬膜的完整性，颅内感染的机会较少，可用于长期监测。通常此法测压的结果较脑室内测压略高2～3mmHg。

（二）ICP分级

ICP超过15mmHg称为颅内压增高。一般将ICP分为四级：

<15mmHg为正常ICP；

15～20mmHg时为ICP轻度升高；

21～40mmHg时为ICP中度升高；

>40mmHg为ICP重度升高。

（三）影响ICP的因素

1. $PaCO_2$　下降时导致pH值上升，脑血流和脑血容量减少，ICP下降；增高时pH值下降，脑血流和脑血容量增加，ICP升高。

2. PaO_2　在60～300mmHg范围内波动时，脑血流量和ICP基本不变。当PaO_2低于50mmHg时，脑血流量明显增加，ICP增高。但当低氧血症持续时间较长，形成脑水肿时，即使PaO_2改善，ICP也不能很快恢复。

3. 血压　平均动脉压在50～150mmHg波动时，由于脑血管的自动调节机制，ICP可维持不变，超过一定的限度，ICP将随血压的升高或降低而呈平行改变。

4. CVP　升高可使静脉回流障碍，ICP升高。反之，CVP降低，ICP降低。

5. 其他　使脑血流增加的药物可导致ICP增高；渗透性利尿药使脑细胞脱水，可起到降低 ICP的作用；体温每下降1℃，ICP可降低5.5%～6.7%。

三、脑血流监测

脑是对缺血、缺氧十分敏感的器官，脑血流供应状况对维持脑功能极为重要。脑的某些病理状态，如ICP增高，直接影响脑的血液供应。因此，脑血流的监测有重要的临床意义。常用的脑血流监测方法主要有经颅多普勒超声、激光多普勒流量计、正电子发射断层扫描及同位素清除法等。

四、脑氧供需平衡监测

ICP、脑电图、脑血流的监测可间接反映脑的供氧情况，而脑氧供需平衡监测更为直接地反映脑的供氧情况，它主要是进行脑氧饱和度测定。监测方法有两种。

1. 颈内静脉血氧饱和度监测　主要反映整个脑组织的氧供需平衡状况。

2. 近红外线脑氧饱和度监测　主要反映局部脑组织氧供需平衡状况。

参考文献

［1］李萍. 生物化学检验［M］. 北京：人民卫生出版社，2015.

［2］刘运德. 微生物学检验［M］. 北京：人民卫生出版社，2015.

［3］罗春丽. 临床检验基础［M］. 北京：人民卫生出版社，2015.

［4］吕世静. 免疫学检验［M］. 北京：人民卫生出版社，2016.

［5］万军、胡志刚. 医学检验专业实验指导书［M］. 河南：郑州大学出版社，2018.

［6］段春燕. 卫生理化检验［M］. 北京：中国医药科技出版社，2019.

［7］曹文霞. 现代医学检验技术［M］. 吉林：吉林科学技术出版社，2019.